现代护理学
基础与临床

王雪娇 李 娟 卜志华 主编

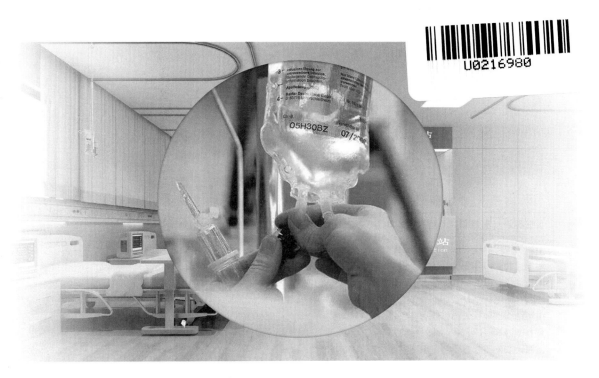

中国纺织出版社有限公司

图书在版编目（CIP）数据

现代护理学基础与临床 / 王雪娇，李娟，卜志华主编. -- 北京：中国纺织出版社有限公司，2024.6
　　ISBN 978-7-5229-1777-1

Ⅰ.①现… Ⅱ.①王… ②李… ③卜… Ⅲ.①护理学 Ⅳ.①R47

中国国家版本馆CIP数据核字（2024）第097860号

责任编辑：樊雅莉　　责任校对：王蕙莹　　责任印制：王艳丽

中国纺织出版社有限公司出版发行
地址：北京市朝阳区百子湾东里A407号楼　邮政编码：100124
销售电话：010—67004422　传真：010—87155801
http://www.c-textilep.com
中国纺织出版社天猫旗舰店
官方微博 http://weibo.com/2119887771
三河市宏盛印务有限公司印刷　各地新华书店经销
2024年6月第1版第1次印刷
开本：787×1092　1/16　印张：13.25
字数：312千字　定价：98.00元

编　委　会

前　言

　　现代医疗技术的快速发展势必会带来护理学的不断革新，各科护理学的新理论、新技术和新方法不断运用于临床。为使广大护理人员尽快适应现代医学及护理学的更新与发展，在临床护理行为过程中切实保障患者安全，我们特组织了一批资深的临床护理专家和高水平的护理管理者，在参考多部相关专业书籍的基础上编写了本书。

　　本书首先介绍常见诊疗护理技术操作，然后对临床各科常见病、多发病的护理进行重点介绍，具体包括呼吸内科疾病、心血管内科疾病、消化内科疾病、神经内科疾病、内分泌科疾病、肾内科疾病和普外科疾病的护理。全书融汇现代护理学最新科研成果，体现了当代护理学的水平，在贴近临床护理工作实际的同时，又紧密结合国家医疗卫生事业的最新进展和护理学的发展趋势。

　　因为编写时间仓促，本书在格式与内容方面难免有不统一之处，敬请谅解。同时也建议读者在临床使用过程中，参考本书时应根据临床实际情况判断，以避免产生疏漏。

编　者

2024 年 1 月

目　录

第一章

常见诊疗护理技术操作

第一节　胸腔穿刺术

一、概述

经过胸腔穿刺来抽取积液或积气，可解除肺组织的压力，改善呼吸，也可将抽出的液体进行细胞学或细菌学检查，用来查找癌细胞或抗酸杆菌，以明确诊断。通过胸腔穿刺，抽出胸腔内脓液并辅以胸腔冲洗、注药，从而达到治疗的目的。

二、适应证

（1）怀疑胸壁肿瘤及胸壁结核者。
（2）胸腔内大量积液或积气者。
（3）单纯性脓胸/化脓性脓胸膜炎或局限性脓胸者。

三、禁忌证

（1）有严重出血倾向者。
（2）肺气肿者。
（3）活动性肺结核及支气管胸膜瘘者。

四、术前准备

1. 患者告知
向患者介绍穿刺目的、配合要求、注意事项，疏导其紧张情绪，以取得合作。

2. 物品准备
胸腔穿刺包（包内备有弯盘、直钳、弯钳、方纱、纱球、针头、胸穿针、孔巾等），2%碘酒，75%乙醇，无菌手套2副，无菌纱布、棉签若干，50 mL、5 mL注射器各1副，无菌试管4个（留送常规、生化、病理检查及细菌培养），胶布，1 000 mL量杯1个，治疗巾1包，2%利多卡因注射液10 mL。

3. 患者准备
有频繁咳嗽者，术前30分钟给予口服止咳药，以免穿刺中因咳嗽而使针头移动，刺破肺组织造成出血或气胸。

五、检查配合

（1）协助患者面朝椅背，骑坐在靠背椅上，双肩平放于椅背上缘。病重不能下床者，可取斜坡卧位，患侧手抱头，以张开肋间。

（2）术者确定穿刺部位并标记，配合者打开胸穿包铺无菌盘。穿刺部位一般在肩胛角下第7~8肋间或腋中线第5~6肋间。包裹性积液者，以X线胸片或超声诊断指示部位定穿刺点。

（3）术者戴无菌手套，配合者揭开无菌盘盖巾及倒入碘酒、乙醇。术者以碘酒、乙醇消毒穿刺部位，在穿刺处铺以孔巾，显露穿刺点后，取5 mL注射器抽取麻醉药，在穿刺点的肋骨上缘从皮内、皮下直至胸腔注射麻醉药。

（4）穿刺成功后，配合者应立即以止血钳固定穿刺针，防止空气进入胸腔。术者可取50 mL注射器抽出积气或积液。

（5）抽液或注药完毕后，术者拔出穿刺针，以无菌纱布覆盖针眼处压迫15秒，再以碘酒消毒穿刺点，盖以无菌纱布，胶布固定，协助患者卧床休息。

六、护理

（1）穿刺后嘱患者卧床休息，必要时给予解痉镇痛药以缓解患者的疼痛。

（2）监测患者体温的变化，可遵医嘱给予患者抗感染药物。

（3）观察患者穿刺处出血情况，伤口敷料固定好。

七、注意事项

（1）严格无菌操作，以防胸腔感染。

（2）抽液若以诊断为目的，抽取50~100 mL即可；若以减压为目的，首次不超过600 mL，以后每次不超过1 000 mL；若以治疗为目的，应尽量抽吸干净（张力性气胸除外）。

（3）穿刺中应嘱患者避免咳嗽及转动身体，密切观察其反应。若患者感到呼吸困难、疼痛剧烈、心悸、出冷汗或出现连续咳嗽等，应立即停止操作，协助患者平卧，必要时皮下注射1：1 000肾上腺素。

（4）抽液完毕需向胸腔注射药物时，应先回抽少许积液，以确保药液注入胸腔。注药后嘱患者稍转动身体，使药液在胸腔混匀。并密切观察注药后反应，如胸痛、发热等，及时对症处理。

（5）留取的胸腔积液标本，仔细观察其性状后立即送检。

（王雪娇）

第二节　人工心脏起搏器置入术后护理

心脏起搏器是一种医用电子仪器，它通过发放一定形式的电脉冲刺激心脏，使之激动和收缩，即模拟正常心脏的冲动形成和传导，以治疗由于某些心律失常所致的心脏功能障碍。

心脏起搏器简称起搏器，由脉冲发生器和起搏电极导线组成。

一、患者评估

1. 一般评估

包括精神状态、生命体征、皮肤等。

2. 专科评估

包括心率，脉率，伤口有无出血、血肿、感染等情况。

二、护理

1. 一般护理

（1）环境：保持环境安静、空气流通，限制探视人员，保持适当的温湿度，室温以18~22 ℃为宜，空气相对湿度以40%~50%为宜。

（2）休息与活动：卧床休息是预防电极脱位最有效的方法之一。埋藏式起搏器患者卧床1~3天，取平卧位或略向左侧卧位，如患者平卧不适，可抬高床头30°~60°。术侧肢体不宜过度活动，勿用力咳嗽，咳嗽时应用手按压伤口。

（3）饮食护理：卧床期间应给予低脂、易消化、清淡、高营养食物，少食多餐。避免产气类食物，如牛奶、豆浆，以免引起腹胀、腹痛，应协助患者顺利排便。

2. 病情观察

（1）心电监护：向手术医生了解手术情况及起搏频率，持续24小时心电监护，观察脉搏、心率和心律的变化。

（2）伤口护理：伤口局部沙袋压迫6小时，观察伤口有无渗血情况，周围皮肤有无红肿，按无菌原则每日更换敷料，一般术后7天拆线。

（3）预防感染：术后常规应用抗生素，并观察体温变化，术后连续7日测体温，每天测量4次。

3. 并发症护理

切口出血、感染及囊袋皮肤坏死，严密观察伤口处变化，注意切口有无出血、渗血，是否有剧烈疼痛及红肿，囊袋处皮肤有无化脓及破溃等。

4. 心理护理

安装起搏器后患者主诉有异物感，夜间入睡困难，应给予适当的心理疏导，必要时给予镇静药，向其解释安装起搏器后患者因心率增快而感到不适属正常现象，安慰患者不必担心。

三、健康教育

（1）对置入埋藏式起搏器患者，教会其自测脉搏，每日2次，每次测量时间为1分钟。

（2）日常生活中要远离电离辐射较高的场所，如微波炉、高压电场等，不做各种电疗，以免电磁场使起搏器失灵。外出时随身携带起搏器卡，便于出现意外时为诊治提供信息。

（3）告知患者3个月或半年进行随访，必要时拍X线胸片及做动态心电图。在起搏器电池耗尽之前及时更换起搏器。

（王雪娇）

第三节　冠状动脉造影术

一、概述

冠状动脉造影是指经桡动脉或股动脉放置一根导管至冠状动脉，选择性地向左或向右冠状动脉内注入造影剂，从而显示冠状动脉走行和病变的一种方法。冠状动脉造影术的目的：可检查心脏和大血管的形态和缺损情况，冠状动脉分支有无畸形、狭窄以及交通支分布情况，是诊断冠心病及明确有无手术指征的重要检查方法。

二、适应证

（1）胸痛不典型，临床上难以确诊。老年人出现心力衰竭、心律失常和心电图异常，而无创检查（如超声心动图或核素检查）不能确诊。

（2）患者无症状但运动试验阳性，或有症状而运动试验阴性，均可行冠状动脉造影和左心室造影检查来确诊冠状动脉是否有病变。

（3）指导治疗，在考虑对患者进行经皮冠状动脉腔内成形术或冠状动脉旁路移植术时，必须先进行冠状动脉造影和左心室造影，以明确病变的部位、程度以及左心室的功能情况，以便进一步选择手术方式。

1）劳力性心绞痛：对于那些药物治疗控制症状不满意、运动耐量较低的患者，应行冠状动脉造影，以争取治疗。

2）不稳定型心绞痛：此型患者极易出现急性心肌梗死或猝死，当内科治疗症状控制不满意时，应急诊行冠状动脉造影，以便进一步选择手术方式。

3）急性心肌梗死：急性心肌梗死并发心源性休克，应在主动脉内球囊反搏支持下，急诊行冠状动脉造影，以期选择手术方式。6小时以内的急性心肌梗死，拟行冠状动脉腔内成形术或冠状动脉旁路移植术时；急性心肌梗死静脉溶栓治疗不成功，拟行冠状动脉腔内成形术；顽固的梗死后心绞痛，药物治疗难以控制，急诊行冠状动脉造影，以期选择手术方式。

4）既往曾患心肌梗死，在手术前行冠状动脉造影，以期选择手术方式。手术后心绞痛复发，怀疑再狭窄，拟进行手术治疗者行冠状动脉造影。非冠心病的患者，在行心脏外科手术前常规冠状动脉造影检查，如≥50岁的瓣膜病患者。先天性心脏病，可疑合并冠状动脉畸形；肥厚性梗阻型心肌病行冠状动脉造影。

三、禁忌证

（1）碘过敏者。

（2）严重肝肾功能障碍及不能控制的全身性疾病。

（3）各种原因引起的发热，感染性心内膜炎治愈未满3个月者。

（4）近期有心肌梗死、肺梗死或动脉栓塞。

（5）不能控制的严重充血性心力衰竭。

（6）反复发作，较重的心律失常，现有较明显的心律失常。

（7）有明显发绀的先天性心脏病。

四、检查前准备

1. 患者告知

向患者介绍检查目的、意义，开始禁食水时间。

2. 患者准备

（1）检查前一晚保证充足睡眠，必要时可以药物帮助睡眠。

（2）检查前1天皮肤准备，剃净双上肢、会阴部及腹股沟处毛发，洗净皮肤。

（3）检查前6小时禁食水，糖尿病患者注意停用降糖药物。

（4）核对血清四项化验单，以防缺漏。

3. 物品准备

静脉切开包，无菌心导管，穿刺针、导引钢丝、扩张管及其外鞘，测压管或压力监测及描记器，消毒巾，血氧分析器材及药品，心血管造影剂，监护仪，急救器材（氧气、除颤仪、人工心脏起搏器、急救药物），沙袋。

4. 检查（治疗）配合

（1）患者进入造影室，上造影床，同时将切口部位准备好。

（2）建立静脉通路，并进行心电及血压监测。

（3）患者取仰卧位，双手放于身体两侧，进行皮肤消毒。

（4）造影穿刺前给予局部麻醉，以减轻穿刺时的疼痛。

（5）造影进行中密切观察生命体征变化，并重视患者主诉。

（6）完成操作后，退出导管，结扎静脉，缝合皮肤。

（7）局部压迫止血15分钟，并加压包扎。

五、护理

（1）造影当日由导管室人员到病房接患者，并做好排便。

（2）造影进行中询问患者感觉，有异常情况及时处理。

（3）造影结束返回病房后的护理。

1）经股动脉穿刺的患者术侧腿应伸直，不要打弯，1 000 g左右沙袋局部压迫6小时，平卧24小时，以防止穿刺部位出血，同时注意观察足背动脉搏动情况及术侧肢体皮肤颜色、温度及足趾知觉。

2）经桡动脉穿刺的患者，术侧腕部用可调式加压包扎装置止血，患者返回病房后护士应注意观察术侧手臂有无肿胀，手掌颜色及手指知觉，询问患者自觉症状，与导管室医生做好交班，一般2小时松解1次。若患者无出血，6小时后取下加压装置，并将伤口用纱布包扎。

（4）冠状动脉造影术后应根据患者心功能状况决定饮水量，以将造影剂排出体外。

六、注意事项

（1）严格进行无菌操作。

（2）术中随时保证导管内输液通畅，避免凝血。

（3）送导管手法宜轻柔，尽量避免刺激静脉，以防止静脉发生痉挛。

（4）导管进入心腔时，应密切监护。

（5）心导管在心腔内不可打圈，以免导管在心腔内扭结。

（6）预防并发症（静脉炎、静脉血栓形成、肺梗死、心力衰竭及感染）。

（李　娟）

第四节　体外冲击波碎石术

一、概述

体外冲击波碎石术（ESWL）是利用高能聚集冲击波，在体外非接触性裂解结石的一种治疗技术，安全有效。通过 X 线、B 超对结石定位，将震波聚焦后作用于结石，促使结石裂解、粉碎。碎石适应证广泛，多数结石患者可免除手术之苦。

二、适应证

适用于肾、输尿管上段结石，输尿管下段结石治疗的成功率比输尿管镜取石低。

三、禁忌证

尿路结石、远端输尿管有器质性梗阻、结石粉碎后不能顺利排出体外的患者；全身出血性疾病患者；妊娠妇女；严重心血管病变，心功能不全且不能有效控制患者；安装心脏起搏器患者；急性尿路感染患者；血肌酐 $\geqslant 265$ μmol/L患者；患侧肾无功能，不能产生足够尿流使结石排出体外患者；育龄妇女输尿管下段结石等；过于肥胖、肾位置过高、骨关节严重畸形、结石定位不清等患者，由于技术性原因而不适宜采用此法。

四、检查前准备

1. 患者告知

向患者讲解体外冲击波碎石术的基本过程，检查中可能的不适如疼痛，检查后可能的并发症，如泌尿系感染、血尿、疼痛等，以取得患者的配合。

2. 患者准备

（1）术前准备常规检查：包括血常规、尿常规、心电图、腹部 X 线平片、静脉肾盂造影、B 超等检查。

（2）备皮：膀胱结石治疗前要将耻骨上阴毛剃去。

（3）胃肠道准备：术前 3 天禁忌进易产气食物，必要时术前 1 天给予缓泻药；术晨禁食水。

（4）麻醉镇痛：现在体外碎石机多为低能量碎石机，绝大多数人均不需要麻醉镇痛，少数紧张的患者可肌内注射地西泮，必要时可用哌替啶镇痛，效果能满足绝大多数要求。

（5）术中体位：根据 B 超或 X 线定位，嘱患者定位后勿动。例如，输尿管上段结石或输尿管中上段结石可以采取两种体位碎石，即仰卧位或俯卧位。

五、检查配合

（1）将患者置于体位支架上，应安全、舒适、准确、上下支架时注意不要撞伤和跌伤。

（2）在碎石治疗过程中，密切观察机器各系统是否正常工作，若有异常，立即关机，排除故障。

（3）碎石治疗过程中告诉患者尽量不要咳嗽，保持身体放松，呼吸均匀，不要随意移动身体。

（4）在碎石治疗过程中，严密观察患者血压、脉搏、呼吸和心电图等，若有异常情况发生，立即停止治疗，配合医生处理。

（5）用水槽机治疗时，应注意水温调节，一般水温保持在 35.5~37 ℃，每次治疗结束后，应更换并定时消毒水槽。

（6）输尿管插管者，注意保持输尿管通畅，防止脱落。

六、护理

（1）观察患者血尿情况，碎石后出现血尿属正常现象，一般抗感染治疗后很快会消失。在排石过程中也会有血尿或疼痛出现。

（2）多饮水，每日不少于 2 000~3 000 mL。

（3）多运动，如跳跃、跳绳、上下楼梯等。如果是肾下极结石要做倒立运动，每天 2~3 次，每次 5~10 分钟，或者进行理疗，这样有利于结石进入肾盂、输尿管而排出体外。

（4）术后使用消炎药物 3~5 天，以防感染。

（5）忌饮酒，少食辛辣刺激食物，保持心情舒畅，避免过度劳累。

（6）碎石后 10 天左右复查，以确定结石是否完全排出，有少数患者由于结石太大或过多，一次治疗不能彻底，需要数次碎石治疗，每次需间隔至少 1 周。

（7）碎石后可遵医嘱口服排石药物，以促进结石排出体外。

（8）体外超声碎石多在门诊进行，如有不适，应及时就诊。

七、注意事项

（1）术中震波碎石时，机器会发出轰击声，有些患者会感到轻微不适，不要惊慌，不要变动体位，避免定位不准确，造成碎石效果不理想。

（2）碎石术后多饮水，增加尿量，能降低尿内盐类的浓度，减少沉淀，起冲刷作用，以利于结石排出，尽可能每天维持尿量在 2~3 L。为了维持夜间尿量，除睡前饮水外，夜间起床排尿后应再饮水。

（3）观察尿色、尿量及排石情况，在碎石后会出现肉眼血尿，1~2 天后自行消失，主要是由于震波时损伤了黏膜所致，鼓励患者多饮水，必要时静脉输液，增加血容量，通过多排尿达到内冲洗的目的。

（4）并发症的处理。

1）肾绞痛：少数患者在结石碎片下移过程中会出现疼痛甚至绞痛，应向患者说明，嘱多饮水；轻者无须处理，重者可给予解痉镇痛药。

2）石街：因石街阻塞尿路可引起肾积水、感染、衰竭等，应早期发现、及时处理并做好告知。

（李　娟）

第五节　排痰训练

慢性呼吸系统疾病患者由于气道内的炎症渗出，痰液较多且易堵塞气道，加重呼吸道内感染。排痰训练是教会患者正确的排痰方法，学会有效咳嗽，排出呼吸道分泌物，减轻感染，保持气道通畅，减轻患者呼吸困难等症状，进行正常的生活和活动。

一、操作方法

1. 操作前准备

（1）物品准备：痰盒、面巾纸、漱口水和污物桶等。

（2）患者准备：检查患者的生命体征，评估患者呼吸道痰液阻塞状态；评估患者术前、术后身体状况。

2. 操作步骤

（1）向患者及家属说明排痰训练的目的、意义及操作过程，消除顾虑，配合训练。

（2）痰液黏稠而不易咳出者，常用超声雾化吸入法湿化气道，常用湿化剂有蒸馏水、0.45%盐水、生理盐水，在湿化剂中可加入痰液溶解剂和抗生素等。

（3）神志清醒、能配合咳嗽的患者，根据病情正确指导其有效咳嗽、咳痰。①患者取坐位或卧位等舒适体位，双脚着地，身体稍前倾。②让患者先进行 5~6 次深呼吸，深吸气并屏气，继而咳嗽，连续咳嗽数次使痰到咽部附近，再用力咳嗽将痰排出。③如果患者取坐位，两腿上放置一枕头，顶住腹部（促进膈肌上升）。④咳嗽时身体前倾，头颈屈曲，张口咳嗽将痰液排出。⑤也可嘱患者取俯卧屈膝位，利用膈肌、腹肌的收缩，增加腹压，且经常交换体位有利于痰液排出。

（4）采用胸部震荡法（图 1-1）协助患者排痰。①操作者双手重叠，肘部伸直，将手掌放置于欲引流的部位。②患者吸气时双手掌随胸廓扩张慢慢抬起，不施加任何压力。③从吸气最高点开始，手掌紧贴胸壁，施加适当的压力并轻柔地上下抖动，此动作贯穿于整个呼气期。④胸壁震荡 5~7 次，每个部位重复 3~4 个呼吸周期。

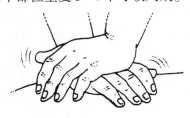

图 1-1　胸部震荡法

（5）久病体弱、长期卧床或排痰无力者，可采用胸部叩击法（图 1-2）。①患者取立位，体弱者取坐位或侧卧位。②操作者手指并拢，手背隆起，指关节微屈，使手掌侧呈杯状。利用手腕力量，迅速而有节律地叩击胸壁，震动气道。③叩击时应发出一种空而深的拍击音，边叩击边鼓励患者咳嗽，以进一步促进痰液排出。④叩击部位应从肺底自下而上、由外向内叩击胸壁。⑤每侧肺部反复叩击 1~3 分钟，每分钟 120~180 次。⑥操作时指导患者双侧前臂屈曲，两手掌置于锁骨下，咳嗽时前臂用力同时叩击前胸及患侧胸壁，震动分泌物，以增加咳嗽排痰效率。

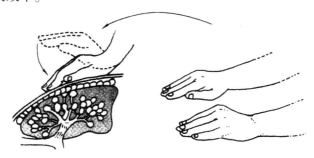

图 1-2　胸部叩击法

（6）排痰训练结束后嘱患者漱口，必要时为患者做口腔护理，记录操作时间、痰量和颜色等。

二、注意事项

（1）操作过程中随时测量患者的生命体征。

（2）湿化气道时，防止分泌物湿化后膨胀阻塞支气管，引起窒息；湿化液温度控制在35～37 ℃，防止温度过高引起呼吸道灼伤；湿化时间以10～20分钟为宜，防止过度湿化引起黏膜水肿，体内水潴留，加重心脏负担。

（3）胸部叩击部位应避开乳房、心脏及骨突起部位；叩击力量要适中，以患者不感到疼痛为宜。胸部叩击法宜在餐前进行，并在餐前30分钟结束，每次叩击时间以15～20分钟为宜。

（4）若胸部有伤口，应用双手轻轻按压或扶住伤口，也可用枕头按住伤口，起固定伤口作用以减轻疼痛。身体极度虚弱者或有咯血、心血管状况不稳定、肋骨骨折者禁做叩击。

（卜志华）

第六节　呼吸功能训练

慢性阻塞性肺气肿的患者通过呼吸功能训练，能够减轻呼吸困难的程度，提高活动的耐受力。

一、操作方法

1. 操作前准备

（1）物品准备：蜡烛、尺等。

（2）患者准备：评估患者生命体征是否平稳；检查肺气肿患者呼吸状况及呼吸形态。

2. 操作步骤

（1）向患者说明呼吸训练的目的、意义及操作过程，取得患者的合作。

（2）腹式呼吸训练：①帮助患者采取舒适体位，常取立位，若身体虚弱者可取半卧位或坐位，全身肌肉放松，平静呼吸；②嘱患者一手放在胸部，另一手放在腹部，以感受自己的呼吸状况；③吸气时用鼻吸入，尽力挺胸，胸部不动，同时收缩腹部，吸气末自然且短暂地屏气，造成一个平顺的呼吸形态，使进入肺的空气均匀分布；④呼气时用口呼出，同时收缩腹部，胸廓保持最小活动幅度，缓呼深呼，以增加肺泡通气量；⑤吸与呼之比为 1：2 或 1：3，每分钟呼吸 7~8 次，每次训练 10~20 分钟，每日 2 次，反复训练；⑥操作熟练后，逐渐增加训练次数，延长训练时间，使之成为不自觉的呼吸习惯。

（3）缩唇呼吸训练（图 1-3）：①患者的准备同腹式呼吸训练；②嘱患者用鼻吸气，用口呼气（用鼻深吸气，用口缓慢呼气）；③呼气时口唇缩拢似吹口哨状，持续缓慢，同时收缩腹部；④吸气与呼气之比为 1：2 或 1：3，每分钟训练 7~8 次，每次训练 10~20 分钟，每日 2 次；⑤缩唇的程度与呼气流量由患者自行调整，以能距离口唇 15~20 cm 处并与口唇等高水平的蜡烛火焰随气流倾斜又不致熄灭为宜；⑥缩唇呼气可使呼出的气体流速减慢，延缓呼气气流，防止小气道因塌陷而过早闭合，改善通气和换气功能。

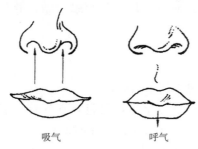

吸气　　　　呼气

图 1-3　缩唇呼吸训练

（4）也可采取吹气球、吹蜡烛等方法进行呼吸功能训练。操作后安置患者于舒适体位，记录呼吸训练的日期和时间，并做效果评价。

二、注意事项

（1）呼吸功能训练要根据患者的呼吸功能状况制订有效的训练计划。

（2）训练过程应循序渐进，逐渐增加训练强度和训练时间，每次训练的时间应<30 分钟，避免患者疲劳。

（3）训练方法应正确、规范，随时观察患者舒适状态，如训练过程中患者有不适应停止训练。

（卜志华）

第二章

呼吸内科疾病的护理

第一节 急性呼吸道感染

一、急性上呼吸道感染

急性上呼吸道感染简称上感，为外鼻孔至环状软骨下缘包括鼻腔、咽或喉部急性炎症的概称。其特点是起病急，病情轻，病程短，可自愈，预后好，但发病率高，并具有一定的传染性。本病是呼吸道最常见的一种感染性疾病，发病不分年龄、性别、职业和地区，免疫功能低下者易感。全年皆可发病，以冬春季节多见，多为散发，但在气候突变时可小规模流行。

上感主要病原体是病毒，少数是细菌。人体对病毒感染后产生的免疫力较弱、维持时间短暂，病毒间也无交叉免疫，故可反复发病。

（一）病因与发病机制

1. 病因

常见病因为病毒，少数由细菌引起，可单纯发生或继发于病毒感染之后发生。病毒包括鼻病毒、冠状病毒、腺病毒、流感病毒和副流感病毒以及呼吸道合胞病毒、埃可病毒和柯萨奇病毒等。细菌以口腔定植菌溶血性链球菌为多见，其次为流感嗜血杆菌、肺炎链球菌和葡萄球菌等，偶见革兰阴性杆菌。

2. 发病机制

正常情况下健康人的鼻咽部有病毒、细菌存在，一般不会发病。接触病原体后是否发病，取决于传播途径和人群易感性。淋雨、受凉、气候突变、过度劳累等可降低呼吸道局部防御功能，致使原有的病毒或细菌迅速繁殖引起发病。老幼体弱，免疫功能低下或有慢性呼吸道疾病如鼻窦炎、扁桃体炎者更易发病。病原体主要通过飞沫传播，也可由于接触患者污染的手和用具而传染。

（二）临床表现

1. 临床类型

（1）普通感冒：俗称伤风，又称急性鼻炎或上呼吸道卡他。以冠状病毒和鼻病毒为主要致病病毒。起病较急，主要表现为鼻部症状，如打喷嚏、鼻塞、流清水样鼻涕，早期有咽

— 11 —

部干痒或烧灼感。2~3天后鼻涕变稠，可伴咽痛、流泪、味觉迟钝、呼吸不畅、声嘶、咳嗽等，有时由于咽鼓管炎致听力减退。严重者有发热、轻度畏寒和头痛等。查体可见鼻腔黏膜充血、水肿，有分泌物，咽部可轻度充血。若无并发症，一般经5~7天痊愈。

（2）急性病毒性咽炎和喉炎：急性病毒性咽炎常由鼻病毒、腺病毒、流感病毒、副流感病毒以及肠病毒、呼吸道合胞病毒等引起。临床表现为咽痒和灼热感，咽痛不明显，但合并链球菌感染时常有咽痛。查体可见咽部明显充血、水肿。急性喉炎多为流感病毒、副流感病毒及腺病毒等引起，临床表现为明显声嘶、讲话困难，可有发热、咽痛或咳嗽，咳嗽时咽喉疼痛加重。查体可见喉部充血、水肿，颌下淋巴结轻度肿大和触痛，有时可闻及喉部喘息声。

（3）急性疱疹性咽峡炎：多由柯萨奇病毒A引起，表现为明显咽痛、发热，病程约为一周。查体可见咽部充血，软腭、腭垂、咽及扁桃体表面有灰白色疱疹及浅表溃疡，周围伴红晕。多发于夏季，儿童多见，成人偶见。

（4）急性咽结膜炎：主要由腺病毒、柯萨奇病毒等引起。表现为发热、咽痛、畏光、流泪，咽及结膜明显充血。病程4~6天，多发于夏季，由游泳传播，儿童多见。

（5）急性咽扁桃体炎：病原体多为溶血性链球菌，其次为流感嗜血杆菌、肺炎链球菌、葡萄球菌等。起病急，以咽、扁桃体炎症为主，咽痛明显，伴发热、畏寒，体温可达39℃以上。查体可发现咽部明显充血，扁桃体肿大、充血，表面有黄色脓性分泌物。有时伴有颌下淋巴结肿大、压痛，而肺部查体无异常体征。

2. 并发症

一般预后良好，病程常在1周左右。少数患者可并发急性鼻窦炎、中耳炎、气管—支气管炎。以咽炎为表现的上呼吸道感染，部分患者可继发溶血性链球菌引起的风湿热、肾小球肾炎等，少数患者可并发病毒性心肌炎。

（三）辅助检查

1. 血液检查

病毒感染者，白细胞计数常正常或偏低，伴淋巴细胞占比升高。细菌感染者可有白细胞计数与中性粒细胞占比增多和核左移现象。

2. 病原学检查

因病毒类型繁多，一般无须进行此项检查。需要时可用免疫荧光法、酶联免疫吸附法、血清学诊断或病毒分离鉴定等方法确定病毒的类型。细菌培养可判断细菌类型并做药物敏感试验以指导临床用药。

（四）诊断

根据鼻咽部的症状和体征，结合周围血象和胸部X线检查可作出临床诊断。一般无须病因诊断，特殊情况下可进行细菌培养和病毒分离，或病毒血清学检查等确定病原体。但须与初期表现为感冒样症状的其他疾病鉴别，如过敏性鼻炎、流行性感冒、急性气管—支气管炎、急性传染病前驱症状等。

（五）治疗

治疗以对症处理为主，以减轻症状，缩短病程和预防并发症。

1. 对症治疗

病情较重或发热者、年老体弱者应卧床休息，忌烟，多饮水，室内保持空气流通。如有发热、头痛，可选用解热镇痛药如复方阿司匹林、索米痛片等口服。咽痛可用消炎喉片含服，局部雾化治疗。鼻塞、流鼻涕可用1%麻黄素滴鼻。

2. 抗菌药物治疗

一般不需用抗生素，除非有白细胞升高、咽部脓苔、咳黄痰和流鼻涕等细菌感染证据，可根据当地流行病学史和经验用药，可选口服青霉素、第一代头孢菌素、大环内酯类或喹诺酮类。

3. 抗病毒药物治疗

如无发热，免疫功能正常，发病超过2天一般无须应用。对于免疫功能缺陷患者，可早期常规使用广谱的抗病毒药，如利巴韦林和奥司他韦，可缩短病程。具有清热解毒和抗病毒作用的中药也可选用，有助于改善症状，缩短病程，如板蓝根冲剂、银翘解毒片等。

（六）护理

1. 生活护理

症状轻者适当休息，避免过度疲劳；高热患者或年老体弱者应卧床休息。保持室内空气流通，温湿度适宜，定时空气消毒，进行呼吸道隔离，患者咳嗽或打喷嚏时应避免对着他人，防止交叉感染。饮食应给予高热量、高维生素的流食或半流食，鼓励患者多饮水及漱口，保持口腔湿润和舒适。患者使用的餐具、毛巾等可进行煮沸消毒。

2. 对症护理

高热者遵医嘱物理降温，如头部冷敷，冰袋置于大血管部位，温水或乙醇擦浴，4 ℃冷盐水灌肠等。注意30分钟后测量体温并记录。必要时遵医嘱药物降温。咽痛者可用淡盐水漱咽部或含服消炎喉片，声嘶者可进行雾化疗法。

3. 病情观察

注意观察生命体征，尤其是体温变化及咽痛、咳嗽等症状的变化。警惕并发症，如中耳炎患者可有耳痛、耳鸣、听力减退、外耳道流脓；并发鼻窦炎者会出现发热、头痛加重，伴脓涕，鼻窦有压痛。

4. 用药护理

遵医嘱用药，注意观察药物有无不良反应。

5. 健康教育

积极体育锻炼，增强机体免疫力。生活饮食规律，改善营养。避免受凉、淋雨、过度疲劳等诱发因素，流行季节避免到公共场所。注意居住、工作环境的通风换气。年老体弱、易感者应注意防护，上呼吸道感染流行期间应佩戴口罩。

二、急性气管—支气管炎

急性气管—支气管炎是由生物、物理、化学刺激或过敏等因素引起的气管—支气管黏膜的急性炎症。临床症状主要为咳嗽和咳痰。常发生于寒冷季节或气候突变时，也可继发于上呼吸道感染，或为一些急性呼吸道传染病（麻疹、百日咳等）的临床表现。

（一）病因与发病机制

1. 感染

病毒或细菌是本病最常见的病因。常见的病毒有呼吸道合胞病毒、副流感病毒、腺病毒等，细菌以肺炎球菌、流感嗜血杆菌、链球菌和葡萄球菌较常见。

2. 理化因素

包括冷空气、粉尘、刺激性气体或烟雾对气管—支气管黏膜的急性刺激。

3. 过敏反应

花粉、有机粉尘、真菌孢子、动物毛皮及排泄物等的吸入，钩虫、蛔虫的幼虫在肺移行，或对细菌蛋白质的过敏均可引起本病。

感染是最主要的病因，过度劳累、受凉是常见诱因。

（二）临床表现

1. 症状

起病较急，通常全身症状较轻，可有发热，体温多于 3～5 天内恢复正常。大多先有上呼吸道感染症状，以咳嗽为主，初为干咳，以后有痰，为黏液或黏液脓性痰，偶伴血痰。气管受累时在深呼吸和咳嗽时感胸骨后疼痛，伴支气管痉挛可有气急和喘鸣。咳嗽、咳痰可延续 2～3 周才消失，如迁延不愈，可演变成慢性支气管炎。

2. 体征

查体肺部呼吸音粗，可闻及不固定的散在干、湿啰音，咳嗽后可减少或消失。

（三）辅助检查

病毒感染者白细胞正常或偏低，细菌感染者可有白细胞总数和中性粒细胞占比增高。胸部 X 线检查多无异常改变或仅有肺纹理增粗。痰涂片或痰培养可发现致病菌。

（四）诊断

（1）肺部可闻及散在干、湿啰音，咳嗽后可减轻。

（2）胸部 X 线检查无异常改变或仅有肺纹理增粗。

（3）排除流行性感冒及某些传染病早期呼吸道症状，即可作出临床诊断。

（4）痰涂片或痰培养有助于病因诊断。

（五）治疗

1. 病因治疗

有细菌感染证据时应及时应用抗生素。可首选青霉素、大环内酯类，也可选用头孢菌素类或喹诺酮类等药物或根据细菌培养和药敏试验结果选择药物。多数口服抗菌药物即可，症状较重者可肌内注射或静脉滴注给药。

2. 对症治疗

咳嗽剧烈而无痰或少痰可用右美沙芬、喷托维林镇咳。咳嗽痰黏而不易咳出，可口服祛痰剂如复方甘草合剂、盐酸氨溴索或溴己新等，也可行超声雾化吸入。支气管痉挛时可用平喘药，如茶碱类等。

（六）护理

1. 保持呼吸道通畅

（1）保持室内空气清新，温湿度适宜，减少对支气管黏膜的刺激，以利于排痰。

（2）注意休息，经常变换体位，叩击背部，指导并鼓励患者有效咳嗽，必要时行超声雾化吸入，以湿化呼吸道，利于排痰，促进炎症消散。

（3）遵医嘱使用抗生素、止咳祛痰剂、平喘剂，密切观察用药后的反应。

（4）哮喘性支气管炎的患者，注意观察有无缺氧症状，必要时给予吸氧。

2. 发热的护理

（1）密切观察体温变化，体温超过 39 ℃时采取物理降温或遵医嘱给予药物降温。

（2）保证充足的水分及营养供给，多饮水，摄入营养丰富、易于消化的饮食。保持口腔清洁。

3. 健康教育

（1）增强体质，避免劳累，防治感冒。

（2）改善生活卫生环境，防止有害气体污染，避免烟雾刺激。

（3）清除鼻、咽、喉等部位的病灶。

（林翠芳）

第二节　慢性阻塞性肺疾病

慢性阻塞性肺疾病（COPD）是一组以气流受限为特征的肺部疾病，气流受限不完全可逆，呈进行性发展。COPD 是慢性气道阻塞性疾病的统称，主要指具有不可逆性气道阻塞的慢性支气管炎和肺气肿两种疾病。患者在急性发作期过后，临床症状虽有所缓解，但肺功能仍在继续恶化，并且由于自身防御和免疫功能的降低以及外界各种有害因素的影响，经常反复发作，而逐渐产生各种心肺并发症。

COPD 是呼吸系统疾病中的常见病和多发病，患病率和病死率均居高不下。因肺功能进行性减退，严重影响患者的劳动力和生活质量，给家庭和社会造成巨大的负担，根据世界银行/世界卫生组织发表的研究，2020 年 COPD 居世界疾病经济负担的第 5 位。

一、病因与发病机制

COPD 确切的病因不清楚，但认为与肺部对香烟烟雾等有害气体或有害颗粒的异常炎症反应有关。这些反应存在个体易感因素和环境因素的互相作用。

1. 吸烟

吸烟为重要的发病因素，吸烟者慢性支气管炎的患病率比不吸烟者高 2~8 倍，烟龄越长，吸烟量越大，COPD 患病率越高。烟草中含焦油、尼古丁和氢氰酸等化学物质，可损伤气道上皮细胞和纤毛运动，促使支气管黏液腺和杯状细胞增生肥大，黏液分泌增多，气道净化能力下降。还可使氧自由基产生增多，诱导中性粒细胞释放蛋白酶，破坏肺弹力纤维，诱发肺气肿形成。

2. 职业粉尘和化学物质

接触职业粉尘及化学物质，如烟雾、变应原、工业废气及室内空气污染等，浓度过高或时间过长，均可能产生与吸烟类似的 COPD。

3. 空气污染

大气中的有害气体如二氧化硫、二氧化氮、氯气等可损伤气道黏膜上皮，使纤毛清除功能下降，黏液分泌增加，为细菌感染增加条件。

4. 感染因素

感染也是 COPD 发生发展的重要因素之一。病毒感染以流感病毒、鼻病毒、腺病毒和呼吸道合胞病毒为常见。细菌感染常继发于病毒感染，常见病原体为肺炎链球菌、流感嗜血杆菌、卡他莫拉菌和葡萄球菌等。这些感染因素造成气管、支气管黏膜的损伤和慢性炎症。

5. 蛋白酶—抗蛋白酶失衡

蛋白酶对组织有损伤、破坏作用；抗蛋白酶对弹性蛋白酶等多种蛋白酶具有抑制功能，其中 α 抗胰蛋白酶是活性最强的一种。蛋白酶增多或抗蛋白酶不足均可导致组织结构破坏并产生肺气肿。吸入有害气体、有害物质可以导致蛋白酶产生增多或活性增强，而抗蛋白酶产生减少或灭活加快；同时氧化应激、吸烟等危险因素也可以降低抗蛋白酶的活性。先天性 α 抗胰蛋白酶缺乏，多见于北欧血统的个体，我国尚未见正式报道。

6. 氧化应激

有许多研究表明 COPD 患者的氧化应激增加。氧化物主要有超氧阴离子（具有很强的氧化性和还原性，过量生成可致组织损伤，在体内主要通过超氧歧化酶清除）、羟根（OH^-）、次氯酸根（HCL^-）和一氧化氮（NO）等。氧化物可直接作用并破坏许多生化大分子如蛋白质、脂质和核酸等，导致细胞功能障碍或细胞死亡，还可以破坏细胞外基质；引起蛋白酶—抗蛋白酶失衡；促进炎症反应，如激活转录因子，参与多种炎症因子的转录，如 IL-8、TNF-α、NO 诱导合成酶和环氧化物诱导酶等。

7. 炎症

气道、肺实质及肺血管的慢性炎症是 COPD 的特征性改变，中性粒细胞、巨噬细胞、T 淋巴细胞等炎症细胞均参与 COPD 发病过程。中性粒细胞的活化和聚集是 COPD 炎症过程的一个重要环节，通过释放中性粒细胞弹性蛋白酶、中性粒细胞组织蛋白酶 G、中性粒细胞蛋白酶和基质金属蛋白酶引起慢性黏液高分泌状态并破坏肺实质。

8. 其他

如自主神经功能失调、营养不良、气温变化等都有可能参与 COPD 的发生、发展。

二、临床表现

（一）症状

COPD 起病缓慢，病程较长。主要症状如下。

1. 慢性咳嗽

咳嗽时间持续在 3 周以上，随病程发展可终身不愈。常见晨间咳嗽明显，夜间有阵咳或排痰。

2. 咳痰

一般为白色黏液痰或浆液性泡沫性痰，偶可带血丝，清晨排痰较多。急性发作期痰量增多，可有脓性痰。

3. 气短或呼吸困难

早期在劳动时出现，后逐渐加重，以致在日常活动甚至休息时也感到气短，是 COPD 的标志性症状。

4. 喘息和胸闷

部分患者特别是重度患者或急性加重时支气管痉挛而出现喘息。

5. 其他

晚期患者有体重下降、食欲减退等。

（二）体征

早期体征可无异常，随疾病进展出现以下体征。

1. 视诊

胸廓前后径增大，肋间隙增宽，剑突下胸骨下角增宽，称为桶状胸。部分患者呼吸变浅、频率增快，严重者可有缩唇呼吸等。

2. 触诊

双侧语颤减弱。

3. 叩诊

肺部过清音，心浊音界缩小，肺下界和肝浊音界下降。

4. 听诊

两肺呼吸音减弱，呼气延长，部分患者可闻及湿啰音和（或）干啰音。

（三）并发症

1. 慢性呼吸衰竭

常在 COPD 急性加重时发生，其症状明显加重，发生低氧血症和（或）高碳酸血症，可具有缺氧和 CO_2 潴留的临床表现。

2. 自发性气胸

如有突然加重的呼吸困难，并伴有明显的发绀，患侧肺部叩诊为鼓音，听诊呼吸音减弱或消失，应考虑并发自发性气胸，通过 X 线检查可以确诊。

3. 慢性肺源性心脏病

由于 COPD 肺病变引起肺血管床减少及缺氧致肺动脉痉挛、血管重塑，导致肺动脉高压、右心室肥厚扩大，最终发生右心功能不全。

三、辅助检查

1. 肺功能检查

这是判断气流受限的主要客观指标，对 COPD 诊断、严重程度评价、疾病进展、预后及治疗反应等有重要意义。吸入支气管舒张药后第一秒用力呼气容积占用力肺活量百分比（FEV_1/FVC）<70% 及 FEV_1<80% 预计值者，可确定为不能完全可逆的气流受限。肺总量（TLC）、功能残气量（FRC）和残气量（RV）增高，肺活量（VC）减低，表明肺过度充气，有参考价值。由于 TLC 增加不及 RV 增高程度明显，故 RV/TLC 增高大于 40% 有临床意义。

2. 胸部影像学检查

X 线胸片改变对 COPD 诊断特异性不高，早期可无变化，之后可出现肺纹理增粗、紊乱等非特异性改变，也可出现肺气肿改变。高分辨率胸部 CT 检查对有疑问病例的鉴别诊断有一定意义。

3. 血气检查

对确定发生低氧血症、高碳酸血症、酸碱平衡失调以及判断呼吸衰竭的类型有重要价值。

4. 其他检查

COPD 合并细菌感染时，外周血白细胞增高，核左移。痰培养可能查出病原菌，常见病原菌为肺炎链球菌、流感嗜血杆菌、卡他莫拉菌、肺炎克雷白杆菌等。

四、诊断

1. 诊断依据

主要根据吸烟等高危因素、临床症状、体征及肺功能检查等综合分析确定诊断。不完全可逆的气流受限是 COPD 诊断的必备条件。

2. 临床分级

根据 FEV_1/FVC、$FEV_1\%$ 预计值和症状可对 COPD 的严重程度做出分级（表 2-1）。

表 2-1　COPD 的临床严重程度分级

分级	临床特征
Ⅰ级（轻度）	$FEV_1/FVC<70\%$
	$FEV_1\geqslant80\%$ 预计值
	伴有或不伴有慢性症状（咳嗽，咳痰）
Ⅱ级（中度）	$FEV_1/FVC<70\%$
	$50\%\leqslant FEV_1<80\%$ 预计值
	常伴有慢性症状（咳嗽，咳痰，活动后呼吸困难）
Ⅲ级（重度）	$FEV_1/FVC<70\%$
	$30\%\leqslant FEV_1<50\%$ 预计值
	多伴有慢性症状（咳嗽，咳痰，呼吸困难），反复出现，急性加重
Ⅳ级（极重度）	$FEV_1/FVC<70\%$
	$FEV_1<30\%$ 预计值或 $FEV_1<50\%$ 预计值
	伴有慢性呼吸衰竭，可合并肺心病及右心功能不全或右心衰竭

3. COPD 病程分期

（1）急性加重期：指在慢性阻塞性肺疾病过程中，短期内咳嗽、咳痰、气短和（或）喘息加重，痰量增多，呈脓性或黏液脓性，可伴发热等症状。

（2）稳定期：指患者咳嗽、咳痰、气短等症状稳定或症状较轻。

五、治疗

(一) 稳定期治疗

1. 去除病因

教育和劝导患者戒烟。因职业或环境粉尘、刺激性气体所致者，应脱离污染环境。接种流感疫苗和肺炎疫苗可预防流感和呼吸道细菌感染，避免它们引发的急性加重。

2. 药物治疗

主要使用支气管舒张药，如 β_2 肾上腺素受体激动剂、抗胆碱能药、茶碱类和祛痰药、糖皮质激素，以平喘、祛痰，改善呼吸困难症状，促进痰液排泄。某些中药具有调理机体状况的作用，可予辨证施治。

3. 非药物治疗

(1) 长期家庭氧疗（LTOT）：长期氧疗对 COPD 合并慢性呼吸衰竭患者的血流动力学、呼吸生理、运动耐力和精神状态产生有益影响，可改善患者生活质量，提高生存率。

1）氧疗指征（具有以下任何一项）。①静息时，$PaO_2 \leqslant 55$ mmHg 或 $SaO_2 < 88\%$，有或无高碳酸血症。②56 mmHg $\leqslant PaO_2 < 60$ mmHg，$SaO_2 < 89\%$ 伴下述之一：继发红细胞增多（血细胞比容>55%），肺动脉高压（平均肺动脉压 $\geqslant 25$ mmHg），右心功能不全导致水肿。

2）氧疗方法。一般采用鼻导管吸氧，氧流量为 $1.0 \sim 2.0$ L/min，每天吸氧时间>15 小时，使患者在静息状态下，达到 $PaO_2 \geqslant 60$ mmHg 和（或）使 SaO_2 升至90%以上。

(2) 康复治疗：康复治疗适用于中度以上 COPD 患者。其中呼吸生理治疗包括正确咳嗽、排痰方法和缩唇呼吸等；肌肉训练包括全身性运动及呼吸肌锻炼，如步行、骑脚踏车、腹式呼吸锻炼等；科学的营养支持与加强健康教育也为康复治疗的重要方面。

(二) 急性加重期治疗

最多见的急性加重原因是细菌或病毒感染。根据病情严重程度决定门诊或住院治疗。治疗原则为抗感染、平喘、祛痰、低流量持续吸氧。

六、主要护理诊断/问题

1. 气体交换受损

与呼吸道阻塞、呼吸面积减少引起通气和换气功能受损有关。

2. 清理呼吸道无效

与呼吸道炎症、阻塞，痰液过多有关。

3. 营养失调：低于机体需要量

与长期咳痰、呼吸困难致食欲下降或感染机体代谢加快有关。

4. 焦虑

与日常活动时供氧不足、疲乏有关，也与经济支持不足有关。

5. 活动无耐力

与疲劳、呼吸困难有关。

七、护理措施

1. 气体交换受损

与呼吸道阻塞、呼吸面积减少引起通气和换气功能受损有关。

（1）休息与体位：保持病室内环境安静、舒适，温度 20~22 ℃，湿度 50%~60%。卧床休息，协助患者生活需要以减少患者氧耗。明显呼吸困难者摇高床头，协助身体前倾位，以利于辅助呼吸肌参与呼吸。

（2）病情观察：监测患者的血压、呼吸、脉搏、意识状态、血氧饱和度，观察患者咳嗽、咳痰情况，痰液的量、颜色及性状，注意呼吸困难有无进行性加重等。

（3）有效氧疗：COPD 氧疗一般主张低流量、低浓度持续吸氧。对患者加强正确的氧疗指导，避免出现氧浓度过高或过低而影响氧疗效果。氧疗装置定期更换、清洁、消毒。急性加重期发生低氧血症者可鼻导管吸氧，或通过文丘里面罩吸氧。鼻导管给氧时，吸入的氧浓度与给氧流量有关，估算公式为吸入氧浓度（%）= 21+4×氧流量（L/min）。一般吸入氧浓度为 28%~30%，应避免吸入氧浓度过高而引起 CO_2 潴留。

（4）呼吸功能锻炼：在病情允许的情况下指导患者进行呼吸功能锻炼，以加强胸、膈呼吸肌肌力和耐力，改善呼吸功能。

1）缩唇呼吸：目的是增加气道阻力，防止细支气管由于失去放射牵引和胸内压升高引起的气道塌陷，以利于肺泡通气。方法：患者取端坐位，双手扶膝，舌尖放在下颌牙齿内底部，舌体略弓起靠近上颌硬腭、软腭交界处，以增加呼气时气流阻力，口唇缩成"吹口哨"的嘴形。吸气时闭嘴用鼻吸气，呼气时缩唇，慢慢轻轻呼出气体，吸气与呼气之比为 1∶2，慢慢呼气达到 1∶4。吸气时默数 1、2，呼气时默数 1、2、3、4。缩唇口型大小以能使距嘴唇 15~20 cm 处蜡烛火焰随气流倾斜但不熄灭为度。呼气是腹式呼吸组成部分，应配合腹式呼吸锻炼。每天 3~4 次，每次 15~30 分钟。

2）腹式呼吸：目的为锻炼膈肌，增加肺活量，提高呼吸耐力。根据病情采取合适体位，初学者以半卧位为宜。

仰卧位的腹式呼吸：让患者髋关节、膝关节轻度屈曲，全身处于舒适的体位。患者一手放在腹部上，另一只手放在上胸部，此时治疗师的手与患者的手重叠放置，进行缩唇呼吸。精神集中，让患者在吸气和呼气时感觉手的变化，吸气时治疗师发出指令让患者放置于腹部的手轻轻上抬，治疗师在呼气结束时，快速地徒手震动并对横膈进行伸张，以促进呼吸肌的收缩，此训练是呼吸系统物理治疗的基础，要对患者进行充分的指导，训练的时间每次 5~10 分钟，训练的效果随次数增加显现。训练时注意：①把握患者的呼吸节律。顺应患者的呼吸节律进行呼吸指导可避免加重患者呼吸困难程度。②开始时不要进行深呼吸。腹式呼吸不是腹式深呼吸，在开始时期指导患者进行集中精力的深呼吸，可加重患者的呼吸困难。腹式呼吸的指导应在肺活量 1/3~2/3 通气量的程度上进行练习。应理解腹式深呼吸是充分的腹式呼吸。③应了解横膈的活动。横膈在吸气时向下方运动，吸气时横膈上升。了解横膈的运动，易理解腹式呼吸。

坐位的腹式呼吸：患者采用的体位是坐在床上或椅子上足跟着地，让患者的脊柱伸展并保持尽量前倾坐位。患者一手放在膝外侧支撑体重，另一手放在腹部。治疗师一手放在患者的颈部，触及斜角肌的收缩。另一手放在患者的腹部，感受横膈的收缩。这样能够发现患者突然出现的意外和不应出现的胸式呼吸。正确的腹式呼吸是吸气时横膈开始收缩，然后斜角肌等呼吸辅助肌使收缩扩大，呼气时吸气肌放松处于迟缓状态。

立位的腹式呼吸：患者用单手扶床栏或扶手支撑体重，上半身取前倾位。治疗师按照坐位的腹式呼吸指导法指导患者训练。

（5）用药护理：按医嘱给予支气管舒张气雾剂、抗生素等药物，并注意用药后的反应。应用氨茶碱后，患者会出现心率增快的症状，停用氨茶碱，加用倍他乐克减慢心率治疗后好转。

2. 清理呼吸道无效

与呼吸道炎症、阻塞、痰液过多有关。

（1）减少尘埃与烟雾刺激，避免诱因，注意保暖。

（2）补充水分，饮水（保持每天饮水 1.5 L 以上）、雾化吸入（每日 2 次，每次 20 分钟）及静脉输液，有利于痰液的稀释而便于咳出。

（3）遵医嘱用药，口服及静滴沐舒坦祛痰，静滴氨茶碱扩张支气管。

（4）注意无菌操作，加强口腔护理。

（5）定时巡视病房，加强翻身、叩背、吸痰。指导患者进行深呼吸和有效的咳嗽咳痰，定期（每 2 小时）进行数次随意的深呼吸（腹式呼吸），吸气末屏气片刻，然后进行咳嗽；嘱患者经常变换体位以利于痰液咳出，保证呼吸道通畅，防止肺不张等并发症。

3. 焦虑

与日常活动时供氧不足、疲乏有关，也与经济支持不足有关。

（1）入院时给予热情接待，注意保持病室的整洁、安静，为患者创造一个舒适的周围环境。

（2）鼓励患者家属陪伴，给患者心理上带来慰藉和亲切感，消除患者的焦虑。

（3）随时了解患者的心理状况，多与其沟通，讲解本病有关知识及预后情况，使患者对疾病有一定的了解，说明不良情绪对病情有害无利，积极配合会取得良好的效果。

（4）加强巡视病房，在患者夜间无法入睡时适当给予镇静治疗。

4. 营养失调：营养低于机体需要量

与长期咳痰、呼吸困难致食欲下降或感染机体代谢加快有关。

（1）评估营养状况并了解营养失调原因，宣传饮食治疗的意义和原则。

（2）制订适宜的饮食计划，呼吸困难可使热量和蛋白质消耗增加，因此应制订高热量、高蛋白、高维生素的饮食计划，不能进食或输注过多的糖类，以免产生大量 CO_2，加重通气负担。改善患者进食环境，鼓励患者进食。少量多餐，进软食，细嚼慢咽，避免摄入易产气食物。

（3）便秘者给予高纤维素食物和水果，有心力衰竭或水肿者应限制水及钠的摄入。

（4）必要时静脉补充营养。

5. 健康教育

（1）COPD 的预防主要是避免发病的高危因素、急性加重的诱发因素以及增强机体免疫力。戒烟是预防 COPD 的重要措施，也是最简单易行的措施，在疾病的任何阶段戒烟都有益于防止 COPD 的发生和发展。

（2）控制职业和环境污染，减少有害气体或有害颗粒的吸入，可减轻气道和肺的异常炎症反应。

（3）积极防治婴幼儿和儿童期的呼吸系统感染，可能有助于减少以后 COPD 的发生。流感疫苗、肺炎链球菌疫苗、细菌溶解物、卡介菌多糖核酸等对防止 COPD 患者反复感染可能有益。

（4）指导患者进行呼吸功能锻炼，防寒保暖，锻炼身体，增强体质，提高机体免疫力。

（5）对于有 COPD 高危因素的人群，应定期进行肺功能监测，以尽可能早期发现 COPD 并及时予以干预。

（林翠芳）

第三节　肺源性心脏病

慢性肺源性心脏病（简称肺心病）最常见者为慢性缺氧、缺血性肺源性心脏病，又称阻塞性肺气肿性心脏病，是指由肺部、胸廓或肺动脉的慢性病变引起的肺循环阻力增高，致肺动脉高压和右心室肥大，甚至发展为右心衰竭的心脏病。肺心病在我国是常见病、多发病。

一、护理评估

1. 一般评估

神志，生命体征，饮食、睡眠情况，大小便及皮肤等。

2. 专科评估

咳嗽、咳痰及呼吸困难、发绀情况，评估动脉血气分析结果以了解患者缺氧及 CO_2 潴留情况。

二、护理措施

1. 一般护理

（1）环境：病室环境应安静、舒适，保持空气流通、新鲜，温度 18~22 ℃，空气相对湿度 50%~60%，病室内避免放置鲜花，禁用蚊香、花露水等带有刺激性气味的物品。

（2）休息和体位：心功能代偿期可适当活动，失代偿期嘱患者卧床休息，如出现严重呼吸困难时宜采取半卧位或端坐位，必要时设置床边桌，以便患者伏桌休息，以利心肺功能的恢复。

（3）饮食：少食多餐，软食为主，减少用餐时的疲劳。多进食高膳食纤维的蔬菜和水果，如芹菜、菠菜、蘑菇、木耳、萝卜、香蕉、苹果、橘子等，避免含糖高的食物，如白糖、红糖、蜂蜜、甘蔗、大米、面粉、红薯、大枣、甜菜及含糖量高的水果等。如患者出现腹水或水肿、尿量少时，应限制钠和水摄入。

（4）基础护理：加强皮肤护理及口腔护理，清醒患者每天用生理盐水漱口，若发生感染可用 2% 的碳酸氢钠漱口。昏迷患者按常规做口腔护理。

（5）氧疗护理：持续低流量、低浓度给氧，氧流量每分钟 1~2 L，浓度 25%~29%。

肺心病患者给予低流量吸氧的原因：高碳酸血症的肺心病患者呼吸中枢化学感受器对 CO_2 改变的反应性差，其呼吸主要靠低氧血症对化学感受器的驱动作用，若吸入高浓度氧，氧分压迅速上升，减轻或消除缺氧对外周化学感受器的刺激，通气必然减少，CO_2 潴留反而加重。

（6）有效祛痰，保持呼吸道通畅：对意识清醒的患者鼓励并指导有效咳嗽、咳痰，痰液黏稠者，也可给予超声雾化吸入，雾化液中加入抗生素、祛痰药和解痉平喘药，每日2~3次。对意识不清或无力咳痰患者给予电动吸痰，必要时可给予拍背或振荡排痰仪，促进排痰。

2. 病情观察

（1）观察神志、体温、血压、心率，呼吸节律、频率、深浅，以及有无发绀、水肿，尿量有无变化。

（2）观察患者痰液的量、颜色、性状。

（3）定期监测血气分析的变化。

动脉血气分析的正常值：氧分压 80~100 mmHg，CO_2 分压 35~45 mmHg。

3. 用药护理

（1）避免使用镇静药、麻醉药、催眠药，以免抑制呼吸功能和咳嗽反射。

（2）使用利尿药应以缓慢、小剂量间歇用药为原则。

（3）使用血管扩张药时，注意观察心率及血压情况。

（4）注意观察呼吸兴奋药的不良反应，如皮肤潮红、出汗、血压升高、心悸等，如有不良反应发生应减慢滴速或停药并通知医生。

4. 加强锻炼

如呼吸肌锻炼、全身锻炼（进行呼吸操和有氧活动）、耐寒锻炼（用冷水洗脸、洗鼻）。

呼吸肌的锻炼包括缩唇呼吸和腹式呼吸。

（1）缩唇呼吸的训练方法：患者闭嘴经鼻吸气，缩口唇做吹口哨状缓慢呼气 4~6 秒，呼气时缩唇大小程度由患者自行选择调整，以能轻轻吹动面前 30 cm 处的白纸为度，缩唇呼吸可配合腹式呼吸一起应用。

（2）腹式呼吸的训练方法：患者取舒适体位，全身放松，闭嘴吸气至不能再吸，稍屏气或不屏气直接用口缓慢呼气。吸气时膈肌下降，腹部外凸，呼气时膈肌上升，腹部内凹。呼吸时可让患者两手置于肋弓下，要求呼气时须明显感觉肋弓下沉变小，吸气时则要感觉肋弓向外扩展。有时需要用双手按压肋下和腹部，促进腹肌收缩，使气呼尽。

5. 心理护理

由于疾病迁延不愈、反复发作，使患者产生恐惧、疑虑、烦恼、渴求等各种心理反应。护士应建立良好的护患关系，多进行心理沟通。与患者交谈，了解其心理状态，以和蔼的态度、娴熟的技术，赢得患者的信赖，使他们主动配合治疗和护理。

三、健康教育

（1）戒烟、戒酒。

（2）加强饮食营养，以保证机体康复的需要。指导患者进行耐寒锻炼，根据病情开展适当的体育锻炼，增强体质。

（3）冬季注意保暖，少去人多的公共场所，以防止发生上呼吸道感染。

（4）指导患者有效咳嗽的方法，当痰多时应尽量咳出，或采取体位引流等协助痰液排出。

（5）教导患者呼吸锻炼方法，如缩唇呼吸、腹式呼吸。

（渠娜娜）

第四节 呼吸衰竭

呼吸衰竭指各种原因引起的肺通气和（或）换气功能严重障碍，以致在静息状态下也不能维持足够的气体交换，导致低氧血症（伴或不伴）高碳酸血症，进而引起一系列的病理生理改变和相应的临床表现的一种综合征。其临床表现缺乏特异性，明确诊断有赖于动脉血气分析：在海平面、静息状态、呼吸空气条件下，动脉血氧分压（$PaCO_2$）<60 mmHg，伴或不伴 CO_2 分压（$PaCO_2$）>50 mmHg，并排除心内解剖分流和原发于心排血量降低等致低氧因素，可诊断为呼吸衰竭。

一、病因

呼吸系统疾病如严重呼吸系统感染、急性呼吸道阻塞性病变、重度或危重哮喘、各种原因引起的急性肺水肿、肺血管疾病、胸廓外伤或手术损伤、自发性气胸和急剧增加的胸腔积液，导致通气和（或）换气功能障碍；急性颅内感染、颅脑外伤、脑血管病变（脑出血、脑梗死）等直接或间接抑制呼吸中枢；脊髓灰质炎、重症肌无力、有机磷中毒及颈椎外伤等可损伤神经—肌肉传导系统，引起通气不足。上述各种原因均可造成急性呼吸衰竭。

二、分类

1. 按动脉血气分析分类

（1）Ⅰ型呼吸衰竭：缺氧性呼吸衰竭，血气分析特点是 PaO_2<60 mmHg，$PaCO_2$ 降低或正常。主要见于肺换气功能障碍性疾病。

（2）Ⅱ型呼吸衰竭：即高碳酸性呼吸衰竭，血气分析特点是 PaO_2<60 mmHg，同时伴有 $PaCO_2$>50 mmHg。是肺通气功能障碍所致。

2. 按发病急缓分类

（1）急性呼吸衰竭：是指呼吸功能原来正常，由于多种突发因素的发生或迅速发展，引起通气或换气功能严重损害，短时间内发生呼吸衰竭，因机体不能很快代偿，如不及时抢救，会危及患者生命。

（2）慢性呼吸衰竭：多见于慢性呼吸系统疾病，患者呼吸功能损害逐渐加重，虽有缺氧，或伴 CO_2 潴留，但通过机体代偿适应，仍能从事个人生活活动，称为代偿性慢性呼吸衰竭。一旦并发呼吸道感染，或因其他原因增加呼吸生理负担所致代偿失调，出现严重缺氧、CO_2 潴留和酸中毒的临床表现，称为失代偿性慢性呼吸衰竭。

3. 按病理生理分类

（1）泵衰竭：由神经及肌肉病变引起。

（2）肺衰竭：由气道、肺或胸膜病变引起。

三、发病机制

各种病因通过引起肺通气功能不足、弥散功能障碍、通气/血流比例失调、肺内动—静脉解剖分流增加和机体氧耗增加 5 个机制，使通气和（或）换气过程发生障碍，导致呼吸衰竭。

1. 肺通气功能不足

肺泡通气量减少，肺泡氧分压下降，CO_2 分压上升，气道阻力增加，呼吸驱动力弱，无效腔气量增加均可导致通气功能不足。

2. 弥散功能障碍

见于呼吸膜增厚（如肺水肿、肺间质病变）和面积减少（如肺不张、肺实变），或肺毛细血管血量不足（肺气肿）及血液氧合速率减慢（贫血）等。

3. 通气/血流比例失调

（1）通气/血流>正常：引起肺有效循环血量减少，造成无效通气。

（2）通气/血流<正常：形成无效血流或分流样血流。

4. 肺内动—静脉解剖分流增加

由于肺部病变如肺泡萎陷、肺不张、肺水肿、肺炎实变均可引起肺动脉样分流增加，使静脉血没有接触肺泡气进行气体交换，直接进入肺静脉。

5. 机体氧耗量增加

氧耗量增加是加重缺氧的原因之一，发热、寒战、呼吸困难和抽搐均增加氧耗量。

四、护理评估

（一）致病因素

询问患者或家属是否有导致慢性呼吸系统疾病，如慢性阻塞性肺疾病、重症肺结核、肺间质纤维化等；是否有胸部损伤；是否有神经及肌肉等病变。

（二）身体状况

1. 呼吸困难

是最早、最突出的表现，较早表现为呼吸频率增快，病情加重时出现呼吸困难，辅助呼吸肌运动加强，如三凹征。

2. 发绀

是缺氧的主要表现。当动脉血氧饱和度低于 90% 或氧分压<50 mmHg 时，可在口唇、指甲、舌等处出现发绀。

3. 精神及神经症状

注意力不集中、定向障碍、烦躁、精神错乱，后期表现躁动、抽搐、昏迷。慢性缺氧多表现为智力和定向障碍。有 CO_2 潴留时常表现出兴奋状态，CO_2 潴留严重者可发生肺性脑病。

4. 循环系统表现

早期血压升高，心率加快，晚期血压下降，心率减慢、失常甚至心搏骤停。

5. 其他

严重呼吸衰竭对肝肾功能和消化系统都有影响，可有消化道出血，尿少，血尿素氮升高，血肌酐清除率下降，肾衰竭。

（三）辅助检查

1. 动脉血气分析

呼吸衰竭的诊断标准是在海平面、标准大气压、静息状态、呼吸空气条件下，动脉血氧分压（PaO_2）<60 mmHg，伴有或不伴有 CO_2 分压（$PaCO_2$）>50 mmHg。单纯的 PaO_2<60 mmHg 为 Ⅰ 型呼吸衰竭；若伴 $PaCO_2$>50 mmHg，则为 Ⅱ 型呼吸衰竭。

2. 肺功能检测

肺功能有助于判断原发疾病的种类和严重程度。

3. 肺部影像学检查

包括肺部 X 线胸片、肺部 CT 等有助于分析呼吸衰竭的原因。

（四）心理—社会状况

呼吸衰竭的患者常因呼吸困难产生焦虑或恐惧反应。由于治疗的需要，患者可能需要接受气管插管或气管切开，进行机械通气，有可能加重焦虑情绪。他们可能害怕会永远依赖呼吸机。各种监测及治疗仪器也会加重患者的心理负担。

（五）治疗

1. 保持呼吸道通畅

呼吸道通畅是纠正缺氧和 CO_2 潴留的先决条件。

（1）清除呼吸道分泌物。

（2）缓解支气管痉挛：用支气管解痉药，必要时给予糖皮质激素以缓解支气管痉挛。

（3）建立人工气道：对于病情危重者，可采用经鼻或经口气管插管，或气管切开，建立人工气道，以方便吸痰和机械通气治疗。

2. 氧疗

急性呼吸衰竭患者应使 PaO_2 维持在接近正常范围；慢性缺氧患者吸入的氧浓度应使 PaO_2 在 60 mmHg 以上或 SaO_2 在 90% 以上；一般状态较差的患者应尽量使 PaO_2 在 80 mmHg 以上。常用的给氧法为经鼻导管、鼻塞、面罩、气管内机械给氧。对缺氧不伴 CO_2 潴留的患者，应给予高浓度吸氧（>35%），宜将吸入氧浓度控制在 50% 以内。缺氧伴明显 CO_2 潴留的氧疗原则为低浓度（<35%）持续给氧。

3. 机械通气

呼吸衰竭时应用机械通气的目的是改善通气，改善换气和减少呼吸功耗，同时要尽量避免和减少发生呼吸机相关肺损伤。

4. 病因治疗

对病因不明确者，应积极寻找。病因一旦明确，即应开始针对性治疗。对于病因无特效治疗方法者，可针对发病的各个环节合理采取措施。

5. 一般处理

应积极预防和治疗感染，纠正酸碱失衡和电解质紊乱，加强液体管理，保持血细胞比容在一定水平，营养支持及合理预防并发症的发生。

五、主要护理诊断/问题

1. 气体交换受损

与肺换气功能障碍有关。

2. 清理呼吸道无效

与呼吸道分泌物黏稠、积聚有关。

3. 有感染加重的危险

与长期使用呼吸机有关。

4. 有皮肤完整性受损的危险

与长期卧床有关。

5. 语言沟通障碍

与人工气道建立影响患者说话有关。

6. 营养失调：低于机体需要量

与摄入不足有关。

7. 恐惧情绪

与病情危重有关。

六、护理目标

（1）患者的缺氧和 CO_2 潴留症状得以改善，呼吸形态得以纠正。

（2）患者在住院期间呼吸道通畅，没有因痰液阻塞而发生窒息。

（3）患者住院期间感染未加重。

（4）卧床期间皮肤完整，无压疮。

（5）患者能认识到增加营养的重要性，并能接受医务人员的合理饮食建议。

（6）护士和患者能够应用图片、文字、手势等多种方式建立有效交流。

（7）可以和患者进行沟通，使患者的焦虑、恐惧心理减轻。

七、护理措施

（一）生活护理

（1）提供安静、整洁、舒适的环境。

（2）给予高蛋白、高热量、维生素含量丰富、易消化的饮食，少量多餐。

（3）控制探视人员，防止交叉感染。

（4）急性发作时，护理人员应保持镇静，减轻患者焦虑。缓解期患者进行活动，协助他们适应生活，根据身体情况，做到自我照顾和参加正常的社会活动。

（5）咳痰患者应加强口腔护理，保持口腔清洁。

（6）长期卧床患者预防压疮发生，及时更换体位及床单位，骨隆突部位予以按摩或以软枕垫起。

（二）治疗配合

1. 呼吸困难的护理

教会有效的咳嗽、咳痰方法，鼓励患者咳痰，每日饮水量在 1 500～2 000 mL，给予雾化吸入。对年老体弱、咳痰费力的患者，采取翻身、叩背排痰的方法。对意识不清及咳痰无力的患者，可经口或经鼻吸痰。

2. 氧疗的护理

不同的呼吸衰竭类型，给予不同的吸氧方式和氧浓度。Ⅰ型呼吸衰竭者，应提高氧浓度，一般可给予高浓度的氧（>50%），使 PaO_2 在 60 mmHg 以上或 SaO_2 在 90% 以上；Ⅱ型呼吸衰竭者，以低浓度持续给氧为原则，或以血气分析结果调节氧流量。给氧方法可用鼻导管、鼻塞或面罩等。应严密观察给氧效果，如果呼吸困难缓解，心率下降，发绀减轻，表示给氧有效；如若呼吸过缓，意识障碍加重，表示 CO_2 潴留加剧，应报告医师，并准备呼吸兴奋药和辅助呼吸等抢救物品。

3. 酸碱失衡和电解质紊乱的护理

呼吸性酸中毒为呼吸衰竭最基本和最常见的酸碱紊乱类型。以改善肺泡通气量为主，包括有效控制感染、祛痰平喘、合理用氧、正确使用呼吸兴奋药及机械通气来改善通气，促进 CO_2 排出。水和电解质紊乱以低钾血症、低钠血症、低氯血症最为常见。慢性呼吸衰竭因低盐饮食、水潴留、应用利尿药等易造成低钠血症，应注意预防。

（三）病情观察

（1）注意观察呼吸频率、节律、深度的变化。

（2）评估意识状况及神经精神症状，观察有无肺性脑病的表现。

（3）昏迷患者应评估瞳孔、肌张力、腱反射及病理反射。

（4）准确记录每小时出入量，尤其是尿量变化。合理安排输液速度。

（四）心理护理

呼吸衰竭的患者由于病情严重及经济上的困难往往容易产生焦虑、恐惧等消极心理，因此从护理上应该重视患者心理情绪的变化，积极采用语言及非语言的方式跟患者进行沟通，了解患者的心理及需求，提供必要的帮助。同时加强与患者家属的沟通，使家属能适应患者疾病带来的压力，能理解和支持患者，从而减轻患者的消极情绪，提高生命质量，延长生命时间。

（五）健康教育

（1）讲解疾病的康复知识。

（2）鼓励患者进行呼吸运动锻炼，教会有效咳嗽、咳痰技术，如缩唇呼吸、腹式呼吸、体位引流、拍背等方法。

（3）遵医嘱正确用药，熟悉药物的用法、剂量和注意事项等。

（4）教会家庭氧疗的方法，告知注意事项。

（5）指导患者制订合理的活动与休息计划，教会其减少氧耗量的活动与休息方法。

（6）增强体质，避免各种引起呼吸衰竭的诱因：①鼓励患者进行耐寒锻炼和呼吸功能锻炼，如用冷水洗脸等，以提高呼吸道抗感染的能力；②指导患者合理安排膳食，加强营养，达到改善体质的目的；③避免吸入刺激性气体，劝告吸烟患者戒烟；④避免劳累、情绪激动等不良因素刺激；⑤嘱患者减少去人群拥挤的地方，尽量避免与呼吸道感染者接触，减少感染的机会。

八、护理评价

（1）呼吸平稳，血气分析结果正常。

（2）患者住院期间感染得到有效控制。

（3）患者住院期间皮肤完好。

（4）患者及家属无焦虑情绪存在，能配合各种治疗。

（5）患者掌握呼吸运动及正确咳嗽方法。

（曹丽丽）

第五节　肺血栓栓塞症

肺栓塞（PE）是以各种栓子阻塞肺动脉系统为发病原因的一组疾病或临床综合征的总称，常见的栓子为血栓，少数为脂肪、羊水、空气等。肺血栓栓塞症（PTE）为来自静脉系统或右心的血栓阻塞肺动脉或其分支所致的疾病，主要临床特征为肺循环和呼吸功能障碍。PTE 为 PE 最常见的类型，通常所称的 PE 即指 PTE。

引起 PTE 的血栓主要来源于深静脉血栓形成（DVT）。DVT 与 PTE 实质上为一种疾病过程在不同部位、不同阶段的表现，两者合称为静脉血栓栓塞症（VTE）。

国外 PTE 发病率较高，病死率也高，未经治疗的 PTE 的病死率为 25%～30%，大面积 PTE 1 小时内死亡率高达 95%，是仅次于肿瘤和心血管病，威胁人类生命的第三大杀手。VTE 发病和临床表现隐匿、复杂，对 VTE 的漏诊率和误诊率普遍较高。虽然我国目前尚无准确的流行病学资料，但随着诊断意识和检查技术的提高，诊断例数已有显著增加。

一、病因与发病机制

1. 深静脉血栓形成引起肺栓塞

引起 PTE 的血栓可以来源于下腔静脉径路、上腔静脉径路或右心腔，其中大部分来源于下肢近端的深静脉，即腘静脉、股静脉、髂静脉。腘静脉血栓一般较细小，即使脱落也较少引起 PTE。只有当血栓发展到近端血管并脱落后，才易引起肺栓塞。任何可以导致静脉血液淤滞、静脉系统内皮损伤和血液高凝状态的因素均可引起深静脉血栓形成。深静脉血栓形成的高危因素如下。①获得性高危因素。例如高龄，肥胖，大于 4 天的长期卧床、制动，心脏疾病如房颤合并心力衰竭、动脉硬化等，手术特别是膝关节、髋关节、恶性肿瘤手术，妊娠和分娩。②遗传性高危因素。凝血因子 V 突变引起的蛋白 C 缺乏、蛋白 S 缺乏和抗凝血酶缺乏等造成血液的高凝状态。患者年龄一般在 40 岁以下，常以无明显诱因反复发生 DVT 和 PTE 为主要临床表现。

2. 非深静脉血栓形成引起肺栓塞

全身静脉血回流至肺，故肺血管床极易暴露于各种阻塞和有害因素中，除上述深静脉血栓形成外，其他栓子也可引起肺栓塞，包括脂肪栓塞（如下肢长骨骨折）、羊水栓塞、空气栓塞、寄生虫栓塞、感染病灶、肿瘤癌栓、毒品引起血管炎或继发血栓形成。

二、病理生理

肺动脉的血栓栓塞既可以是单一部位的，也可以是多部位的。病理检查发现多部位或双侧性的血栓栓塞更为常见。一般认为栓塞更易发生于右侧肺和下叶肺。发生栓塞后有可能在栓塞局部继发血栓形成，参与发病过程。PTE 所致病情的严重程度取决于栓子的性质及受累血管的大小和肺血管床阻塞的范围，栓子阻塞肺血管后释放的 5-羟色胺、组胺等介质引起的反应及患者原来的心肺功能状态。栓塞部位的肺血流减少，肺泡无效腔量增大，故 PTE 对呼吸的即刻影响是通气/血流比值增大。右心房压升高可引起功能性闭合的卵圆孔开放，产生心内右向左分流；神经体液因素可引起支气管痉挛。毛细血管通透性增高，间质和肺泡内液体增多或出血；栓塞部位肺泡表面活性物质分泌减少，肺泡萎陷，呼吸面积减小；肺顺应性下降，肺体积缩小并可出现肺不张；如累及胸膜，则可出现胸腔积液。以上因素导致通气/血流比例失调，出现低氧血症。

急性 PTE 造成肺动脉较广泛阻塞时，可引起肺动脉高压，出现急性肺源性心脏病，致右心功能不全，回心血量减少，静脉系统瘀血；右心室扩大致室间隔左移，使左心室功能受损，导致心排出量下降，进而可引起体循环低血压或休克；主动脉内低血压和右心房压升高，使冠状动脉灌注压下降，心肌血流减少，特别是心室内膜下心肌处于低灌注状态，加之 PTE 时心肌耗氧增加，可致心肌缺血，诱发心绞痛。

肺动脉发生栓塞后，若其支配区的肺组织因血流受阻或中断而发生坏死，称为肺梗死（PI）。由于肺组织接受肺动脉、支气管动脉和肺泡内气体弥散等多重氧供，PTE 中仅约不足 15% 发生 PI。

若急性 PTE 后肺动脉内血栓未完全溶解，或反复发生 PTE，则可能形成慢性血栓栓塞性肺动脉高压，继而出现慢性肺源性心脏病，右心代偿性肥厚和右心衰竭。

三、临床表现

（一）PTE 表现

1. 症状

常见症状如下。

（1）不明原因的呼吸困难及气促，尤以活动后明显，为 PTE 最多见的症状。

（2）胸痛，包括胸膜炎性胸痛或心绞痛样疼痛。

（3）晕厥，可为 PTE 的唯一或首发症状。

（4）烦躁不安、惊恐甚至濒死感。

（5）咯血，常为小量咯血，大咯血少见。

（6）咳嗽、心悸等。

不同患者可出现以上症状的不同组合，具有多样性和非特异性。临床上若同时出现呼吸困难、胸痛及咯血，称为 PTE "三联征"，但仅见于约 20% 的患者。大面积肺栓塞时可发生休克甚至猝死。

2. 体征

（1）呼吸系统体征：呼吸急促最常见，发绀，肺部有时可闻及哮鸣音和（或）细湿啰音，肺野偶可闻及血管杂音；合并肺不张和胸腔积液时出现相应的体征。

（2）循环系统体征：心率快，肺动脉瓣区第二心音亢进及收缩期杂音；三尖瓣反流性杂音；心包摩擦音或胸膜心包摩擦音；可有右心衰竭体征如颈静脉充盈、搏动、肝肿大伴压痛、肝颈反流征（+）等；血压变化，严重时可出现血压下降甚至休克。

（3）其他体征：可伴发热，多为低热，少数患者有 38 ℃以上的发热。

（二）DVT 表现

主要表现为患肢肿胀、周径增粗、疼痛或压痛、皮肤色素沉着，行走后患肢易疲劳或肿胀加重。但需注意，半数以上的下肢 DVT 患者无自觉症状和明显体征。应测量双侧下肢的周径来评价其差别。进行大、小腿周径的测量点分别为髌骨上缘以上 15 cm 处，髌骨下缘以下 10 cm 处。双侧相差>1 cm 即考虑有临床意义。

最有意义的体征是反映右心负荷增加的颈静脉充盈、搏动及 DVT 所致的肿胀、压痛、僵硬、色素沉着及浅静脉曲张等，一侧大腿或小腿周径较对侧大 1 cm 即有诊断价值。

四、治疗

1. 急救措施

（1）一般处理：对高度疑诊或确诊 PTE 的患者，应进行重症监护，绝对卧床 1~2 周。剧烈胸痛者给予适当镇静、止痛对症治疗。

（2）呼吸循环支持，防治休克。

1）氧疗：采用经鼻导管或面罩吸氧，必要时气管插管机械通气，以纠正低氧血症。避免做气管切开，以免溶栓或抗凝治疗引发局部大出血。

2）循环支持：对于出现右心功能不全但血压正常者，可使用多巴酚丁胺和多巴胺；若出现血压下降，可增大剂量或使用其他血管加压药物，如去甲肾上腺素等。扩容治疗会加重右心室扩大，减低心排出量，不建议使用。液体负荷量控制在 500 mL 以内。

2. 溶栓治疗

溶栓指征：大面积 PTE 有明显呼吸困难、胸痛、低氧血症等。对于次大面积 PTE，若无禁忌证可考虑溶栓，但存在争议。对于血压和右心室运动功能均正常的病例，不宜溶栓。溶栓的时间窗一般定为急性肺栓塞发病或复发 14 天内。症状出现 48 小时内溶栓获益最大，溶栓治疗开始越早，治疗效果越好。

绝对禁忌证：有活动性内出血和近期自发性颅内出血。

相对禁忌证：2 周内的大手术、分娩、器官活检或不能压迫止血部位的血管穿刺；2 个月内的缺血性脑卒中；10 天内的胃肠道出血；15 天内的严重创伤；1 个月内的神经外科或眼科手术；难以控制的重度高血压（收缩压>180 mmHg，舒张压>110 mmHg）；近期曾行心肺复苏；血小板计数<100×10^9/L；妊娠；细菌性心内膜炎；严重肝肾功能不全；糖尿病出血性视网膜病变等。对于致命性大面积 PTE，上述绝对禁忌证也应被视为相对禁忌证，文献提示低血压和缺氧即是 PTE 立即溶栓的指征。

常用的溶栓药物有尿激酶（UK）、链激酶（SK）和重组组织型纤溶酶原激活剂（rt-PA），三者溶栓效果相仿，临床可根据条件选用。

（1）UK：负荷量 4 400 IU/kg，静注 10 分钟，随后以 2 200 IU/（kg·h）持续静滴 12 小时。快速给药：按 2 万 IU/kg 剂量，持续静滴 2 小时。

（2）SK：负荷量 25 万 IU，静注 30 分钟，随后以 10 万 IU/h 持续静滴 24 小时。快速给药：150 万 IU，持续静滴 2 小时。链激酶具有抗原性，用药前需肌注苯海拉明或地塞米松，以防止过敏反应。链激酶 6 个月内不宜再次使用。

（3）rt-PA：推荐 rt-PA 50 mg 持续静注 2 小时为国人标准治疗方案。

使用 UK、SK 溶栓时无须同时使用肝素治疗；但以 rt-PA 溶栓，当 rt-PA 注射结束后，应继续使用肝素。

3. 抗凝治疗

抗凝为 PTE 和 DVT 的基本治疗方法，可以有效防止血栓再形成和复发，为机体发挥自身的纤溶机制溶解血栓创造条件。抗凝药物主要有非口服抗凝剂普通肝素（UFH）、低分子肝素（LMWH）、口服抗凝剂华法林。抗血小板药物阿司匹林或氯吡格雷的抗凝作用不能满足 PTE 或 DVT 的抗凝要求，不推荐使用。

临床疑诊 PTE 时，即可开始使用 UFH 或 LMWH 进行有效的抗凝治疗。用尿激酶或链激酶溶栓治疗后，应每 2～4 小时测定一次凝血酶原时间（PT）或活化部分凝血活酶时间（APTT），当其水平降至正常值的 2 倍时，即给予抗凝治疗。

UFH 给药时需根据 APTT 调整剂量，尽快使 APTT 达到并维持于正常值的 1.5～2.5 倍。LMWH 具有与 UFH 相同的抗凝效果。可根据体重给药，且无须监测 APTT 和调整剂量。UFH 或 LMWH 一般连用 5～10 天，直到临床情况平稳。使用肝素 1～3 天后加用口服抗凝剂华法林，初始剂量为 3.0～5.0 mg。当连续两天测定的国际标准化比率（INR）达到 2.5（2.0～3.0）时，或 PT 延长至正常值的 1.5～2.5 倍时，停止使用肝素，单独口服华法林治疗。根据 INR 或 PT 调节华法林的剂量。一般口服华法林的疗程至少为 3～6 个月。对复发性 VTE、并发肺心病或危险因素长期存在者，抗凝治疗的时间应延长至 12 个月或以上，甚至终身抗凝。

4. 其他治疗

如肺动脉血栓摘除术、肺动脉导管碎解和抽吸血栓，仅适用于经积极的内科治疗无效的紧急情况或存在溶栓和抗凝治疗绝对禁忌证患者。为防止下肢深静脉大块血栓再次脱落阻塞肺动脉，可考虑放置下腔静脉滤器。若阻塞部位处于手术可及的肺动脉近端，可考虑行肺动脉血栓内膜剥脱术。

五、护理

1. 一般护理

安置患者于监护室，监测呼吸、心率、血压、静脉压、心电图及动脉血气的变化。患者应绝对卧床休息。避免大幅度的动作及用手按揉下肢深静脉血栓形成处，翻身时动作要轻柔，以防止血栓脱落，栓塞其他部位。做好各项基础护理，预防并发症。摄入清淡、易消化的高维生素食物。保持大便通畅，避免用力，以免促进深静脉血栓脱落。大便干燥时可酌情给予通便药或做结肠灌洗。

2. 镇静、止痛、给氧

患者胸痛剧烈时遵医嘱给予镇静、止痛药，以减轻患者的痛苦，缓解患者的紧张程度。保持呼吸道通畅，根据血气分析和临床情况合理给氧，改善缺氧症状。床旁备用气管插管用物及呼吸机，便于患者出现呼吸衰竭时立即进行机械通气治疗。

3. 病情观察

密切观察患者的神志、血压、呼吸、脉搏、体温、尿量和皮肤色泽等，注意有无胸痛、晕厥、咯血及休克等现象。正确留取各项标本，观察动脉血气分析和各项实验室检查结果如血小板计数、凝血酶原时间（PT）或活化部分凝血活酶时间（APTT）、血浆纤维蛋白含量、3P试验等。

4. 心理护理

PTE患者多有紧张、焦虑、悲观的情绪，应减少不必要的刺激，给予相应的护理措施，如护理人员守护在患者床旁，允许家属陪伴，解释病情，满足患者所需等。鼓励患者配合治疗，树立战胜疾病的信心和勇气。

5. 溶栓及抗凝护理

（1）用药前护理。①溶栓前宜留置外周静脉套管针，以方便溶栓中取血监测，避免反复穿刺血管。②测定基础APTT、PT及血常规（含血小板计数、血红蛋白）等。③评估是否存在禁忌证，如活动性出血、凝血功能障碍、未予控制的严重高血压等。必要时应配血，做好输血准备。

（2）用药期间护理。

1）注意观察出血倾向。①溶栓治疗的主要并发症为出血，包括皮肤、黏膜及脏器的出血。最严重的是颅内出血，发生率为1%~2%。在用药过程中，观察患者有无头痛、呕吐、意识障碍等情况；观察皮肤、黏膜有无紫癜及穿刺点有无渗血；观察大小便的颜色，及时留取标本进行二便隐血检查。②肝素在使用的第1周每1~2天、第2周起每3~4天必须复查血小板计数一次，以发现肝素诱导的血小板减少症。若出现血小板迅速或持续降低达30%以上，或血小板计数<100×10⁹/L，应停用UFH。③华法林在治疗的前几周，有可能引起血管性紫癜，导致皮肤坏死。华法林所致出血可以用维生素K拮抗。

2）评估疗效：溶栓及抗凝后，根据医嘱定时采集血标本，对临床及相关辅助检查情况进行动态观察。

6. 健康教育

PTE的预防和早期识别极为重要，应做好本病的有关预防和发病表现的宣教。老年、体弱、久病卧床的患者，应注意加强腿部的活动，经常更换体位，抬高下肢，以减轻下肢血液的淤滞，预防下肢深静脉血栓形成。长途空中旅行、久坐或久站，或孕妇妊娠期内引起的下肢和脚部水肿、下肢静脉曲张，可采取非药物预防方法，如穿充气加压袜、使用间歇充气加压泵，以促进下肢静脉回流。已经开始抗凝药物治疗的患者应坚持长期应用抗凝药物并告诉患者注意观察出血倾向。当出现原因不明的气急、胸痛、咯血等表现时，应及时到医院诊治。

（陈　娟）

第六节　急性呼吸窘迫综合征

急性呼吸窘迫综合征（ARDS）是多种原因引起的急性呼吸衰竭。ARDS不是独立的疾病，是多种疾病的一种严重并发症。ARDS晚期多诱发或合并多脏器功能障碍综合征，甚至多脏器功能衰竭（MOF），病情凶险，预后恶劣，病死率高达50%~70%。

一、病因

休克、创伤、淹溺、严重感染、吸入有毒气体、药物过量、尿毒症、糖尿病酮症酸中毒、弥散性血管内凝血、体外循环等原因均可导致 ARDS。

二、临床表现

急性呼吸窘迫综合征通常发生于原发疾病或损伤起病后 24~48 小时以内。最初的症状为气促，伴有呼吸浅快，肺部可有湿啰音或哮鸣音。患者皮肤可见花斑状或青紫。随着病情进展，出现呼吸窘迫，吸气费力，发绀，烦躁不安，动脉血氧分压（PaO_2）明显降低、CO_2分压（$PaCO_2$）低。如病情继续恶化，呼吸窘迫和发绀继续加重，并出现酸中毒、MOF 甚至死亡。凡存在可能引起 ARDS 的各种基础疾病或诱因，一旦出现呼吸改变或血气异常，均应警惕有 ARDS 发生的可能。

三、治疗

治疗目标是改善换气功能，纠正缺氧，及时去除病因，控制原发病等。ARDS 治疗的关键在于对症治疗和病因治疗，包括氧疗、机械通气等呼吸支持治疗，输新鲜血、利尿维持适宜的血容量，根据病因早期应用肾上腺皮质激素，纠正酸碱和电解质平衡紊乱，营养支持及体位治疗。

四、护理

在救治 ARDS 过程中，精心护理是抢救成功的重要环节。护士应做到及早发现病情，迅速协助医生采取有力的抢救措施。密切观察患者生命体征，做好各项记录，准确完成各种治疗，备齐抢救器械和药品，防止机械通气和气管切开的并发症。

1. 护理目标

（1）及早发现 ARDS 的迹象，有效地协助抢救。维持生命体征稳定，挽救患者生命。

（2）做好人工气道的管理，维持患者最佳气体交换，改善低氧血症，减少机械通气的并发症。

（3）采取俯卧位通气护理，缓解肺部压迫，改善心脏灌注。

（4）积极预防感染等各种并发症，提高救治成功率。

（5）加强基础护理，增加患者舒适感。

（6）减轻患者心理不适，使其合作、平静。

2. 护理措施

（1）及早发现病情变化。ARDS 通常在疾病或严重损伤的最初 24~48 小时发生。首先出现呼吸困难，通常呼吸浅快。吸气时可存在肋间隙和胸骨上窝凹陷。皮肤可出现发绀和斑纹，吸氧不能使之改善。

护士发现上述情况要高度警惕，及时报告医生，进行动脉血气和胸部 X 线等相关检查。一旦诊断考虑 ARDS，立即积极治疗。若没有机械通气的相应措施，应尽早转至有条件的医院。患者转运过程中应有专职医生和护士陪同，并准备必要的抢救设备，氧气必不可少。若有指征行机械通气治疗，可以先行气管插管后转运。

（2）迅速连接监测仪，密切监护心率、心律、血压等生命体征，尤其是呼吸的频率、节律、深度及血氧饱和度等。观察患者意识、发绀情况、末梢温度等。注意有无呕血、黑便等消化道出血的表现。

（3）氧疗和机械通气的护理。治疗 ARDS 最紧迫的问题在于纠正顽固性低氧，改善呼吸困难，为治疗基础疾病赢得时间。需要对患者实施氧疗甚至机械通气。

严密监测患者呼吸情况及缺氧症状。若单纯面罩吸氧不能维持满意的血氧饱和度，应予辅助通气。首先可尝试采用经面罩持续气道正压吸氧等无创通气，但大多需要机械通气吸入氧气。遵医嘱给予高浓度氧气吸入或使用呼气末正压通气（PEEP）并根据动脉血气分析值的变化调节氧浓度。

使用 PEEP 时应严密观察，防止患者出现气压伤。PEEP 是在呼气终末时给予气道以一恒定正压使之不能回复到大气压的水平。可以增加肺泡内压和功能残气量，改善氧合，防止呼气使肺泡萎陷，增加气体分布和交换，减少肺内分流，从而提高 PaO_2。由于 PEEP 使胸腔内压升高，静脉回流受阻，致心搏减少、血压下降，严重时可引起循环衰竭。另外，正压过高，肺泡过度膨胀、破裂有导致气胸的危险。所以在监护过程中，注意 PEEP 观察有无心率增快、突然胸痛、呼吸困难加重等相关症状，发现异常立即调节 PEEP 压力并报告医生处理。

帮助患者采取有利于呼吸的体位，如端坐位或高枕卧位。

人工气道的管理有以下 4 方面。

1）妥善固定气管插管，观察气道是否通畅，定时对比听诊双肺呼吸音。经口插管者要固定好牙垫，防止阻塞气道。每班检查并记录导管刻度，观察有无脱出或误入一侧主支气管。套管固定松紧适宜，以能放入一指为准。

2）气囊充气适量。充气过少易产生漏气，充气过多可压迫气管黏膜导致气管食管瘘，可以采用最小漏气技术，用来减少并发症发生。方法：用 10 mL 注射器将气体缓慢注入，直至在喉及气管部位听不到漏气声，每次向外抽出气体 0.25~0.5 mL，至吸气压力到达峰值时出现少量漏气为止。再注入 0.25~0.5 mL 气体，此时气囊容积为最小封闭容积，气囊压力为最小封闭压力，记录注气量。观察呼吸机上气道峰压是否下降及患者能否发音说话，长期机械通气患者要观察气囊有无破损、漏气现象。

3）保持气道通畅。严格无菌操作，按需适时吸痰。过多反复抽吸会刺激黏膜，使分泌物增加。先吸气道再吸口腔、鼻腔，吸痰前给予充分气道湿化、翻身叩背、吸纯氧 3 分钟，吸痰管最大外径不超过气管导管内径的 1/2，迅速插吸痰管至气管插管，感到阻力后撤回吸痰管 1~2 cm，打开负压边后退边旋转吸痰管，吸痰时间不应超过 15 秒。吸痰后密切观察痰液的颜色、性状、量及患者心率、心律、血压和血氧饱和度的变化，一旦出现心律失常和呼吸窘迫，立即停止吸痰，给予吸氧。

4）用加温湿化器对吸入气体进行湿化，根据病情需要加入盐酸氨溴索、异丙托溴铵等，每日 3 次雾化吸入。湿化满意标准为痰液稀薄、无泡沫、不附壁，能顺利吸出。

呼吸机使用过程中注意电源插头要牢固，不要与其他仪器共用一个插座；机器外部要保持清洁，上端不可放置液体；开机使用期间定时倒掉管道及集水瓶内的积水，集水瓶安装要牢固；定时检查管道是否漏气、有无打折、压缩机工作是否正常。

（4）维持有效循环，维持出入量轻度负平衡。循环支持治疗的目的是恢复和提供充分的全身灌注，保证组织的灌流和氧供，促进受损组织的恢复，在能保持酸碱平衡和肾功能前提下达到最低水平的血管内容量。①护士应迅速帮助完成该治疗目标。选择大血管，建立2个以上的静脉通道，正确补液，改善循环血容量不足。②严格记录出入量及每小时尿量。出入量管理的目标是在保证血容量、血压稳定前提下，24小时出量大于入量500~1 000 mL，利于肺内水肿液的消退。充分补充血容量后，护士遵医嘱给予利尿剂，消除肺水肿。观察患者对治疗的反应。

（5）俯卧位通气护理。由仰卧位改变为俯卧位，可使75%ARDS患者的氧合改善。可能与血流重新分布，改善背侧肺泡的通气，使部分萎陷肺泡再膨胀达到"开放肺"的效果有关。随着通气/血流比例的改善进而改善了氧合。但存在血流动力学不稳定，颅内压升高、脊柱外伤、急性出血、骨科手术、近期腹部手术、妊娠等禁忌实施俯卧位。①患者发病24~36小时后取俯卧位，翻身前给予纯氧吸入3分钟。预留足够的管路长度，注意防止气管插管过度牵拉致脱出。②为减少特殊体位给患者带来的不适，用软枕垫高头部15°~30°，嘱患者双手放在枕上，并在髋、膝、踝部放软枕，每1~2小时更换1次软枕的位置，每4小时更换1次体位，同时考虑患者的耐受程度。③注意血压变化，因俯卧位时支撑物放置不当可使腹压增加，下腔静脉回流受阻而引起低血压，必要时在翻身前提高吸氧浓度。④注意安全，防止坠床。

（6）预防感染的护理。①注意严格无菌操作，每日更换气管插管切口敷料，保持局部清洁干燥，预防或消除继发感染。②加强口腔及皮肤护理，以防护理不当而加重呼吸道感染及发生压疮。③密切观察体温变化，注意呼吸道分泌物的情况。

（7）心理护理，减轻恐惧，增加心理舒适度。①评估患者的焦虑程度，指导患者学会自我调整心理状态，调控不良情绪。主动向患者介绍环境，解释治疗原则，解释机械通气、监测及呼吸机的报警系统，尽量消除患者的紧张感。②耐心向患者解释病情，对患者提出的问题要给予明确、有效和积极的信息，消除心理紧张和顾虑。③护理患者时保持冷静和耐心，表现出自信和镇静。④如果患者由于呼吸困难或人工通气不能讲话，可提供纸笔或以手势与患者交流。⑤加强巡视，了解患者的需要，帮助患者解决问题。⑥帮助并指导患者及家属应用松弛疗法、按摩等。

（8）营养护理。ARDS患者处于高代谢状态，应及时补充热量和高蛋白、高脂肪营养物质。能量的摄取既应满足代谢的需要，又应避免糖类摄取过多，蛋白摄取量一般为每天1.2~1.5 g/kg。

尽早采用肠内营养，协助患者取半卧位，充盈气囊，证实胃管在胃内后，用加温器和输液泵匀速泵入营养液。若有肠鸣音消失或胃潴留，暂停鼻饲，给予胃肠减压。一般留置5~7天后拔除，更换到对侧鼻孔，以减少鼻窦炎的发生。

五、健康教育

在疾病的不同阶段，根据患者的文化程度做好有关知识的宣传和教育，让患者了解病情的变化过程。

（1）提供舒适安静的环境以利于患者休息，指导患者正确卧位休息，讲解由仰卧位改变为俯卧位的意义，尽可能减少特殊体位给患者带来的不适。

（2）向患者解释咳嗽、咳痰的重要性，指导患者掌握有效咳痰的方法，鼓励并协助患者咳嗽，排痰。

（3）指导患者自己观察病情变化，如有不适及时通知医护人员。

（4）嘱患者严格按医嘱用药，按时服药，不要随意增减药物剂量及种类。服药过程中，需密切观察患者用药后反应，以指导用药剂量。

（5）出院指导。指导患者出院后仍以休息为主，活动量要循序渐进，注意劳逸结合。此外，患者病后生活方式的改变需要家人的积极配合和支持，应指导患者家属给患者创造一个良好的身心休养环境。出院后 1 个月内复查 1~2 次，出现情况随时复查。

（聂　颖）

第三章

心血管内科疾病的护理

第一节 心力衰竭

一、概述

心力衰竭是由于各种心脏疾病导致心功能不全的临床综合征。心力衰竭通常伴有肺循环和（或）体循环充血，故又称充血性心力衰竭。

心功能不全分为无症状和有症状两个阶段，无症状阶段是有心室功能障碍的客观指标如射血分数降低，但无充血性心力衰竭的临床症状，如果不积极治疗，将会发展为有症状心功能不全。

（一）临床分类

1. 根据发展速度分类

按其发展速度可分为急性和慢性两种，以慢性居多。急性心力衰竭常因急性的严重心肌损害或突然心脏负荷加重，使心排血量在短时间内急剧下降，甚至丧失排血功能。临床以急性左侧心力衰竭为常见，表现为急性肺水肿、心源性休克。

慢性心力衰竭病程中常有代偿性心脏扩大、心肌肥厚和其他代偿机制参与的缓慢的发展过程。

2. 根据发生部位分类

按心力衰竭发生的部位可分为左侧心力衰竭、右侧心力衰竭和全心衰竭。左侧心力衰竭（简称左心衰竭）临床上较常见，是指左心室代偿功能不全而发生的，以肺循环瘀血为特征的心力衰竭。

右侧心力衰竭（简称右心衰竭）是以体循环血为主要特征的心力衰竭，临床上多见于肺源性心脏病、先天性心脏病、高血压、冠心病等。

全心衰竭常是左心衰竭使肺动脉压力增高，加重右心负荷，长此以往，右心功能下降、衰竭，即表现出全心衰竭症状。

3. 根据功能障碍分类

心力衰竭按有无舒缩功能障碍又可分为收缩性和舒张性心力衰竭。收缩性心力衰竭是指心肌收缩力下降，心排血量不能满足机体代谢的需要，器官、组织血液灌注不足，同时出现肺循环和（或）体循环瘀血表现。

舒张性心力衰竭见于心肌收缩力没有明显降低，可使心排血量正常维持，心室舒张功能障碍以致左心室充盈压增高，使肺静脉回流受阻，而导致肺循环瘀血。

（二）分期

心力衰竭的分期可以从临床上判断心力衰竭的不同时期，从预防着手，在疾病源头上给予干预，减少和延缓心力衰竭的发生，减少心力衰竭的发展和死亡。心力衰竭一般分为四期。

A 期：心力衰竭高危期，无器质性心脏病或心力衰竭症状，如患者有高血压、代谢综合征、心绞痛，服用心肌毒性药物等，均可发展为心力衰竭的高危因素。

B 期：有器质性心脏病如心脏扩大、心肌肥厚、射血分数降低，但无心力衰竭症状。

C 期：有器质性心脏病，病程中有过心力衰竭的症状。

D 期：需要特殊干预治疗的难治性心力衰竭。

心力衰竭的分期在病程中是不能逆转的，只能停留在某一期或向前发展，只有在 A 期对高危因素进行有效治疗，才能减少发生心力衰竭；在 B 期进行有效干预，可以延缓发展到有临床症状的心力衰竭。

（三）心功能分级

1. 根据患者主观症状和活动能力，心功能分为 4 级

Ⅰ级：患者表现为体力活动不受限制，一般活动不出现疲乏、心悸、心绞痛或呼吸困难等症状。

Ⅱ级：患者表现为体力活动轻度受限制，休息时无自觉症状，但日常活动可引起气急、心悸、心绞痛或呼吸困难等症状。

Ⅲ级：患者表现为体力活动明显受限制，稍事活动可有气急、心悸等症状，有脏器轻度瘀血体征。

Ⅳ级：患者表现为体力活动重度受限制，休息时也有气急、心悸等症状，体力活动后加重，有脏器重度瘀血体征。

此分级方法多年来在临床应用，优点是简便易行，缺点是仅凭患者主观感觉，常有患者症状与客观检查有差距，患者个体之间差异比较大。

2. 根据客观评价指标，心功能分为 A、B、C、D 级

A 级：无心血管疾病的客观依据。

B 级：有轻度心血管疾病的客观依据。

C 级：有中度心血管疾病的客观依据。

D 级：有重度心血管疾病的客观依据。

此分级方法对于轻、中、重度的标准没有具体的规定，需要临床医师主观判断。但结合第一个根据患者主观症状和活动能力进行分级的方案，是能弥补第一分级方案的主观症状与客观指标分离情况的。如患者心脏超声检查提示轻度主动脉瓣狭窄，但没有体力活动受限制的情况，联合分级定为Ⅰ级 B。又如患者体力活动时有心悸、气急症状，但休息时症状缓解，心脏超声检查提示左心室射血分数（LVEF）为<35%，联合分级定为Ⅱ级 C。

3. 根据 6 分钟步行试验分度

要求患者 6 分钟之内在平直走廊尽可能快地行走，测定其所步行的距离，若 6 分钟步行

距离<150 m，表明为重度心功能不全，150～425 m 为中度心动能不全，426～550 m 为轻度心功能不全。

此试验简单易行、安全、方便，用于评定慢性心力衰竭患者的运动耐力，评价心脏储备能力，也常用于评价心力衰竭治疗的效果。

二、慢性心力衰竭

慢性心力衰竭是多数心血管疾病的终末阶段，也是主要的死亡原因。心力衰竭是一种复杂的临床综合征，特定的症状是呼吸困难和乏力，特定的体征是水肿，这些情况可造成器官功能障碍，影响生活质量。主要表现为心脏收缩功能障碍的主要指标左心室射血分数下降，一般<40%；而心脏舒张功能障碍的患者左心室射血分数相对正常，通常心脏无明显扩大，但有心室充盈指标受损。

我国引起慢性心力衰竭的基础心脏病的构成比与过去有所不同，过去以风湿性心脏病为主，近年来其所占比例趋于下降，而冠心病、高血压的所占比例明显上升。

（一）病因与发病机制

1. 病因

各种原因引起的心肌、心瓣膜、心包或冠状动脉、大血管的结构损害，导致心脏容量负荷或压力负荷过重均可造成慢性心力衰竭。

冠心病、高血压、瓣膜病和扩张性心肌病是主要的病因；心肌炎、肾炎、先天性心脏病是较常见的病因；而心包疾病、贫血、甲状腺功能亢进与减退症、脚气病、心房黏液瘤、动静脉瘘、心脏肿瘤和结缔组织病、高原病及少见的内分泌病等，是比较少见而易被忽视的病因。

2. 诱因

（1）感染：感染是最主要的诱因，最常见的呼吸道感染，其次是风湿热，在幼儿患者中风湿热则占首位。女性患者泌尿系统感染的诱发也常见，感染性心内膜炎、全身感染均是诱发因素。

（2）心律失常：特别是快速心律失常，如房颤等。

（3）生理、心理压力过大：如劳累过度、情绪激动、精神紧张。

（4）血容量增加：液体摄入过多过快、高钠饮食。

（5）妊娠与分娩。

（6）其他：大量失血、贫血，各种原因引起的水、电解质、酸碱平衡紊乱，某些药物应用不当等。

3. 发病机制

慢性心力衰竭的发病机制是很复杂的过程，心脏功能大致经过代偿期和失代偿期。

（1）代偿期：心脏受损初始引起机体短期的适应性和代偿性反应，启动了 Frank-Starling 机制，增加心脏的前负荷，使回心血量增加，心室舒张末容积增加，心室扩大，心肌收缩力增强，而维持心排血量的基本正常或相对正常。

机体的适应性和代偿性反应，激活交感神经—体液系统，交感神经兴奋性增强，增强心肌收缩力并提高心率，以增加心排血量，但同时机体周围血管收缩，增加了心脏后负荷，心肌增厚，心率加快，心肌耗氧量加大。

心脏功能下降，心排血量降低、肾素—血管紧张素—醛固酮系统也被激活，代偿性增加血管阻力和潴留水、钠，以维持灌注压；交感神经兴奋性增加，同时激活神经内分泌细胞因子如心钠素、血管升压素、缓激肽等，参与调节血管舒缩，排钠利尿，对抗由于交感神经兴奋和肾素—血管紧张素—醛固酮系统激活造成的水钠潴留效应。在多因素作用下共同维持机体血压稳定，保证了重要脏器的灌注。

（2）失代偿期：长期、持续的交感神经和肾素—血管紧张素—醛固酮系统高兴奋性，多种内源性的神经激素和细胞因子的激活与失衡，又造成继发心肌损害，持续性心脏扩大、心肌肥厚，使心肌耗氧量增加，加重心肌的损伤。神经内分泌系统活性不断增加，加重血流动力学紊乱，损伤心肌细胞，导致心排血量不足，出现心力衰竭症状。

（3）心室重构：所谓的心室重构，就是在心脏扩大、心肌肥厚的过程中，心肌细胞、胞外基质、胶原纤维网等均有相应变化，左心室结构、形态、容积和功能发生一系列变化。研究表明，心力衰竭发生发展的基本机制就是心室重构。由于基础病的不同，进展情况不同和各种代偿机制的复杂作用，有些患者心脏扩大、肥厚已很明显，但临床可无心力衰竭表现。但如基础病病因不能除，随着时间的推移，心室重构的病理变化可不断发展，心力衰竭必然会出现。

从代偿到失代偿，除了因为代偿能力限度、代偿机制中的负面作用外，心肌细胞的能量供应和利用障碍，导致心肌细胞坏死、纤维化也是重要因素。

心肌细胞的减少使心肌收缩力下降，又因纤维化的增加使心室的顺应性下降，心室重构更趋明显，最终导致不可逆的心肌损害和心力衰竭。

（二）临床表现

慢性心力衰竭早期可以无症状或仅出现心动过速、面色苍白、出汗、疲乏和活动耐力减低症状等。

1. 左侧心力衰竭

（1）症状。

1）呼吸困难：劳力性呼吸困难是最早出现的呼吸困难症状，因为体力活动会使回心血量增加，左心房压力升高，肺瘀血加重。开始仅剧烈活动或体力劳动后出现症状，休息后缓解，随着肺瘀血加重，逐渐发展到更轻活动后，甚至休息时，也出现呼吸困难。

夜间阵发性呼吸困难是左侧心力衰竭早期最典型的表现，又称为"心源性哮喘"。是由于平卧血液重新分布使肺血量增加，夜间迷走神经张力增加，小支气管收缩，膈肌位高，肺活量减少所致。典型表现是患者熟睡 1~2 小时，突然憋气而惊醒，被迫坐起，同时伴有咳嗽、咳泡沫痰和（或）哮鸣性呼吸音。多数患者端坐休息后可自行缓解，次日白天无异常感觉。严重者可持续发作，甚至发生急性肺水肿。

端坐呼吸多在病程晚期出现，是肺瘀血达到一定程度，平卧回心血量增多，膈肌上抬，呼吸更困难，必须采用高枕卧位、半卧位，甚至坐位，才可减轻呼吸困难。最严重的患者即使端坐床边，下肢下垂，上身前倾，仍不能缓解呼吸困难。

2）咳嗽、咳痰、咯血：咳嗽、咳痰早期即可出现，是肺泡和支气管黏膜瘀血所致，多发生在夜间，直立位或坐位症状减轻。咳白色浆液性泡沫样痰为其特点，偶见痰中带有血丝。如发生急性肺水肿，则咳大量粉红色泡沫痰。

3）其他症状：有倦怠、乏力、心悸、头晕、失眠、嗜睡、烦躁等症状，重者可有少尿，是与心排血量低下，组织、器官灌注不足有关的表现。

（2）体征。

1）慢性左侧心力衰竭可有心脏扩大，心尖冲动向左下移位。心率加快、第一心音减弱、心尖区舒张期奔马律最有诊断价值。部分患者可出现交替脉，是左侧心力衰竭的特征性体征。

2）肺部可闻及湿啰音，急性肺水肿时可出现哮鸣音。

2. 右侧心力衰竭

（1）症状：主要表现为体循环静脉瘀血。消化道症状如食欲缺乏、恶心、呕吐、水肿、腹胀、肝区胀痛等为右侧心力衰竭的常见症状。

劳力性呼吸困难也是右侧心力衰竭的常见症状。

（2）体征。

1）水肿：早期在身体的下垂部位和组织疏松部位，出现凹陷性水肿，为对称性。重者可出现全身水肿，并伴有胸腔积液、腹水和阴囊水肿。胸腔积液是因体静脉压力增高所致，胸腔静脉有一部分回流到肺静脉，所以胸腔积液更多见于全心衰竭时，以双侧为多见。

2）颈静脉怒张：颈静脉怒张是右侧心力衰竭的主要体征，其程度与静脉压升高的程度呈正相关。压迫患者的腹部或肝，回心血量增加而使颈静脉怒张更明显，称为肝颈静脉回流征阳性，肝颈静脉回流征阳性是右侧心力衰竭的特征性表现。

3）肝肿大和压痛：可出现肝肿大和压痛。持续慢性右侧心力衰竭可发展为心源性肝硬化，晚期肝脏压痛不明显，但伴有黄疸、肝功能损害和腹水。

4）发绀：发绀是由于供血不足，组织摄取血氧相对增加，静脉血氧降低所致。表现为面部毛细血管扩张、发绀、色素沉着。

3. 全心衰竭

右侧心力衰竭继发于左侧心力衰竭而形成全心衰竭，但当右侧心力衰竭后，肺瘀血的临床表现减轻。扩张型心肌病等表现左、右心同时衰竭者，肺瘀血症状都不严重，左侧心力衰竭的表现主要是心排血量减少的相关症状和体征。

（三）辅助检查

1. X线检查

（1）心影的大小、形态可为病因诊断提供重要依据，根据心脏扩大的程度和动态改变，间接反映心功能状态。

（2）肺门血管影增强是早期肺静脉压增高的主要表现；肺动脉压力增高可见右下肺动脉增宽；肺间质水肿可使肺野模糊；Kerley B 线是在肺野外侧清晰可见的水平线状影，是肺小叶间隔内积液的表现，是慢性肺瘀血的特征性表现。

2. 超声心动图检查

超声心动图比 X 线检查更能准确地提供各心腔大小变化及心瓣膜结构情况。左心室射血分数（LVEF值）可反映心脏收缩功能，正常左心室射血分数>50%，左心室射血分数≤40%为收缩期心力衰竭诊断标准。

多普勒超声是临床上最实用的判断心室舒张功能的方法，E 峰是心动周期的心室舒张早期心室充盈速度的最大值，A 峰是心室舒张末期心室充盈的最大值，正常人 E/A 的比值不小于1.2，中青年应更大。

3. 有创性血流动力学检查

此检查常用于重症心力衰竭患者，可直接反映左心功能。

4. 放射性核素检查

帮助判断心室腔大小，反映左心室射血分数和左心室最大充盈速率。

（四）治疗

1. 病因治疗

（1）基本病因治疗：对有损心肌的疾病应早期进行有效治疗，如高血压、冠心病、糖尿病、代谢综合征等；心血管畸形、心脏瓣膜病力争在发生心脏衰竭之前进行介入或外科手术治疗；对于一些病因不明的疾病也应早期干预如原发性扩张型心肌病，以延缓心室重构。

（2）诱因治疗：积极消除诱因，最常见的诱因是感染，特别是呼吸道感染，积极应用有针对性的抗生素控制感染。心律失常特别是房颤是引起心力衰竭的常见诱因，对于快速房颤要积极控制心室率，及时复律。纠正贫血、控制高血压等均可防止心力衰竭发生和（或）加重。

2. 一般治疗

减轻心脏负担，限制体力活动，避免劳累和精神紧张。低钠饮食，少食多餐，限制饮水量。给予持续氧气吸入，流量 2~4 L/min。

3. 利尿药

利尿药是治疗心力衰竭的常用药物，通过排钠排水减轻水肿、减轻心脏负荷、缓解瘀血症状。原则上应长期应用，但在水肿消失后应以最小剂量维持，如氢氯噻嗪 25 mg，隔日 1 次。常用利尿药有排钾利尿药如氢氯噻嗪等；袢利尿药如呋塞米、布美他尼（丁脲胺）等；保钾利尿药如螺内酯、氨苯蝶啶等。排钾利尿药主要不良反应是可引起低血钾，应补充氯化钾或与保钾利尿药同用。噻嗪类利尿药可抑制尿酸排泄，引起高尿酸血症，大剂量长期应用可影响胆固醇及糖的代谢，应严密监测。

4. 肾素—血管紧张素—醛固酮系统抑制药

（1）血管紧张素转化酶（ACE）抑制药的应用：ACE 抑制药扩张血管，改善瘀血症状，更重要的是降低心力衰竭患者代偿性神经—体液的不利影响，限制心肌、血管重构，维护心肌功能，推迟心力衰竭的进展，降低远期病死率。

1）用法：常用 ACE 抑制药如卡托普利 12.5~25 mg，每天 2 次，培哚普利 2~4 mg，每天 1 次，贝那普利对有早期肾功能损害患者较适用，使用量是 5~10 mg，每天 1 次。临床应用一定要从小剂量开始，逐渐加量。

2）ACE 抑制药的不良反应有低血压、肾功能一过性恶化、高血钾、干咳等。

3）ACE 抑制药的禁忌证有无尿性肾衰竭、肾动脉狭窄、血肌酐升高 ≥225 μmol/L、高血压、低血压、妊娠、哺乳期妇女及对此药过敏者。

（2）血管紧张素受体阻滞药（ARBBs）的应用：ARBBs 在阻断肾素—血管紧张素系统作用方面与 ACE 抑制药相同，但缺少对缓激肽的降解抑制作用。当患者应用 ACE 抑制药出现干咳不能耐受，可应用 ARBBs 类药，常用 ARBBs 如坎地沙坦、氯沙坦、缬沙坦等。

ARBBs 类药的用药注意事项、不良反应除干咳以外，其他均与 ACE 抑制药相同。

（3）醛固酮拮抗药的应用：研究证明螺内酯 20 mg，每天 1~2 次小剂量应用，可以阻断醛固酮效应，延缓心肌、血管重构，改善慢性心力衰竭的远期效果。

注意事项：中重度心力衰竭患者应用时，需注意血钾的监测；肾功能不全、血肌酐异常、高血钾及应用胰岛素的糖尿病患者不宜使用。

5. β受体阻滞药

β受体阻滞药可对抗交感神经激活，阻断交感神经激活后各种有害影响。临床应用其疗效常在用药后2~3个月才出现，但明显提高运动耐力，改善心力衰竭预后，降低病死率。

β受体阻滞药具有负性肌力作用，临床中应慎重选用，应用药物应从小剂量开始，如美托洛尔12.5 mg，每天1次；比索洛尔1.25 mg，每天1次；卡维地洛6.25 mg，每天1次，逐渐加量，适量维持。

注意事项：用药应在心力衰竭稳定、无体液潴留情况下，小剂量开始应用。

患有支气管痉挛性疾病、心动过缓、二度以上包括二度房室传导阻滞的患者禁用。

6. 正性肌力药物

是治疗心力衰竭的主要药物，适用于治疗以收缩功能异常为特征的心力衰竭，尤其对心腔扩大引起的低心排血量心力衰竭，伴快速心律失常的患者作用最佳。

（1）洋地黄类药物：是临床最常用的强心药物，具有正性肌力和减慢心率作用，在增加心肌收缩力的同时，不增加心肌耗氧量。

1）适应证：充血性心力衰竭，尤其伴有心房颤动和心室率增快的心力衰竭是最好的使用指征，对心房颤动、心房扑动和室上性心动过速均有效。

2）禁忌证：严重房室传导阻滞、肥厚性梗阻型心肌病、急性心肌梗死24小时内不宜使用。洋地黄中毒或过量者为绝对禁忌证。

3）用法：地高辛为口服制剂，维持量法，0.25 mg，每天1次。此药口服后2~3小时血药浓度达高峰，4~8小时获最大效应，半衰期为1.6天，连续口服7天后血浆浓度可达稳态。适用于中度心力衰竭的维持治疗。

毛花苷C为静脉注射制剂，注射后10分钟起效，1~2小时达高峰，每次0.2~0.4 mg，稀释后静脉注射，24小时总量0.8~1.2 mg。适用于急性心力衰竭或慢性心力衰竭加重时，尤其适用于心力衰竭伴快速心房颤动者。

4）毒性反应：药物的治疗剂量和中毒剂量接近，易发生中毒。易导致洋地黄中毒的情况主要有急性心肌梗死、急性心肌炎引起的心肌损害、低血钾、严重缺氧、肾衰竭等。

常见毒性反应有：胃肠道表现如恶心、呕吐；神经系统表现如视物模糊、黄视、绿视；心血管系统表现多为各种心律失常，也是洋地黄中毒最重要的表现，最常见的心律失常是室性期前收缩，多呈二联律。快速房性心律失常伴有传导阻滞是洋地黄中毒特征性的表现。

（2）β受体兴奋药：临床通常短期应用治疗重症心力衰竭，常用静脉滴注多巴酚丁胺、多巴胺，适用于急性心肌梗死伴心力衰竭的患者。小剂量多巴胺2~5 μg/（kg·min）能扩张肾动脉，增加肾血流量和排钠利尿，从而用于充血性心力衰竭的治疗。

（五）护理

1. 环境与心理护理

保持环境安静、舒适，空气流通；限制探视，减少精神刺激；注意患者情绪变化，做好心理护理，要求患者家属给予患者心理支持和治疗协助，使患者心情放松、情绪稳定，减少机体耗氧量。

2. 休息与活动

心功能 I 级：不限制一般的体力活动，但避免剧烈运动和重体力劳动。心功能 II 级：可适当进行轻体力工作和家务劳动，强调下午多休息。心功能 III 级：日常生活可以自理或在他人协助下自理，严格限制一般的体力活动。心功能 IV 级：绝对卧床休息，生活需要他人照顾，可在床上做肢体被动运动和翻身，逐步过渡到坐床边或下床活动。当病情好转后，鼓励患者尽早做适量的活动，防止因长期卧床导致的静脉血栓、肺栓塞、便秘和压疮的发生。在活动中要监测有无呼吸困难、胸痛、心悸、疲劳等症状，如有不适应停止活动，并以此作为限制最大活动量的指征。

3. 病情观察

（1）观察水肿情况：注意观察水肿的消长情况，每日测量并记录体重，准确记录液体出入量。

（2）保持呼吸道通畅：监测患者呼吸困难的程度、发绀情况、肺部啰音的变化以及血气分析和血氧饱和度等变化，根据缺氧的轻重程度调节氧流量和吸氧方式。

（3）注意水、电解质变化及酸碱平衡情况：低钾血症可出现乏力、腹胀、心悸，心电图出现 u 波增高及心律失常，并可诱发洋地黄中毒。少数因肾功能减退，补钾过多而致高血钾，严重者可引起心搏骤停。低钠血症表现为乏力、食欲缺乏、恶心、呕吐、嗜睡等症状。如出现上述症状，及时通报医师给予检查、纠正。

4. 保持排便通畅

患者常因精神因素使规律性排便活动受抑制，排便习惯改变，加之胃肠道瘀血、进食减少、卧床过久影响肠蠕动，易致便秘。应帮助患者训练床上排便习惯，同时饮食中增加膳食纤维，如发生便秘，应用小剂量缓泻药和润肠药，病情许可时扶患者坐起使用便器，并注意观察患者的心率、反应，以防发生意外。

5. 输液护理

根据患者液体出入情况及用药要求，控制输液量和速度，以防诱发急性肺水肿。

6. 饮食护理

给予高蛋白、高维生素的易消化清淡饮食，注意补充营养。少量多餐，避免过饱。限制水、钠摄入，每日食盐摄入量少于 5 g，服利尿药者可适当放宽。

7. 用药护理

（1）使用利尿药的护理：遵医嘱正确使用利尿药，并注意有关不良反应的观察和预防。监测血钾及有无乏力、腹胀、肠鸣音减弱等低钾血症的表现，同时多补充含钾丰富的食物，必要时遵医嘱补充钾盐。口服补钾宜在饭后或将水剂与果汁同饮；静脉补钾时每 500 mL 液体中氯化钾含量不宜超过 1.5 g。

应用保钾利尿药需注意有无胃肠道反应、嗜睡、乏力、皮疹、高血钾等不良反应。

利尿药的应用时间选择早晨或日间为宜，避免夜间排尿过频而影响患者休息。

（2）使用洋地黄类药物的护理。

1）给药要求：严格遵医嘱给药，发药前要测量患者脉搏 1 分钟，当脉搏<60 次/分或节律不规则时，应暂停服药并通知医生。静脉给药时务必稀释后缓慢静脉注射，并同时监测心率、心律及心电图变化。

2）遵守用药禁忌：注意不与奎尼丁、普罗帕酮（心律平）、维拉帕米（异搏定）、钙剂、胺碘酮等药物合用，以免降低洋地黄类药物肾排泄率，增加药物毒性。

3）用药后观察：应严密观察患者用药后毒性反应，监测血清地高辛浓度。

4）毒性反应的处理：立即停用洋地黄类药；停用排钾利尿药；积极补充钾盐；快速纠正心律失常，血钾低者快速补钾，不低的可应用利多卡因等治疗，但一般禁用电复律，防止发生室颤。对缓慢心律失常，可使用阿托品 0.5~1 mg 皮下注射或静脉注射治疗，一般不用安置临时起搏器。

（3）使用肾素—血管紧张素—醛固酮系统抑制药的护理：应用 ACE 抑制药时需预防直立性低血压、皮炎、蛋白尿、咳嗽、间质性肺炎等不良反应的发生。应用 ACE 抑制药和（或）ARBBs 期间要注意观察血压、血钾的变化，同时注意从小剂量开始，逐渐加量。

8. 并发症的预防与护理

（1）感染：室内空气流通，每日开窗通风 2 次，寒冷天气注意保暖，长期卧床者鼓励翻身，协助拍背，以防发生呼吸道感染和坠积性肺炎；加强口腔护理，以防发生由于药物治疗引起菌群失调导致的口腔黏膜感染。

（2）血栓形成：长期卧床和使用利尿药引起的血流动力学改变，下肢静脉易形成血栓。应鼓励患者在床上活动下肢和做下肢肌肉收缩运动，协助患者做下肢肌肉按摩。每天用温水浸泡足以加速血液循环，减少静脉血栓形成。当患者肢体远端出现局部肿胀时，提示有发生静脉血栓可能，应及早与医师联系。

（3）皮肤损伤：应保持床褥柔软、清洁、干燥，患者衣服柔软、宽松。对于长期卧床患者应加强皮肤护理，保持皮肤清洁、干燥，定时协助患者更换体位，按摩骨突出处，防止推、拉、扯等强硬动作，以免皮肤完整性受损。如需使用热水袋取暖，水温不宜过高，40~50 ℃为宜，以免烫伤。

对于有阴囊水肿的男性患者可用托带支托阴囊，保持会阴部皮肤清洁、干燥；水肿局部有液体外渗情况，要防止继发感染；注意观察皮肤有无发红、破溃等压疮发生，一旦发生压疮要积极给予减少受压、预防感染、促进愈合的护理措施。

9. 健康教育

（1）治疗病因、预防诱因：指导患者积极治疗原发心血管疾病，注意避免各种诱发心力衰竭的因素，如呼吸道感染、过度劳累和情绪激动、钠盐摄入过多、输液过多过快等。育龄妇女注意避孕，要在医师的指导下妊娠和分娩。

（2）饮食要求：饮食要清淡、易消化、富营养，避免饮食过饱，少食多餐。戒烟忌酒，多食蔬菜、水果，防止便秘。

（3）合理安排活动与休息：根据心功能的情况，安排适当体力活动，以利于提高心脏储备力，提高活动耐力，同时也帮助改善心理状态和生活质量，但避免重体力劳动。建议进行散步、练气功、打太极拳等运动，掌握活动量，以不出现心悸、气促为度，保证充分睡眠。

（4）服药要求：指导患者遵照医嘱按时服药，不要随意增减药物，帮助患者认识所服药物的注意事项，如出现不良反应及时就医。

（5）坚持复诊：慢性心力衰竭治疗是终身治疗，应嘱患者定期门诊复诊，防止病情发展。

（6）患者家属教育：帮助家属认识疾病和目前治疗方法、帮助患者的护理措施和心理支持的技巧，教育其要给予患者积极心理支持和生活帮助，使患者树立战胜疾病信心，保持情绪稳定。

三、急性心力衰竭

急性心力衰竭是指心肌遭受急性损害或心脏负荷突然增加，使心排血量急剧下降，导致组织灌注不足和急性瘀血的综合征。以急性左侧心力衰竭最常见，多表现为急性肺水肿或心源性休克。

（一）病因与发病机制

急性广泛心肌梗死、高血压急症、严重心律失常、输液过多过快等原因，使心脏收缩力突然严重减弱，心排血量急剧减少或左心室瓣膜性急性反流，左心室舒张末压迅速升高，肺静脉回流不畅，导致肺静脉压快速升高，肺毛细血管压随之升高，使血管内液体渗入到肺间质和肺泡内，形成急性肺水肿。

（二）临床表现

以突发严重呼吸困难为特征性表现，呼吸频率达 30~40 次/分，患者被迫采取坐位，两腿下垂，双臂支撑以助呼吸，极度烦躁不安，大汗淋漓，口唇发绀，面色苍白，同时频繁咳嗽，咳大量粉红色泡沫痰。病情极重者可以出现意识模糊。

早期血压可以升高，随病情不缓解血压可降低直至休克；听诊可见心音较弱，心率增快，心尖部可闻及舒张期奔马律；两肺满布湿啰音和哮鸣音。

（三）治疗

1. 体位

置患者于两腿下垂坐位或半卧位。

2. 吸氧

吸入高流量（6~8 L/min）氧气，加入 30%~50% 乙醇湿化。对病情严重患者可采用呼吸机持续加压面罩吸氧或双水平气道加压吸氧，以增加肺泡内的压力，促进气体交换，对抗组织间液向肺泡内渗透。

3. 镇静

吗啡 3~10 mg 皮下注射或静脉注射，必要时每 15 分钟重复 1 次，可重复 2~3 次。老年患者须酌情减量或肌内注射。伴颅内出血、神志障碍、慢性肺部疾病时禁用。

4. 快速利尿

呋塞米 20~40 mg 静脉注射，在 2 分钟内推注完毕，每 4 小时可重复 1 次。呋塞米不仅有利尿作用，还有静脉扩张作用，利于肺水肿的缓解。

5. 血管扩张药

血管扩张药应用过程中，要严密监测血压，用量要根据血压进行调整，收缩压一般维持在 100 mmHg 左右，对原有高血压的患者血压降低幅度不超过 80 mmHg 为度。

（1）硝普钠：硝普钠缓慢静脉滴注，扩张小动脉和小静脉，初始用药剂量为 0.3 μg/（kg·min），根据血压变化逐渐调整剂量，最大剂量为 5 μg/（kg·min），一般维持量为 50~100 μg/min。因本药含有氰化物，用药时间不宜连续超过 24 小时。

（2）硝酸甘油：硝酸甘油扩张小静脉，降低回心血量。初始用药剂量为 10 μg/min，然后每 10 分钟调整 1 次，每次增加初始用药剂量的 5~10 μg。

（3）酚妥拉明：酚妥拉明可扩张小动脉及毛细血管。静脉用药以 0.1 mg/min 开始，每 5~10 分钟调整 1 次，增至最大用药剂量为 1.5~2.0 mg/min。

6. 洋地黄类药物

可应用毛花苷 C 0.4~0.8 mg 缓慢静脉注射，2 小时后可酌情再给 0.2~0.4 mg。近期使用过洋地黄类药物的患者，应注意洋地黄中毒。对于急性心肌梗死在 24 小时内不宜使用，重度二尖瓣狭窄患者禁用。

7. 平喘药

氨茶碱可以解除支气管痉挛，并有一定的正性肌力及扩血管利尿作用。氨茶碱 0.25 mg 加入 100 mL 液体内静脉滴注，但应警惕氨茶碱过量，肝肾功能减退患者、老年人应减量。

（四）护理

1. 保证休息

立即协助患者取半卧位或坐位休息，双腿下垂，以减少回心血量，减轻心脏前负荷。注意加强皮肤护理，防止因被迫体位而发生的皮肤损伤。

2. 吸氧

一般吸氧流量为 6~8 L/min，加入 30%~50% 乙醇湿化，使肺泡内的泡沫表面张力降低破裂，增加气体交换的面积，改善通气。要观察呼吸情况，随时评估呼吸困难改善的程度。

3. 饮食

给予高营养、高热量、少盐、易消化清淡饮食，少量多餐，避免食用产气食物。

4. 病情观察

（1）病情早期观察：注意早期心力衰竭表现，一旦出现劳力性呼吸困难或夜间阵发性呼吸困难，心率增快、失眠、烦躁、尿量减少等症状，应及时与医师联系，并加强观察。如迅速发生极度烦躁不安、大汗淋漓、口唇发绀等表现，同时胸闷、咳嗽、呼吸困难、发绀、咳大量白色或粉红色泡沫痰，应警惕急性肺水肿发生，立即配合抢救。

（2）保持呼吸道通畅：严密观察患者呼吸频率、深度，观察患者的咳嗽情况、痰液的性质和量，协助患者咳嗽、排痰，保持呼吸道通畅。

（3）防止心源性休克：观察患者意识、精神状态，以及血压、心率变化及皮肤颜色、温度变化。

（4）防止病情发展：观察肺部啰音的变化，监测血气分析结果。控制静脉输液速度，一般为每分钟 20~30 滴。准确记录液体出入量。

（5）心理护理：患者常伴有濒死感，焦虑和恐惧，应加强床旁监护，给予安慰及心理支持，以增加战胜疾病信心。医护人员抢救时要保持镇静，表现出忙而不乱，操作熟练，以增加患者的信任和安全感。避免在患者面前议论病情，以免引起误会，加剧患者的恐惧。必要时可留家属陪伴患者。

（6）用药护理：应用吗啡时注意有无呼吸抑制、心动过缓；用利尿药要准确记录尿量，注意水、电解质和酸碱平衡情况；用血管扩张药要注意输液速度，监测血压变化；用硝普钠应现用现配，避光滴注，有条件者可用输液泵控制滴速；洋地黄制剂静脉使用时要稀释，推注速度宜缓慢，同时观察心电图变化。

（刘彦辉）

第二节　心律失常

心律失常是指心脏冲动的频率、节律、起源部位、传导速度或激动顺序的异常。

一、概述

（一）发病机制

1. 冲动形成异常

窦房结、房室结等具有自律性的组织本身发生病变，或自主神经系统兴奋性改变均可导致不适当的冲动发放。此外，在缺氧、电解质紊乱、儿茶酚胺增多及特定药物使用等状态下，原无自律性的心肌细胞如心房肌和心室肌细胞出现自律性异常增高，可导致快速性心律失常。

2. 冲动传导异常

折返是快速性心律失常的最常见发病机制。产生折返的基本条件是传导异常，它包括：①心脏两个或多个部位的传导性与不应期各不相同，相互连接成一个闭合环；②其中一条通路发生单向传导阻滞；③另一条通路传导缓慢，使原先发生阻滞的通道有足够时间恢复兴奋性；④原先阻滞的通道再次激动，从而完成一次折返冲动。激动在环内反复循环，产生持续而快速的心律失常（图3-1）。

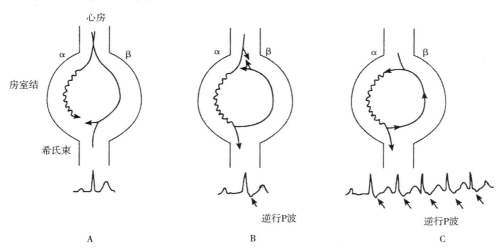

图3-1　房室结内折返示意图

房室结内有 α 与 β 两条通路。α 传导速度慢，不应期短；β 传导速度快，不应期长。A. 窦性心律时，冲动沿 β 路径前传至心室，同时沿 α 路径前传，但遭遇不应期未能抵达希氏束；B. 房性期前收缩受阻于 β 路径，由 α 路径缓慢传导到心室。冲动沿 β 路径逆向传导返回至心房，完成单次折返；C. 心房回波再循 α 路径前传，折返持续，引起折返性心动过速

（二）分类

（1）心律失常按发生原理可分为激动起源异常及激动传导异常两大类，见图3-2。

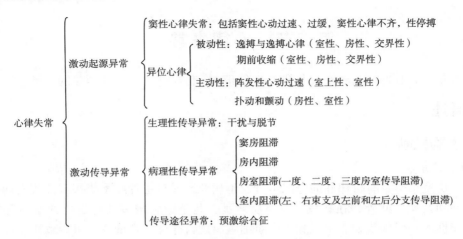

图 3-2 心律失常按发生机制分类

（2）按心律失常发生时心率的快慢，可分为快速性心律失常与缓慢性心律失常，前者包括期前收缩、心动过速、扑动或颤动等，后者包括窦性心动过缓、房室传导阻滞等。

（三）病因

1. 老化

随着增龄，心脏传导系统有老化现象，起搏细胞和传导细胞的数量减少，导致自律性降低，故老年人易出现窦房结功能低下和各种传导阻滞。另外，老年人 β 受体数目减少或变性，对 β 肾上腺素能调节的反应性减弱，心脏对血液中儿茶酚胺敏感性降低，压力感受器和副交感神经对心率或心律的调节功能也减弱，从而易发生各种心律失常。

2. 器质性心脏病

其中以冠心病、心肌病、心肌炎和风湿性心脏病为多见，尤其在发生心力衰竭或急性心肌梗死时。

3. 特定药物使用和电解质紊乱

如洋地黄类、奎尼丁等药物，低血钾等。

4. 其他病因

如甲状腺功能亢进或减退，心脏自主神经功能失调，高热，麻醉、低温、胸腔或心脏手术等。部分病因不明。

正常人在劳累、情绪激动或紧张，摄取刺激性食物如咖啡、浓茶、吸烟、饮酒或辛辣制品，也可发生心律失常，如期前收缩、心动过速。

二、窦性心律失常

源于窦房结的心脏激动为窦性心律。其心电图表现为：①窦性 P 波在 Ⅰ、Ⅱ、aVF 导联直立，aVR 倒置；②PR 间期 0.12~0.20 秒，同一导联的 P-P 间期差值<0.12 秒；③频率为 60~100 次/分。窦性心律的频率因年龄、性别、体力活动等不同而有显著的差异。由于窦房结冲动形成过快、过慢或不规则或窦房结冲动传导障碍所致的心律失常称为窦性心律失常。

（一）窦性心动过速及窦性心动过缓

1. 心电图特征

心电图表现符合窦性心律特征，如成人窦性心律的频率>100次/分，称为窦性心动过速；心率<60次/分，称为窦性心动过缓，常同时伴窦性心律不齐（不同PP间期差异>0.12秒）。

2. 病因

窦性心动过速可见于健康人吸烟、饮茶或咖啡、饮酒、体力活动及情绪激动时。某些病理状态如发热、贫血、甲状腺功能亢进、休克、心肌缺血、充血性心力衰竭以及应用肾上腺素、阿托品等药物时也可出现窦性心动过速。窦性心动过缓常见于健康青年人、运动员及睡眠状态。其他原因如颅内出血、甲状腺功能减退、低温、严重缺氧、阻塞性黄疸，以及应用胺碘酮等抗心律失常药物。窦房结病变及急性下壁心肌梗死也常伴发窦性心动过缓。

3. 临床表现

窦性心动过速可无症状或有心悸感。窦性心动过缓一般无症状，但心率过慢时可出现胸闷、头晕、晕厥等心排血量不足表现。

4. 治疗

窦性心动过速应先针对病因治疗，同时去除诱因。如治疗甲状腺功能亢进、充血性心力衰竭等。必要时给予β受体阻滞剂或非二氢吡啶类钙通道阻滞剂，以减慢心率。

无症状的窦性心动过缓无须治疗。如因心率过慢出现心排血量不足症状时，可应用阿托品或异丙肾上腺素等药物治疗，但长期应用易产生严重不良反应，宜考虑心脏起搏治疗。

（二）病态窦房结综合征

简称病窦综合征，是指由于窦房结病变导致其功能减退，产生多种心律失常的综合表现。患者可出现一种以上的心律失常。主要特征为窦性心动过缓，当伴快速性心动过速时称心动过缓—心动过速综合征（简称慢—快综合征）。

1. 病因

（1）诸多病变如冠心病、心肌病、心肌淀粉样变、风湿性心脏病或外科手术损伤等原因均可损害窦房结，导致窦房结起搏及传导功能受损。

（2）窦房结周围神经及心房肌的病变，窦房结动脉供血减少也是病因。

2. 心电图特征

（1）持续而显著的窦性心动过缓，心率在50次/分以下，并非由药物引起，而且用阿托品不易纠正。

（2）窦性停搏（较长时间内无P波与QRS波群出现，长的PP间期与基本的窦性PP间期无倍数关系）或窦房传导阻滞。

（3）窦房传导阻滞及房室传导阻滞并存。

（4）慢—快综合征。

（5）交界性逸搏心律。

3. 临床表现

患者可出现与心动过缓相关的脑、心、肾等重要脏器供血不足表现，如发作性头晕、黑矇、乏力、胸痛、心悸等，严重者可发生晕厥，甚至发生阿—斯综合征。

4. 治疗

无症状者无须治疗，但要定期随访。对于有症状的病窦综合征患者应行起搏治疗。慢—快综合征心动过速发作者，单独应用抗心律失常药物可能加重心动过缓，应先起搏治疗后再应用抗心律失常药物治疗。

三、房性心律失常

房性心律失常包括房性期前收缩（房早）、房性心动过速（房速）、心房扑动（房扑）、心房颤动（房颤）。房颤是成人最常见的持续性心律失常，是指规律有序的心房电活动丧失，代之以快速且无序的颤动波，是最严重的心房电活动紊乱。患病率随年龄的增长而增多，60 岁以上的人群中，房颤的发生率占 6% 以上，因此，房颤是老年人最常见的心律失常之一。

1. 病因

房颤主要见于器质性心脏病患者，如风湿性心脏瓣膜病、冠心病、高血压性心脏病、甲状腺功能亢进症等，正常人情绪激动、运动或大量饮酒时后也可发生。有不到 1/3 的患者无明确心脏病依据，称为特发性（孤立性、良性）房颤。

2. 心电图特征

（1）P 波消失，代之以小而不规则的 f 波，频率为 350～600 次/分，扑动波间的等电位线消失。

（2）心室率极不规则，一般为 100～160 次/分，交感神经兴奋、甲状腺功能亢进症等可加快心室率，洋地黄可延长房室结不应期而减慢心室率。

（3）QRS 波形态基本正常，伴有室内差异性传导可增宽变形。

3. 临床表现

临床表现取决于心室率。房颤不伴快速心室率时，患者可无症状；伴快速心室率（＞150 次/分）时可诱发心绞痛、心力衰竭。血栓栓塞和心力衰竭是房颤最主要的并发症。房颤时心房丧失收缩功能，血液容易在心房内淤滞而形成血栓，栓子脱落可导致体循环栓塞，其中以脑动脉栓塞发生率最高。二尖瓣狭窄或脱垂伴房颤时脑栓塞的发生率更高。房颤时心房收缩功能丧失和长期心率增快可导致心力衰竭，增加死亡率。

房颤时心脏听诊示第一心音强弱不等，心律极不规则，心室率快时可出现脉搏短绌。一旦房颤患者的心室率变得规则，应考虑以下 4 种可能：①恢复窦性心律；②转变为房速或房扑；③发生房室交界性心动过速或室性心动过速；④如心室律变得慢而规则（30～60 次/分），提示可能出现完全性房室传导阻滞。

4. 治疗

（1）积极治疗原发病：对于某些疾病如甲状腺功能亢进症、急性酒精中毒、药物所致的房颤，在去除病因之后，房颤可能自行消失，也可能持续存在。

（2）恢复窦性心律：这是房颤治疗的最佳结果。只有恢复窦性心律（正常心律），才能达到完全治疗房颤的目的；所以对于任何房颤患者均应该尝试恢复窦性心律的治疗方法。可采取直流电复律或药物复律，常用和证实有效的药物有胺碘酮、伊布利特、多非利特等。射频消融可根治房颤。

（3）控制快速心室率：对于不能恢复窦性心律的房颤患者，可以应用药物减慢较快的心室率，常用药物如下。①β 受体阻滞剂：是最有效、最常用的药物，可单独应用。②钙通道拮抗剂：如维拉帕米和地尔硫䓬也可有效用于房颤时的心室率控制，尤其对于运动状态下的心室率的控制优于地高辛，和地高辛合用的效果也优于单独使用。尤其多用于无器质性心脏病或左室收缩功能正常以及伴有慢性阻塞性肺疾病的患者。③洋地黄类：一直被认为是在紧急情况下控制房颤心室率的一线用药，目前临床上多用于伴有左心衰竭时的心室率控制。④胺碘酮：在其他药物控制无效或禁忌、在房颤合并心力衰竭需紧急控制心室率时可首选胺碘酮与洋地黄类合用。

（4）抗凝治疗：慢性房颤患者不能恢复窦性心律，有较高的栓塞发生率。过去有栓塞史、瓣膜疾病、高血压、糖尿病，老年患者，左心房扩大及冠心病患者发生栓塞的危险性更大。存在上述任何一种情况者均应接受抗凝治疗。口服华法林使凝血酶原时间国际标准化比率（INR）维持在 2.0～3.0，能有效预防脑卒中的发生。不宜用华法林及无以上危险因素者，可用阿司匹林 100～300 mg/d。抗凝治疗时应严密监测有无出血倾向。

四、房室交界性心律失常

房室交界性心律失常包括房室交界区性期前收缩（交界早）、房室交界区性逸搏与逸搏心律、非阵发性房室交界区性心动过速、与房室交界区相关的折返性心动过速、预激综合征。与房室交界区相关的折返性心动过速又称阵发性室上性心动过速（PSVT），简称室上速，本节重点阐述。室上速由折返机制引起者多见，以房室结内折返性心动过速最常见。室上速常无器质性心脏病表现，不同性别及年龄均可发病。

1. 心电图特征

（1）心率为 150～250 次/分，节律规则。

（2）QRS 波形态与时限正常，如发生室内差异性传导，QRS 波时间与形态异常。

（3）P 波为逆行性，常埋于 QRS 波内或位于其终末部分，且两者保持固定关系。

（4）起始突然，通常由一个房性期前收缩触发，其下传的 PR 间期显著延长，随之出现心动过速发作。

2. 临床表现

心动过速发作呈突然发生与终止，持续时间长短不一。患者可有心悸、胸闷、焦虑、头晕，少数有晕厥、心绞痛等，症状轻重取决于发作时心室率的快速程度及持续时间，也与原发病严重程度有关。查体心尖区第一心音强度恒定，心律绝对规则。

3. 治疗

（1）急性发作期根据患者的基础心脏情况、既往发作史、对心动过速耐受程度进行适当处理以终止发作。

1）刺激迷走神经。如患者心功能正常，可先尝试刺激迷走神经的方法。①诱导恶心、冰水敷面。② Valsalva 动作（深吸气后屏气，再用力呼气的动作）。③按摩一侧颈动脉窦或压迫一侧眼球（青光眼或高度近视者禁用）5～10 秒。可终止心动过速的发作，但停止刺激后有时又恢复原来的心率。

2）药物治疗。①腺苷及钙通道阻滞剂：首选腺苷 6～12 mg 快速静推，起效迅速。无效者可改用维拉帕米治疗，低血压或心为衰竭患者不应选用钙通道阻滞剂。②洋地黄类与 β 受体阻滞剂：房室结折返性心动过速伴心功能不全时首选洋地黄，其他患者已少用此药。β

受体阻滞剂也能终止发作，但应注意禁忌证，如避免用于失代偿的心力衰竭、支气管哮喘患者。③其他：可选用普罗帕酮1~2 mg/kg静脉注射。

3）非药物治疗。食管心房调搏术也可有效终止发作。直流电复律可用于患者发作时伴有严重心绞痛、低血压、充血性心力衰竭表现。

（2）预防复发。

1）射频消融术可有效根治心动过速，应优先考虑使用。

2）药物可选用洋地黄类、钙通道阻滞剂及β受体阻滞剂。

五、室性心律失常

室性心律失常主要包括室性期前收缩、室性心动过速、心室扑动与心室颤动。由于室性心律失常易导致心肌收缩不协调等，相对而言对机体所造成的危害更大。

（一）室性期前收缩

室性期前收缩也称室性早搏，简称室早，是最常见的心律失常，为提早出现的、源于窦房结以外心室任何部位的异位心律。

1. 病因

正常人与各种心脏病患者均可发生室早。正常人发生室早的机会随年龄增长而增加，心肌缺血缺氧、麻醉、心肌炎等也可发生室早。洋地黄类等中毒发生严重心律失常前，常先有室早出现。另外，电解质紊乱、焦虑、过量烟酒及饮用咖啡可为室早的诱因。

2. 心电图特征

（1）提前发生的宽大畸形的QRS波群，时限>0.12秒，其前无P波，ST-T波与主波方向相反。

（2）其后有完全性代偿间歇，即包含室性期前收缩在内的、前后两个下传的窦性RR间期，等于两个窦性RR间期。二联律是指每个窦性搏动后跟随一个室早；三联律是每两个正常搏动后跟随一个室早。连续两个室早称为成对室早。同一导联内室早形态相同者为单形性室早；形态不同者为多形性或多源性室早。室性期前收缩的QRS波群起始部落在前面的T波上，称为"RonT"现象。

3. 临床表现

患者可无症状，或有心悸、心前区不适和乏力等。听诊时，室早的第二心音减弱或听不到，第一心音后出现较长的停顿。患者是否有症状及症状的严重程度与期前收缩的频发程度常不直接相关。频发性、成对出现、多源性、RonT现象的室性期前收缩，因有进一步发展为室性心动过速甚至心室颤动的可能，又称为危险性室性期前收缩，应引起重视。

4. 治疗

应考虑有无器质性心脏病，是否影响心排血量以及发展为严重心律失常的可能性来决定治疗原则。

（1）无器质性心脏病：如无明显症状常无需用药治疗。如症状明显，宜做好解释，说明良性预后，消除顾虑；避免诱因如情绪紧张、劳累、吸烟、饮用咖啡等。药物可选用镇静剂、β受体阻滞剂、普罗帕酮、美西律等。

（2）急性心肌缺血：急性心梗初期一旦出现室早与室性心动过速，应立即静脉使用利多卡因，以防心室颤动发生；若患者发生窦性心动过速与室性早搏，早期应用β受体阻滞剂也可能减少心室颤动的危险。但心室颤动与室性早搏之间并无必然联系，无须预防性使用抗心律失常药。

（3）慢性心脏病变：心肌梗死后与心肌病患者常伴室性早搏，若无禁忌证，可用β受体阻滞剂或胺碘酮治疗。

（二）室性心动过速

室性心动过速简称室速。

室速常发生于各种器质性心脏病患者，最常见的是冠心病急性心肌梗死。发作时间稍长，则常出现严重血流动力学的改变，心脑器官供血不足明显，因此，临床表现较为紧急，是心血管病常见急症之一。

1. 心电图特征

（1）3个或3个以上的室性期前收缩连续出现。

（2）QRS波群宽大畸形，时限>0.12秒，ST-T波与QRS主波方向相反。

（3）心室率通常100~250次/分，节律规则或略不规则。

（4）心房波与QRS无固定关系，形成房室分离，可有心室夺获和室性融合波。

（5）发作通常突然开始。

2. 临床表现

临床症状的轻重与室速发作时的心室率、持续时间、基础心脏病变和心功能状况有关。发作时间<30秒、能自行终止的非持续性室速的患者常无症状。持续性室速（发作时间>30秒，需药物或电复律方能终止）常伴血流动力学障碍和心肌缺血，患者可有血压下降、少尿、晕厥、心绞痛等症状。听诊时心率轻度不规则，第一、第二心音分裂。

3. 治疗

治疗原则为有器质性心脏病或有明确诱因者首先给予针对性治疗；无器质性心脏病患者发生非持续性室速，如无症状或无血流动力学障碍，处理原则同室性早搏。持续性室速发作者，无论有无器质性心脏病，都应给予治疗。兴奋迷走神经的方式大多不能终止室速的发作。

（1）急性发作期的治疗：急性发作期的处理原则为终止室速发作。

1）同步直流电复律：已出现低血压、休克、心绞痛、充血性心力衰竭或脑血流灌注不良等，应首选迅速施行电复律，但洋地黄类中毒引起者不宜用电复律。

2）药物治疗：血流动力学尚稳定时，可先用抗心律失常药物治疗，无效再行电复律。首选利多卡因，其他药物可选用普罗帕酮、胺碘酮、普鲁卡因胺等。

（2）预防复发：治疗原则包括治疗基础疾病和消除诱因，抗心律失常药物治疗（如β受体阻滞剂、胺碘酮、普罗帕酮等），外科治疗，射频消融治疗及植入式心脏复律除颤仪（IDC）治疗等。

（三）心室扑动与心室颤动

心室扑动与心室颤动简称室扑与室颤，是致命性的心律失常，如不治疗3~5分钟内可致命。室扑是室颤的前奏，室颤是导致心源性猝死的常见心律失常，也是临终前循环衰竭的心律改变。引起室扑与室颤的常见原因是缺血性心脏病，如冠心病、心肌病、心脏瓣膜病。另外，抗心律失常药特别是引起长QT间期延长的药物如奎尼丁、严重缺血缺氧、预激综合征合并房颤等也可引起室扑或室颤。

1. 心电图特征

（1）室扑：无正常的 QRST 波群，代之以连续快速的正弦波图形，波幅大而规则，频率为 150~300 次/分。

（2）室颤：出现波形、振幅及频率均极不规则的低小波（<0.2 mV），无法辨别 QRS-T 波群，频率达 200~500 次/分。

2. 临床表现

包括抽搐、意识丧失、呼吸停顿甚至死亡。听诊心音消失，测不到脉搏及血压。无泵衰竭或心源性休克的急性心肌梗死患者出现的原发性室颤预后较佳，抢救成功率较高，复发很低。反之，非伴随急性心梗的室颤，一年内复发率高达 20%~30%。

3. 治疗

应争分夺秒进行抢救，尽快恢复有效心室收缩。抢救应遵循心肺复苏原则进行。最有效的方法是立即非同步直流电除颤，无条件电除颤的应即刻给予胸外心脏按压。

六、房室传导阻滞

房室传导阻滞是指由于生理或病理的原因，窦房结的冲动经心房传至心室的过程中，房室交界区出现部分或完全的传导阻滞。按阻滞的严重程度可分为三度：一度、二度为不完全性房室传导阻滞，三度为完全性房室传导阻滞，所有冲动都不能传导至心室。

1. 病因

（1）正常人或运动员可发生莫氏Ⅰ型（文氏型）房室传导阻滞，夜间多见，与迷走神经张力增高有关。

（2）器质性心脏病：是房室传导阻滞最常见的病因，如高血压性心脏病、冠心病、心脏瓣膜病。

（3）其他：心脏手术、电解质紊乱、药物中毒、甲状腺功能低下症等都是房室传导阻滞的病因。

2. 心电图特征

（1）一度房室传导阻滞：一度房室传导阻滞仅有房室传导时间的延长，时间>0.20 秒，无 QRS 波群脱落。

（2）二度房室传导阻滞。

1）Ⅰ型：又名文氏阻滞，较常见，极少发展为三度房室传导阻滞。心电图表现为：① PR 间期进行性延长，直至一个 P 波受阻不能下传心室；②包含受阻 P 波在内的 R-R 间期小于正常窦性 PP 间期的两倍；③ QRS 波群大多正常。最常见的房室传导比例为 3：3 或 5：4。

2）Ⅱ型：又称莫氏现象，易转变成三度房室传导阻滞。心电图特征为：①下传的搏动中，PR 间期固定不变，时限可正常也可延长；②有间歇性 QRS 波群脱落，常呈 2：1 或 3：1；③ QRS 波形态正常，则阻滞可能位于房室结内。

PR 间期逐渐延长，直至 P 波后的 QRS 波脱落，出现长间歇，为文氏型房室传导阻滞。P 波规律出现，PR 间期固定，P 波与 QRS 波之比为 2：1~3：2，为莫氏Ⅱ型房室传导阻滞。

（3）三度房室传导阻滞：心电图特征如下。①心房和心室的激动各自独立，互不相关。②心房率快于心室率，心房冲动来自窦房结或异位心房节律。③心室起搏点通常在阻滞部位以下，如为希氏束及其近邻，则频率为 40～60 次/分，QRS 波正常；如位于室内传导系统的远端，则心室率在 40 次/分以下，QRS 波增宽。

3. 临床表现

一度房室传导阻滞的患者常无症状。二度房室传导阻滞可有心悸，也可无症状。三度房室传导阻滞的症状取决于心室率快慢与原发病变，可有疲倦、乏力、头晕，甚至晕厥、心肌缺血和心力衰竭的表现。突发的三度房室传导阻滞常因心室率过慢导致急性脑缺血，患者可出现意识丧失甚至抽搐等症状，称为阿—斯综合征，严重者可发生猝死。

听诊时，一度房室传导阻滞可有第一心音减弱；二度房室传导阻滞文氏型可有第一心音逐渐减弱，并有心搏脱落；莫氏型有间歇性心搏脱落，但第一心音强度恒定。三度房室传导阻滞的第一心音强度经常变化，可闻及大炮音，心率多在 40～60 次/分，伴有低血压。

4. 治疗

针对不同病因、不同阻滞程度及症状轻重进行不同的治疗。

（1）一度与二度Ⅰ型房室传导阻滞：心室率不太慢，故无须特殊治疗。

（2）二度Ⅱ型与三度房室传导阻滞：心室率显著减慢，伴有明显症状与血流动力学障碍，甚至出现阿—斯综合征，应及时提高心室率。

1）药物治疗：阿托品（0.5～2.0 mg，静脉注射），适用于房室结阻滞的患者。异丙肾上腺素（1～4 μg/min，静脉滴注）适用于任何部位的房室传导阻滞，但急性心肌梗死患者易产生严重室性心律失常，故此类患者应慎用。上述药物不应长期使用。

2）心脏起搏治疗：心室率低于 40 次/分，症状严重，特别是有阿—斯综合征发作者，应首选临时或埋藏式心脏起搏治疗。

七、心律失常患者的护理

（一）主要护理诊断/问题

1. 活动无耐力

与心律失常导致心排血量减少有关。

2. 焦虑/恐惧

与疾病带来的不适感，患者意识到自己病情较重及不适应监护室气氛等有关。

3. 潜在的并发症

猝死。

4. 有受伤的危险

与心律失常引起的头晕及晕厥有关。

（二）护理措施

1. 病情观察

（1）心电监护：密切监测患者的血压、脉搏及呼吸变化。应注意有无引起猝死的严重心律失常征兆如频发性、多源性或成对室早、室速，密切监测高度房室传导阻滞、病窦综合征等患者的心室率。发现上述情况应立即汇报医师处理，同时做好抢救准备。

（2）注意组织灌注不足的征象：倾听患者的主诉，观察患者的神志、面色、四肢末梢循环的变化，同时监测尿量。对行房颤电复律的患者，应注意有无栓塞征象的出现。

2. 休息与活动

功能性或轻度器质性心律失常且血流动力学改变不大的患者，应注意劳逸结合，可维持正常工作和生活，积极参加体育锻炼，以改善自主神经功能。血流动力学不稳定的患者应绝对卧床休息，以减少心肌耗氧量，降低交感神经活性。协助做好生活护理，保持大便通畅，避免和减少不良刺激。

3. 饮食护理

食物宜清淡、低脂、富纤维素及含钾丰富，少食多餐，避免饱食。合并心力衰竭者应限制钠盐的摄入；鼓励进食含钾丰富的食物，避免低血钾诱发的心律失常；鼓励多食纤维素丰富的食物，以保持大便通畅；戒烟酒，避免饮用刺激性强的食物和咖啡、浓茶等。

4. 对症护理

（1）心悸：各种原因引起的心律失常均可导致心悸。①告诫患者保持情绪稳定，避免不良刺激与诱发因素。②症状明显时尽量避免左侧卧位，因该卧位时患者感觉到心脏搏动而使不适感加重。③伴呼吸困难、发绀时，给予 2~4 L/min 氧气吸入，必要时遵医嘱服用 β 受体阻滞剂等。④做好基础心脏病的护理工作，因多数严重心悸患者的心律失常均存在基础心脏病。

（2）眩晕、晕厥：该病多为骤发，严重心律失常造成长时间心脏停搏或无有效的心排血量是心源性晕厥的最常见病因。常历时短暂，多在 1~2 分钟内恢复。

1）避免诱因：嘱患者避免剧烈活动、情绪激动或紧张、快速改变体位以及屏气动作等。

2）一旦出现眩晕、晕厥症状，①应立即使患者平卧位，保持气道通畅；②检查患者有无呼吸和脉搏，如无，则应立即叩击心前区 1~2 次，作体外心脏按压，并尽早电击除颤；③建立静脉通道；④给予氧气吸入。

（3）阿—斯综合征和猝死。

1）加强心律失常高危患者的评估与监护，如冠心病、心力衰竭、心肌病、心肌炎、药物中毒、电解质紊乱和低氧血症、酸碱失衡。

2）避免诱因：情绪创伤、劳累、寒冷、失眠、排便用力等是诱发猝死的因素，护士应正确指导患者的休息和活动，注意心理疏导，保持安静、舒适的生活环境，减少干扰，以降低猝死的发生率。

3）当患者发生较严重心律失常时，①绝对卧床休息，保持情绪稳定；②给予鼻导管吸氧，持续心电监护，建立静脉通路并保持通畅；③准备好抗心律失常的药物、抢救药品、除颤仪、临时起搏器等，随时做好抢救准备；④对于突然发生室扑或室颤的患者，立即行非同步直流电除颤。

5. 用药、安置心脏起搏器及心脏电复律的护理

（1）用药护理：①正确、准确使用抗心律失常药，口服药应按时按量服用；静脉注射速度应缓慢（腺苷除外），宜 5~15 分钟内注完；滴注药物可用输液泵调节速度。用药过程中及用药后要注意观察患者心律、心率、血压、呼吸及意识状况，以判断疗效；②观察药物不良反应（表3-1）。

表3-1　常用抗心律失常药物的适应证及不良反应

药名	适应证	不良反应
奎尼丁	房性与室性期前收缩；各种快速性心动过速；房颤和房扑；预防上述心律失常复发	(1) 胃肠道症状：厌食、呕吐、恶心、腹泻、腹痛等；血液系统症状：溶血性贫血、血小板减少 (2) 心脏方面：窦性停搏、房室传导阻滞、QT间期延长与尖端扭转性室速、晕厥、低血压 (3) 其他：视听觉障碍、意识模糊、皮疹、发热
普鲁卡因胺	室性心律失常，也可预防室性心动过速及心室颤动	(1) 心脏方面：中毒浓度抑制心肌收缩力，低血压，传导阻滞与QT间期延长及多形性室速 (2) 胃肠道反应较奎尼丁少见，中枢神经系统反应较利多卡因少见 (3) 其他：可见发热、粒细胞减少症；药物性狼疮
利多卡因	急性心肌梗死或复发性室性快速性心律失常；室颤复苏后防止复发	(1) 神经系统方面：眩晕、感觉异常、意识模糊、谵妄、昏迷 (2) 心脏方面：少数可引起窦房结抑制及房室传导阻滞
美西律	急、慢性室性快速性心律失常（特别是QT间期延长者）；常用于小儿先天性心脏病及室性心律失常	(1) 心脏方面：低血压（发生于静脉注射时）、心动过缓 (2) 其他：呕吐、恶心、运动失调、震颤、步态障碍、皮疹
普罗帕酮	室性期前收缩；各种类型的室上性心动过速，难治性、致命性室速	(1) 心脏方面：窦房结抑制、房室传导阻滞、加重心力衰竭 (2) 其他：眩晕、味觉障碍、视物模糊、胃肠道不适；可能加重支气管痉挛
β受体阻滞剂	甲状腺功能亢进症、嗜铬细胞瘤、麻醉、运动与精神诱发的心律失常；房颤与房扑时减慢心室率；室上性心动过速；洋地黄中毒引起的心动过速、期前收缩等；长QT间期延长综合征；心肌梗死后	(1) 心脏方面：低血压、心动过缓、充血性心力衰竭、心绞痛患者突然撤药引起症状加重、心律失常、急性心肌梗死 (2) 其他：加剧哮喘与慢性阻塞性肺疾病、间歇性跛行、雷诺现象、精神抑郁；糖尿病患者可能出现低血糖、乏力
胺碘酮	各种快速心律失常；肥厚性心肌病，心肌梗死后室性心律失常，复苏后预防室性心律失常复发	(1) 最严重心外毒性为肺纤维化；转氨酶升高；光过敏，角膜色素沉着；甲状腺功能亢进症或减退症；胃肠道反应 (2) 心脏方面：心动过缓，致心律失常作用少
维拉帕米	各种折返性室上性心动过速；房颤与房扑时减慢心室率，某些特殊类型的室速	(1) 增加地高辛浓度 (2) 心脏方面：低血压、心动过缓、房室传导阻滞、心搏停顿。禁用于严重心力衰竭、严重房室传导阻滞、房室旁路前传的房颤、严重窦房结病变、室性心动过速、心源性休克
腺苷	折返环中含有房室结的折返性心动过速的首选药；心力衰竭、严重低血压适用	潮红，短暂的呼吸困难、胸部压迫感（1分钟左右），可有短暂的窦性停搏、室性期前收缩或短阵室性心动过速

（2）安置心脏起搏器及心脏电复律的护理。

6. 心理护理

经常与患者交流，倾听心理感受，给予必要的解释与安慰，加强巡视。鼓励家属安慰患者，酌情增减家属探视时间。

（三）健康教育

心律失常的预后取决于有无器质性心脏病及心律失常的类型、严重程度。健康教育主要体现在以下 4 个方面。

1. 疾病知识宣教

向患者讲解心律失常的病因、诱因、临床表现及防治知识。教会患者及家属自测脉搏和心律的方法，每天 1 次，每次 1 分钟，并做好记录。积极治疗原发病，遵医嘱服用抗心律失常药，不可自行增减或停药，同时注意药物的不良反应。有晕厥史的患者应避免从事驾驶、高空作业等危险工作，出现头晕等脑缺血症状时，应立即平卧，下肢适当抬高。教会家属心肺复苏术，以备急用。

2. 避免诱因

注意休息，劳逸结合，情绪稳定，防止增加心脏负担。无器质性心脏病的患者应积极参与体育锻炼，改善自主神经功能。有器质性心脏病的患者根据心功能情况酌情活动。快速型心律失常患者应戒烟酒，避免摄入刺激性食物，如咖啡、浓茶、槟榔等；心动过缓者应避免屏气用力动作，如用力排便，以免兴奋迷走神经而加重心动过缓。

3. 及时就诊

（1）脉搏过缓，少于 60 次/分，并有头晕、目眩或黑矇。

（2）脉搏过快，超过 100 次/分，休息及情绪稳定时仍不减慢。

（3）脉律不齐，有漏搏，期前收缩超过 5 次/分。

（4）原来整齐的脉搏出现脉搏忽强忽弱、忽快忽慢。

（5）应用抗心律失常药物后出现不良反应。

4. 定期门诊复查心电图

不再赘述。

（杜莎莎）

第三节　冠状动脉粥样硬化性心脏病

冠状动脉粥样硬化性心脏病是冠状动脉粥样硬化后造成管腔狭窄、阻塞和（或）冠状动脉功能性痉挛，导致心肌缺血、缺氧引起的心脏病，简称冠心病，又称缺血性心脏病，是动脉硬化引起器官病变的最常见类型，也是严重危害人们健康的常见病。本病多在 40 岁以后发病，早期男性发病率多于女性。

根据本病的病理解剖和病理生理变化的不同和临床表现特点，世界卫生组织曾将冠状动脉粥样硬化性心脏病分为隐匿型冠心病、心绞痛型冠心病、心肌梗死型冠心病、缺血性心肌病及猝死型冠心病 5 种临床类型。

近年来临床专家将冠状动脉粥样硬化性心脏病分为急性冠状动脉综合征和慢性缺血综合征两大类。急性冠状动脉综合征包括不稳定型心绞痛、非 ST 段抬高性心肌梗死、ST 抬高性心肌梗死、猝死型冠心病。慢性缺血综合征包括稳定型心绞痛、冠状动脉正常的心绞痛（X综合征）、无症状性心肌缺血、缺血性心肌病。

一、心绞痛

心绞痛临床分型分为稳定型心绞痛和不稳定型心绞痛。稳定型心绞痛是指在冠状动脉粥样硬化的基础上，由于心肌负荷增加，发生冠状动脉供血不足，导致心肌急剧暂时的缺血、缺氧所引起的临床综合征。

（一）病因与发病机制

当冠状动脉的供血与心肌需血量之间发生矛盾时，冠状动脉血流量不能满足心肌细胞代谢需要，造成心肌暂时的缺血、缺氧，心肌在缺血、缺氧情况下产生的代谢产物，刺激心脏内的传入神经末梢、颈$_{1\sim5}$胸交感神经节和相应的脊髓段，传入大脑，再与自主神经进入水平相同脊髓段的脊神经所分布的区域，即胸骨后、胸骨下段、上腹部、左肩、左臂前内侧与小指，产生疼痛感觉。由于心绞痛不是躯体神经传入，因此不能准确定位，常不是锐痛。

正常心肌耗氧的多少主要取决心肌张力、心肌收缩强度、心率，因此常用"心率×收缩压"作为评估心肌耗氧的指标。心肌能量的产生需要心肌细胞将血液中大量的氧摄入，因此，当氧供需增加的时候，就难以从血液中摄入更多的氧，只能增加冠状动脉的血流量提供。在正常情况下，冠状动脉血流量是随机体生理需要而变化，在剧烈体力活动、缺氧等情况，冠状动脉就要扩张，使血流量增加，满足机体需要。

当冠状动脉粥样硬化所致的冠脉管腔狭窄和（或）部分分支闭塞时，冠状动脉扩张能力减弱，血流量减少，对心肌的供血处于相对固定状态，一般休息状态可以无症状。当心脏负荷突然增加，如劳累、情绪激动等，使心肌张力增加、心肌收缩力增加、心率增快，都可以引起心肌耗氧量增加，冠状动脉不能相应扩张以满足心肌需血量，引起心绞痛发作。另外如主动脉瓣膜病变、严重贫血、肥厚型心肌病等，由于血液携带氧的能力降低或是肥厚的心肌使心肌耗氧增加，或是心排血量过低/舒张压过低，均可造成心肌氧的供需失衡，心肌缺血、缺氧，引发心绞痛。各种原因引起冠状动脉痉挛，不能满足心肌需血量，也可引发心绞痛。

稳定型心绞痛常发生于劳累、激动时，典型心绞痛在相似的情况下可重复出现，但是同样的诱因情况，可以只是在早晨而不在下午出现心绞痛，提示与早晨交感神经兴奋性增高等昼夜节律变化有关。当发作的规律有变化或诱因强度降低仍诱发心绞痛发作，常提示发生不稳定型心绞痛。

（二）临床表现

1. 症状

阵发性胸痛或心前区不适是心绞痛的典型特点。

（1）疼痛部位：疼痛多见于胸骨体中上段、胸骨后，可波及心前区，甚至整个前胸，边界往往不清。可放射至左肩、左臂内侧，甚至达左手环指和小指，也可向上放射至颈、咽部和下颌部，或放射至上腹部甚至下腹部。

（2）疼痛性质：常为压迫感、发闷、紧缩感，也可为烧灼感，偶可伴有濒死、恐惧感。患者可因疼痛而被迫停止原来的活动，直至症状缓解。

（3）持续时间：1~5 分钟，一般不超过 15 分钟。

（4）缓解方式：休息或含服硝酸甘油后几分钟内缓解。

（5）发作频率：发作频率不固定，可数天或数周发作 1 次，也可 1 天内多次发作。

（6）诱发因素：有体力劳动、情绪激动、饱餐、寒冷、吸烟、休克等情况。

2. 体征

发作时可有心率增快，血压暂时性升高。有时出现第四或第三心音，也可有心尖部暂时性收缩期杂音，出现交替脉。

（三）辅助检查

1. 心电图检查

心电图检查是发现心肌缺血，诊断心绞痛最常用的检查方法。

（1）静息心电图检查：缓解期可无任何表现。心绞痛发作期特征性的心电图可见 ST 段压低>0.1 mV，T 波低平或倒置，ST 段改变比 T 波改变更具有特异性。少部分患者发作时低平、倒置的 T 波变为直立，也可以诊断心肌缺血。T 波改变对于心肌缺血诊断的特异性不如 ST 段改变，但发作时的心电图与发作前的心电图比较有明显差别，而且发作之后心电图有所恢复，有时具有诊断意义。

部分患者发作时可出现各种心律失常，最常见的是左束支传导阻滞和左前分支传导阻滞。

（2）心电图负荷试验：心电图负荷试验是最常用的运动负荷试验。心绞痛患者在运动中出现典型心绞痛，心电图有 ST 段水平型或下斜型压低≥0.1 mV，持续 2 分钟即为运动负荷试验阳性。

2. 超声心动图检查

缓解期可无异常表现，心绞痛发作时可发现节段性室壁运动异常，可有一过性心室收缩、舒张功能障碍的表现。

超声心动图负荷试验是诊断冠心病的方法之一，敏感性和特异性高于心电图负荷试验，可以识别心肌缺血的范围和程度。

3. 放射性核素检查

^{201}TI（铊）静息和负荷心肌灌注显像，在静息状态可以见到心肌梗死后瘢痕部位的铊灌注缺损的显像。负荷心肌灌注显像是在运动诱发心肌缺血时，显示出冠状动脉供血不足而导致的灌注缺损。

4. 冠状动脉造影检查

冠状动脉造影目前是诊断冠心病的金标准。可发现冠状动脉系统病变的范围和程度，当管腔直径缩小 75% 以上时，将严重影响心肌供血。

（四）治疗

心绞痛治疗的主要目的，一是预防心肌梗死及猝死，改善预后；二是减轻症状，提高生活质量。

1. 心绞痛发作期治疗

（1）休息：发作时立刻休息，一般在停止活动后 3~5 分钟症状即可消失。

（2）应用硝酸酯类药物：硝酸酯类药物是最有效、最快终止心绞痛发作的药物，如舌下含化硝酸甘油 0.3~0.6 mg，1~2 分钟开始起效，作用持续 30 分钟左右，或舌下含化硝酸异山梨酯 5~10 mg，2~5 分钟起效，作用持续 2~3 小时。

2. 缓解期治疗

（1）去除诱因：尽量避免已确知的诱发因素，保持体力活动，调整活动量，避免过度劳累；保持平和心态，避免心情紧张、情绪激动；调整饮食结构，严禁烟酒，避免饱餐。

对于高血压，将血压控制在 130/80 mmHg 以下；改善生活方式，控制体重；积极治疗糖尿病，控制糖化血红蛋白≤7%。

（2）应用硝酸酯制剂：硝酸酯制剂可以扩张容量血管，减少静脉回流，同时对动脉也有轻度扩张，降低心脏后负荷，进而降低心肌耗氧量。硝酸酯制剂可以扩张冠状动脉，增加心肌供血，改善需血氧与供血氧的矛盾，缓解心绞痛症状。

1）硝酸甘油：舌下含服，起效快，常用于缓解心绞痛发作。

2）硝酸甘油气雾剂：也常可用于缓解心绞痛发作，作用方式如同舌下含片。

3）2%硝酸甘油贴剂：适用于预防心绞痛发作，贴在胸前或上臂，缓慢吸收。

4）二硝酸异山梨酯：二硝酸异山梨酯口服，每次 5~20 mg，每天 3 次，服用后 30 分钟起效，作用维持 3~5 小时。舌下含服 2~5 分钟起效，每次可用 5~10 mg，维持时间为 2~3 小时。

硝酸酯制剂不良反应有头晕、头部跳痛感、面红、心悸等，静脉给药还可有血压下降。硝酸酯制剂持续应用可以产生耐药性。

（3）应用 β 受体阻滞药：β 受体阻滞药是冠心病二级预防的首选药，应终身服用，如普萘洛尔、阿替洛尔、美托洛尔等。使用剂量应个体化，在治疗过程中以清醒时静息心率不低于 50 次/分为宜。从小剂量开始，逐渐增加剂量，以达到缓解症状、改善预后目的。如果必须停药应逐渐减量，避免突然停药引起症状反跳，甚至诱发急性心肌梗死。对于心动过缓、房室传导阻滞患者不宜使用。慢性阻塞性肺疾病、支气管哮喘、心力衰竭、外周血管病患者均应慎用。

（4）应用钙通道阻滞药：钙通道阻滞药抑制心肌收缩，扩张周围血管，降低动脉压，降低心脏后负荷，减少心肌耗氧量。还可以扩张冠状动脉，缓解冠状动脉痉挛，改善心内膜下心肌的供血。临床常用制剂有硝苯地平、地尔硫䓬等。

常见不良反应有胫前水肿、面色潮红、头痛、便秘、嗜睡、心动过缓、房室传导阻滞等。

（5）应用抑制血小板聚集的药物：冠状动脉内血栓形成是急性冠心病事件发生的主要特点，抑制血小板功能对于预防事件、降低死亡率具有重要意义。临床常用肠溶阿司匹林 75~150 mg/d，主要不良反应是胃肠道症状，严重程度与药物剂量有关，引发消化道出血的年发生率为 1‰~2‰。如有消化道症状及不能耐受、过敏、出血等情况，可应用氯吡格雷和质子泵抑制药如奥美拉唑，替代阿司匹林。

（五）护理

1. 一般护理

发作时应立即休息，同时舌下含服硝酸甘油。缓解期可适当活动，避免剧烈运动，保持情绪稳定。秋、冬季外出应注意保暖。对吸烟患者应鼓励戒烟，以免加重心肌缺氧。

2. 病情观察

了解患者发生心绞痛的诱因，发作时疼痛的部位、性质、持续时间、缓解方式、伴随症状等。发作时应尽可能描记心电图，以明确心肌供血情况。如症状变化应警惕急性心肌梗死的发生。

3. 用药护理

应用硝酸甘油时，嘱咐患者舌下含服，或嚼碎后含服，应在舌下保留一些唾液，以利于药物迅速溶解而吸收。含药后应平卧，以防低血压的发生。服用硝酸酯类药物后常有头胀、面红、头晕、心悸等血管扩张的表现，一般持续用药数天后可自行好转。对于心绞痛发作频繁或含服硝酸甘油效果不好的患者，可静脉滴注硝酸甘油，但注意滴速，需监测血压、心率变化，以免造成血压降低。青光眼、低血压患者用忌。

4. 饮食护理

给予低热量、低脂肪、低胆固醇、少糖、少盐、适量蛋白质、富含维生素的饮食，宜少食多餐，不饮浓茶、咖啡，避免辛辣刺激性食物。

5. 健康教育

（1）饮食指导：告诉患者宜摄入低热量、低脂肪、低胆固醇、少糖、少盐、适量蛋白质食物，饮食中应有适量的纤维素和丰富的维生素，宜少食多餐，不宜过饱，不饮浓茶、咖啡，避免辛辣刺激性食物。肥胖者控制体重。

（2）预防疼痛：寒冷可使冠状动脉收缩，加重心肌缺血，故冬季外出应注意保暖。告诉患者洗澡不要在饱餐或饥饿时进行，洗澡水不要过冷或过热，洗澡时间不宜过长，不要锁门，以防意外。有吸烟习惯的患者应戒烟，因为吸烟产生的一氧化碳影响氧合，加重心肌缺氧，引发心绞痛。

（3）活动与休息：合理安排活动和休息缓解期可适当活动，但应避免剧烈运动（如快速登楼、追赶汽车），保持情绪稳定，避免过劳。

（4）定期复查：定期检查心电图、血脂、血糖情况，积极治疗高血压，控制血糖和血脂。如出现不适及疼痛加重，用药效果不好，应到医院就诊。

（5）按医嘱服药：平时要随身携带保健药盒（内有保存在深色瓶中的硝酸甘油等药物）以备急用，并注意定期更换。学会自我监测药物的不良反应，自测脉率、血压，密切观察心率及血压变化，如发现心动过缓应到医院调整药物。

二、急性心肌梗死

急性心肌梗死是在冠状动脉粥样硬化的基础上，冠状动脉血供急剧减少或中断，使相应的心肌发生严重持久的缺血导致心肌坏死。临床表现为持久的胸前区疼痛、发热，血白细胞计数增多，血清心肌坏死标志物增多和心电图变化，还可发生心律失常、休克或心力衰竭三大并发症，属于急性冠状动脉综合征的严重类型。

（一）病因与发病机制

基本病因是冠状动脉粥样硬化，造成一支或多支血管狭窄，在侧支循环未建立时，使心肌供血不足。也有极少数患者以冠状动脉栓塞、炎症、畸形、痉挛和冠状动脉口阻塞为基本病因。

在冠状动脉严重狭窄的基础上，一旦心肌需血量猛增或冠状动脉血供锐减，使心肌缺血达 20~30 分钟或以上，即可发生急性心肌梗死。

有研究表明，多数心肌梗死是由于粥样斑块破溃、出血，管腔内血栓形成，使管腔闭塞。还有部分患者是由于冠状动脉粥样斑块内或其下出血或血管持续痉挛，使冠状动脉完全闭塞。

促使粥样硬化斑块破裂、出血，血栓形成的诱因有：①机体交感神经活动增高，应激反应性增强，心肌收缩力加强，心率加快，血压增高；②饱餐，特别是在食用大量脂肪后，血脂升高，血液黏稠度增高；③剧烈活动、情绪过分紧张或过分激动、用力排便或血压突然升高，均可使左心室负荷加重；④脱水、出血、手术、休克或严重心律失常，可使心排血量减少，冠状动脉灌注减少。

急性心肌梗死发生并发症，均可使冠状动脉灌注量进一步降低，心肌坏死范围扩大。

（二）临床表现

1. 先兆表现

50% 以上的患者发病数日或数周前有胸闷、心悸、乏力、恶心、大汗、烦躁、血压波动、心律失常、心绞痛等前驱症状。以新发生的心绞痛，或原有心绞痛发作频繁且程度加重、持续时间长，服用硝酸甘油效果不好为常见。

2. 主要症状

（1）疼痛：为最早、最突出的症状，其性质和部位与心绞痛相似，但程度更剧烈，伴有烦躁、大汗、濒死感。一般无明显的诱因，疼痛可持续数小时或数天，休息和含服硝酸甘油无效。少数患者症状不典型，疼痛可位于上腹部或颈背部，甚至无疼痛表现。

（2）全身症状：一般在发生疼痛 24~48 小时或以后，出现发热、心动过速。一般发热体温在 38 ℃ 左右，多在 1 周内恢复正常。可有胃肠道症状如恶心、呕吐、上腹胀痛，重者可有呃逆。

（3）心律失常：有 75%~95% 的患者发生心律失常，多发生于病后 1~2 天，前 24 小时内发生率最高，以室性心律失常最多见，如频发室性期前收缩，成对出现或呈短阵室性心动过速，常是出现室颤先兆。室颤是急性心肌梗死早期患者死亡的主要原因。

（4）心源性休克：疼痛时常见血压下降，如疼痛缓解时，收缩压 < 80 mmHg（10.7kPa），同时伴有烦躁不安、面色苍白或发绀、皮肤湿冷、脉搏细速、尿量减少、反应迟钝，则为休克表现，约 20% 的患者常于心肌梗死后数小时至 1 周内发生。

（5）心力衰竭：约 50% 的患者在起病最初几天，疼痛或休克好转后，出现呼吸困难、咳嗽、发绀、烦躁等左侧心力衰竭的表现，重者可发生急性肺水肿，随后可出现颈静脉怒张、肝肿大、水肿等右侧心力衰竭的表现。右心室心肌梗死患者可发病开始即出现右侧心力衰竭表现，同时伴有血压下降。

3. 体征

多数患者心率增快，但也有少数患者心率变慢，心尖部第一心音减低，出现第三、第四心音。有 10%~20% 的患者在发病的 2~3 天，由于反应性纤维性心包炎，可出现心包摩擦音。可有各种心律失常。

除极早期血压可增高外，随之几乎所有患者血压下降，发病前高血压患者血压可降至正常，而且多数患者不再恢复到起病前血压水平。

可有与心律失常、休克、心力衰竭相关体征。

4. 并发症

包括乳头肌功能不全或断裂、心室壁瘤、栓塞、心脏破裂、心肌梗死后综合征等。

（三）辅助检查

1. 心电图改变

（1）特征性改变：①面向坏死区的导联，出现宽而深的异常 Q 波；②在面向坏死区周围损伤区的导联，出现 ST 段抬高呈弓背向上；③在面向损伤区周围心肌缺氧区的导联，出现 T 波倒置；④在背向心肌梗死的导联则出现 R 波增高、ST 段压低、T 波直立并增高。

（2）动态性改变：起病数小时后 ST 段弓背向上抬高，与直立的 T 波连接成单向曲线；2 天内出现病理性 Q 波，R 波减低；数日后 ST 段恢复至基线水平，T 波低平、倒置或双向；数周后 T 波可倒置，病理性 Q 波永久遗留。

2. 实验室检查

（1）肌红蛋白：肌红蛋白敏感性高但特异性不高，起病后 2 小时内升高，12 小时内达到高峰，24~48 小时恢复正常。

（2）肌钙蛋白：肌钙蛋白 I 或肌钙蛋白 T 起病后 3~4 小时升高。肌钙蛋白 I 11~24 小时达到高峰，7~10 天恢复正常。肌钙蛋白 T 24~48 小时达到高峰，10~14 天恢复正常。

上述心肌结构蛋白含量增加是诊断心肌梗死的敏感指标。

（3）血清心肌酶：出现肌酸激酶同工酶 CK-MB、磷酸肌酸激酶、门冬氨酸氨基转移酶、乳酸脱氢酶升高，其中磷酸肌酸激酶是出现最早、恢复最早的酶，肌酸激酶同工酶 CK-MB 诊断敏感性和特异性均极高，起病 4 小时内增高，16~24 小时达到高峰，3~4 天恢复正常。增高程度与梗死的范围呈正相关，其高峰出现时间是否提前有助于判断溶栓治疗是否成功。

（4）血细胞：发病 24~48 小时后白细胞升高（10~20）×10^9/L，中性粒细胞占比增多，嗜酸性粒细胞减少；红细胞沉降率增快；C 反应蛋白增高。

（四）治疗

急性心肌梗死治疗目标是尽快恢复心肌血流灌注，挽救心肌，缩小心肌缺血范围，防止梗死面积扩大，保护和维持心功能，及时处理各种并发症。

1. 一般治疗

（1）休息：急性期卧床休息 12 小时，若无并发症，24 小时内应鼓励患者床上活动肢体，第 3 天可床边活动，第 4 天起逐步增加活动量，1 周内可达到每日 3 次步行 100~150 m。

（2）病情监护：急性期进行心电图、血压、呼吸监护，密切观察生命体征和心功能变化。

（3）吸氧：急性期持续吸氧 4~6 L/min，如发生急性肺水肿，按其处理原则处理。

（4）抗凝治疗：无禁忌证患者嚼服肠溶阿司匹林 150~300 mg，连服 3 天，以后改为 75~150 mg/d，长期服用。

2. 解除疼痛

哌替啶 50~100 mg 肌内注射或吗啡 5~10 mg 皮下注射，必要时 1~2 小时可重复使用 1 次，以后每 4~6 小时重复使用，用药期间要注意防止呼吸抑制。疼痛轻的患者可应用可待因或罂粟碱 30~60 mg 肌内注射或口服。也可用硝酸甘油静脉滴注，但需注意心率、血压变化，防止心率增快、血压下降。

3. 心肌再灌注

心肌再灌注是一种积极治疗措施，应在发病 12 小时内，最好在 3~6 小时进行，使冠状动脉再通，心肌再灌注，使濒临坏死的心肌得以存活，坏死范围缩小，减轻梗死后心肌重塑，改善预后。

（1）经皮冠状动脉介入治疗（PCI）：实施 PCI 首先要有具备实施介入治疗的条件，并建立急性心肌梗死急救的绿色通道。患者到院明确诊断之后，既要对患者给予常规治疗，又要做好术前准备的同时将患者送入心导管室。

1）直接 PCI 适应证：① ST 段抬高和新出现左束支传导阻滞；② ST 段抬高性心肌梗死并发休克；③非 ST 段抬高性心肌梗死，但梗死的动脉严重狭窄；④有溶栓禁忌证，又适宜再灌注治疗的患者。

注意事项：①发病 12 小时以上患者不宜实施 PCI；②对非梗死相关的动脉不宜实施 PCI；③心源性休克需先行主动脉球囊反搏术，待血压稳定后方可实施 PCI。

2）补救 PCI：对于溶栓治疗后仍有胸痛，抬高的 ST 段降低不明显，应实施补救 PCI。

3）溶栓治疗再通后 PCI：溶栓治疗再通后，在 7~10 天行冠状动脉造影，对残留的狭窄血管适宜行 PCI 的，可进行 PCI。

（2）溶栓治疗：对于由于各种原因没有进行介入治疗的患者，在无禁忌证情况下，可尽早进行溶栓治疗。

1）适应证。溶栓疗法适应证有：①2 个以上（包括两个）导联 ST 段抬高或急性心肌梗死伴左束支传导阻滞，发病<12 小时，年龄<75 岁；② ST 段抬高明显的心肌梗死患者，>75 岁；③ ST 段抬高性心肌梗死发病已达 12~24 小时，但仍有胸痛、广泛 ST 段抬高者。

2）禁忌证。溶栓疗法禁忌证有：①既往病史中有出血性脑卒中；②近 1 年内有过缺血性脑卒中、脑血管病；③颅内肿瘤；④近 1 个月有过内脏出血或已有出血倾向；⑤正在使用抗凝药；⑥近 1 个月有创伤史及>10 分钟的心肺复苏；近 3 周来有外科手术史；近 2 周内有在不能压迫部位的大血管穿刺术；⑦未控制的高血压，血压>180/110 mmHg；⑧未排除主动脉夹层。

3）常用溶栓药物。尿激酶（UK）在 30 分钟内静脉滴注 150 万~200 万 U；链激酶（SK）、重组链激酶（rSK）在 1 小时内静脉滴注 150 万 U。应用链激酶须注意有无过敏反应，如寒战、发热等。重组组织型纤溶酶原激活药（rt-PA）在 90 分钟内静脉给药 100 mg，先静脉注射 15 mg，继而在 30 分钟内静脉滴注 50 mg，随后 60 分钟内静脉滴注 35 mg。另外，在用 rt-PA 前后均需静脉滴注肝素，应用 rt-PA 前需用肝素 5 000 U，用 rt-PA 后需每小时静脉滴注肝素 700~1 000 U，持续使用 2 天。之后 3~5 天，每 12 小时皮下注射肝素 7 500 U 或使用低分子肝素。

血栓溶解指标：①抬高的 ST 段 2 小时内回落 50%；②2 小时内胸痛消失；③2 小时内出现再灌注性心律失常；④血清 CK-MB 酶峰值提前出现。

4. 治疗心律失常

室性心律失常可引起猝死，应立即处理，首选给予利多卡因静脉注射，反复出现可使用胺碘酮治疗，发生室颤时立即实施电复律。对房室传导阻滞，可用阿托品、异丙肾上腺素等药物，严重者需安装人工心脏起搏器。

5. 控制休克

补充血容量，应用升压药物及血管扩张药，纠正酸碱平衡紊乱。治疗无效应选用在主动脉内球囊反搏术的支持下，积极行经皮冠状动脉成形术或支架置入术。

6. 治疗心力衰竭

主要是治疗急性左侧心力衰竭。急性心肌梗死 24 小时内禁止使用洋地黄类制剂。

7. 二级预防

预防动脉粥样硬化、冠心病的措施属于一级预防，对于已经患有冠心病、心肌梗死患者预防再次梗死，防止发生心血管事件的措施属于二级预防。

二级预防措施有：①应用阿司匹林或氯吡格雷等药物，抗血小板集聚；应用硝酸酯类药物，抗心绞痛治疗；②预防心律失常，减轻心脏负荷；控制血压在 140/90 mmHg 以下，合并糖尿病或慢性肾功能不全应将血压控制在 130/80 mmHg 以下；③戒烟，控制血脂；④控制饮食，治疗糖尿病，糖化血红蛋白应低于 7%，体重指数应控制在标准体重之内；⑤对患者及家属要普及冠心病相关知识教育，鼓励患者有计划、适当地运动。

（五）护理

1. 身心休息

急性期绝对卧床，减少心肌耗氧，避免诱因。保持安静，减少探视，避免不良刺激，保证睡眠。陪伴和安慰患者，操作熟练，有条不紊，理解并鼓励患者表达恐惧。

2. 改善活动耐力

改善活动耐力，帮助患者制订逐渐活动计划。对于有固定时间和情境出现疼痛的患者，可预防性给药。若患者在活动后出现呼吸加快或困难、脉搏过快或停止后 3 分钟未恢复，血压异常、胸痛、眩晕应停止活动，并以此作为限制最大活动量的指标。

3. 病情观察

监护 5~7 天，监测心电图、心率、心律、血压、血流动力学，有并发症应延长监护时间。如心率、心律和血压变化，出现心律失常，特别是室性心律失常和严重的房室传导阻滞以及休克，及时报告医师处理。观察尿量、意识改变，以帮助判断休克的情况。

4. 吸氧

前 3 天给予高流量吸氧 4~6 L/min，而后可间断吸氧。如发生急性肺水肿，按其处理原则护理。

5. 镇痛

遵医嘱给予哌替啶、吗啡、哌替啶等镇痛药物，对于烦躁不安的患者可给予地西泮肌内注射。观察疼痛性质及其伴随症状的变化，注意有无呼吸抑制、心率加快等不良反应。

6. 防止便秘

向患者强调预防便秘的重要性，食用富含纤维食物。注意饮水，1 500 mL/d。遵医嘱长期服用缓泻药，保证排便通畅。必要时应用润肠药、低压灌肠等。

7. 饮食护理

给予低热量、低脂、低胆固醇和高维生素饮食，少量多餐，避免刺激性食品。

8. 溶栓治疗护理

溶栓前要建立并保持静脉通道畅通。仔细询问病史，除外溶栓禁忌证；溶栓前需检查血常规、凝血时间、血型、配血备用。

溶栓治疗中观察患者有无寒战、皮疹、发热等过敏反应。应用抗凝药物如阿司匹林、肝素，使用过程中应严密观察有无出血倾向。应用溶栓治疗时应严密监测出凝血时间和纤溶酶原，防止出血，注意观察有无牙龈、皮肤、穿刺点出血，观察尿、粪便的颜色。出现大出血时需立即停止溶栓，输鱼精蛋白，输血。

溶栓治疗后应定时记录心电图，检查心肌酶谱，观察胸痛有无缓解。

9. 经皮冠状动脉介入治疗后护理

防止出血与血栓形成，停用肝素 4 小时后，复查全血凝固时间，凝血时间在正常范围之内，拔除动脉鞘管，压迫止血，加压包扎，患者继续卧床 24 小时，术肢制动。同时，严密观察生命体征，注意有无胸痛。观察足背动脉搏动情况，注意鞘管留置部位有无出血、血肿。

10. 预防并发症

（1）预防心律失常及护理：急性期要持续心电监护，发现频发室性期前收缩，成对的、多源性的、呈 RonT 现象的室性期前收缩或房室传导阻滞时，应及时通知医师处理，遵医嘱应用利多卡因等抗心律失常药物，同时要警惕发生室颤、猝死。

电解质紊乱、酸碱失衡也是引起心律失常的重要因素，要监测电解质和酸碱平衡状态，准备好急救药物和急救设备如除颤器、起搏器等。

（2）预防休克及护理：遵医嘱给予扩容、纠酸、血管活性药物，避免脑缺血，保护肾功能，让患者取平卧位或头低足高位。

（3）预防心力衰竭及护理：在起病最初几天甚至在心肌梗死演变期内，急性心肌梗死的患者可以发生心力衰竭，多表现左侧心力衰竭。因此要严密观察患者有无咳嗽、咳痰、呼吸困难、尿少等症状，观察肺部有无湿啰音。避免情绪烦躁、饱餐、用力排便等加重心脏负荷的因素。如发生心力衰竭，即按心力衰竭护理进行护理。

11. 健康教育

（1）养成良好的生活习惯：调整生活方式，缓解压力，克服不良情绪，避免饱餐、寒冷刺激。洗澡时应注意：不在饱餐和饥饿时洗澡，水温和体温相当，时间不要过长，卫生间不上锁，必要时有人陪同。

（2）积极治疗危险因素：积极治疗高血压、高脂血症、糖尿病，控制体重于正常范围，戒除烟酒。自觉落实二级预防措施。

（3）按时服药：了解所服药物作用及不良反应，随身携带药物和保健卡。按时服药，定期复查，终身随诊。

（4）合理饮食：食用低热量、低脂、低胆固醇、总热量不高的饮食，以维持正常体重为度。清淡饮食，少量多餐。避免大量刺激性食物。多食富含纤维素和果胶的食物。

（黎少英）

第四章

消化内科疾病的护理

第一节　胃食管反流病

胃食管反流病（GERD）是一种因胃和（或）十二指肠内容物反流入食管引起胃灼热、反流、胸痛等症状和（或）组织损害的综合征，包括食管综合征和食管外综合征。食管综合征有典型反流综合征、反流胸痛综合征及伴食管黏膜损伤的综合征，如反流性食管炎（RE）、反流性狭窄、Barrett 食管（BE）及食管腺癌。食管外综合征有反流性咳嗽综合征、反流性喉炎综合征、反流性哮喘综合征及反流性蛀牙综合征，还可能有咽炎、鼻窦炎、特发性肺纤维化及复发性中耳炎。

根据内镜下表现的不同，GERD 可分为非糜烂性反流病（NERD）、RE 及 BE，我国 60%~70%的 GERD 表现为 NERD。

一、病因与发病机制

与 GERD 发生有关的机制包括抗反流防御机制的削弱、食管黏膜屏障的完整性破坏及胃十二指肠内容物反流对食管黏膜的刺激等。

（一）抗反流机制的削弱

抗反流机制的削弱是 GERD 的发病基础，包括下食管括约肌（LES）功能失调、食管廓清功能下降、食管组织抵抗力损伤、胃排空延迟等。

1. LES 功能失调

LES 功能失调在 GERD 发病中起重要作用，其中 LES 压力降低、一过性下食管括约肌松弛（TLESR）及裂孔疝是引起 GERD 的 3 个重要因素。

LES 正常长 3~4 cm，维持 10~30 mmHg 的静息压，是重要的抗反流屏障。当 LES 压力<6 mmHg 时，即易出现胃食管反流。即使 LES 压力正常，也不一定就没有胃食管反流。近来的研究表明 TLESR 在 GERD 的发病中有重要作用。TLESR 是指非吞咽情况下 LES 发生自发性松弛，可持续 8~10 秒，长于吞咽时 LES 松弛，并常伴胃食管反流。TLESR 是正常人生理性胃食管反流的主要原因，目前认为 TLESR 是小儿胃食管反流的最主要因素，胃扩张（餐后、胃排空异常、空气吞入）是引发 TLESR 的主要刺激因素。裂孔疝破坏了正常抗反流机制的解剖和生理，使 LES 压力降低并缩短了 LES 长度，削弱了膈肌的作用，并使食管蠕动减弱，故食管裂孔疝是胃食管反流重要的病理生理因素。

2. 食管及胃功能下降

（1）食管：健康人食管借助正常蠕动可有效清除反流入食管的胃内容物。GERD 患者由于食管原发和继发蠕动减弱，无效食管运动发生率高，有如硬皮病样食管，致食管廓清功能障碍，不能有效廓清反流入食管的胃内容物。

（2）胃：胃轻瘫或胃排空功能减弱，胃内容物大量潴留，胃内压增加，导致胃食管反流。

（二）食管黏膜屏障受损

食管黏膜屏障是食管黏膜上皮抵抗反流物对其损伤的重要结构，包括食管上皮前（黏液层、静水层和黏膜表面 HCO_3^- 所构成的物理化学屏障）、上皮（紧密排列的多层鳞状上皮及上皮内所含负离子蛋白和 HCO_3^- 可阻挡和中和 H^+）及上皮后（黏膜下毛细血管提供 HCO_3^- 中和 H^+）屏障。当屏障功能受损时，即使是正常反流也可致食管炎。

（三）胃十二指肠内容物反流

胃食管反流时，含胃酸、胃蛋白酶的胃内容物，甚至十二指肠内容物反流入食管，引起胃灼热、反流、胸痛等症状，甚至导致食管黏膜损伤。难治性 GERD 常伴有严重的胃食管反流。Vaezi 等发现，混合反流可导致较单纯反流更为严重的黏膜损伤，两者可能存在协同作用。

二、病理

RE 的病理改变主要有食管鳞状上皮增生，黏膜固有层乳头向表面延伸，浅层毛细血管扩张、充血和（或）出血，上皮层内中性粒细胞和淋巴细胞浸润，严重者可有黏膜糜烂或溃疡形成。慢性病变可有肉芽组织形成、纤维化以及 Barrett 食管改变。

三、临床表现

GERD 的主要临床表现包括食管表现和食管外表现。

（一）食管表现

1. 胃灼热

是指胸骨后的烧灼样感觉，胃灼热是 GERD 最常见的症状。胃灼热的严重程度不一定与病变的轻重程度一致。

2. 反流

反流指胃内容物反流入口中或下咽部的感觉，此症状多在胃灼热、胸痛之前发生。

3. 胸痛

胸痛作为 GERD 的常见症状，日渐受到临床重视。可酷似心绞痛，对此有时单从临床很难作出鉴别。胸痛的程度与食管炎的轻重程度无平行关系。

4. 吞咽困难

指患者能感觉到食物从口腔到胃的过程发生障碍，吞咽困难可能与咽喉部的发胀感同时存在。引起吞咽困难的原因很多，包括与反流有关的食管痉挛、食管运动功能障碍、食管瘢痕狭窄及食管癌等。

5. 上腹痛

也可以是 GERD 的主要症状。

（二）食管外表现

1. 咽喉部表现

如慢性喉炎、慢性声嘶、发音困难、声带肉芽肿、咽喉痛、流涎过多、癔球症、颈部疼痛、牙周炎等。

2. 肺部表现

如支气管炎、慢性咳嗽、慢性哮喘、吸入性肺炎、支气管扩张、肺脓肿、肺不张、咯血及肺纤维化等。

四、辅助检查

（一）上消化道内镜检查

对 GERD 患者，内镜检查可确定是否有 RE 及病变的形态、范围与程度；同时可取活体组织进行病理学检查，明确有无 BE、食管腺癌；还可进行有关的治疗。但内镜检查不能观察反流本身，内镜下的食管炎也不一定都由反流引起。

洛杉矶分级是目前国际上应用最为广泛的内镜 RE 分级方案，根据内镜下食管黏膜破损的范围和形状，将 RE 划分为 A~D 级（图 4-1）。

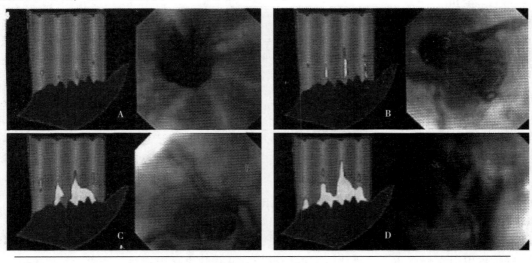

分级	内镜特征
A	一处或几处≤5 mm的食管黏膜破损，病变之间无融合
B	一处或几处>5 mm的食管黏膜破损，病变之间无融合
C	一处或几处食管黏膜破损，病变之间相互融合，但未超过食管环周的75%
D	一处或几处食管黏膜破损，病变之间相互融合，至少累及食管环周的75%

附加描述项目：有无食管狭窄、食管溃疡及BE

图 4-1　GERD 内镜分级

（二）其他检查

1. 24 小时食管酸碱度（pH）监测

是最好的定量监测胃食管反流的方法，已作为 GERD 诊断的金标准。最常使用的指标是 pH<4 总时间（%）。该方法有助于判断反流的有无及其和症状的关系，以及疗效不佳的原因，其敏感性与特异性分别为 79%~90% 和 86%~100%。该检查前 3~5 天停用改变食管压力的药物（胃肠动力剂、抗胆碱能药、钙通道阻滞药、硝酸盐类药、肌肉松弛药等）、抑制胃酸的药物。

近年无绳食管 pH 胶囊的应用使食管 pH 监测更为方便，易于接受，且可行食管多部位（远端、近端及下咽部等）及更长时间（48~72 小时）的监测。

2. 食管测压

可记录 LES 压力，显示频繁的 TLESR 和评价食管体部的功能。单纯用食管压力来诊断胃食管反流并不十分准确，其敏感性约 58%，特异性约 84%。因此，并非所有的 GERD 患者均需做食管压力测定，仅用于不典型的胸痛患者或内科治疗失败考虑用外科手术抗反流者。

3. 食管阻抗监测

通过监测食管腔内阻抗值的变化来确定是液体还是气体反流。目前食管腔内阻抗导管均带有 pH 监测通道，可根据 pH 和阻抗变化进一步区分酸反流（pH<4）、弱酸反流（pH 在 4~7）以及弱碱反流（pH>7），用于 GERD 的诊断，尤其有助于对非酸反流为主的 NERD 患者的诊断、抗反流手术前和术后的评估、难治性 GERD 病因的寻找、不典型反流症状的 GERD 患者的诊断以及确诊功能性胃灼热患者。

4. 食管胆汁反流测定

用胆汁监测仪测定食管内胆红素含量，从而了解有无十二指肠胃食管反流。现有的 24 小时胆汁监测仪可得到胆汁反流次数、长时间反流次数、最长反流时间和吸收值 ≥0.14 的总时间及其百分比，从而对胃食管反流作出正确的评价。因采用比色法检测，故必须限制饮食中的有色物质。

5. 上胃肠道 X 线钡餐检查

对观察有无反流及食管炎均有一定的帮助，还有助于排除其他疾病和发现有无解剖异常，如膈疝，有时上胃肠道钡餐检查还可发现内镜检查没有发现的轻的食管狭窄，但钡餐检查的阳性率不高。

6. 胃—食管放射性核素闪烁显像

此为服用含放射性核素流食后以 γ 照相机检测放射活性反流的技术。该技术有 90% 的高敏感性，但特异性低，仅为 36%。

7. GERD 诊断问卷

让疑似 GERD 的患者回顾过去 4 周的症状以及症状发作的频率，并将症状由轻到重分为 0~5 级，评估症状程度，总分超过 12 分即可诊断为 GERD。

8. 质子泵抑制剂（PPI）试验

对疑似 GERD 的患者，可服用标准剂量 PPI，每天 2 次，用药时间为 1~2 周。患者服药后 3~7 天，若症状消失或显著好转，本病诊断可成立，其敏感性和特异性均可达 60% 以上。但本试验不能鉴别恶性疾病，且可因用 PPI 而掩盖内镜所见。

9. 超声检查

超声检查直观性好，诊断敏感性高，并且对患者的损伤性小。B 超诊断 GERD 标准为至少在 2 次不同时间内观察到反流物充满食管下段和胃与食管间液体来回移动。

五、诊断

由于 GERD 临床表现多种多样，症状轻重不一，有的患者可能有典型的反流症状，但内镜及胃食管反流检测无异常；而有的患者以其他器官及系统的症状为主要表现，给 GERD 的诊断造成一定的困难。因此，GERD 的诊断应结合患者的症状及实验室检查综合判断。

1. RE 的诊断

有胃食管反流的症状，内镜可见累及食管远端的食管炎，排除其他原因所致的食管炎。

2. NERD 的诊断

有胃食管反流的症状，内镜无食管炎改变，但实验室检查有胃食管反流的证据，如：①24 小时食管 pH 监测阳性；②食管阻抗监测、食管胆汁反流测定、静息放射性核素检查或钡餐检查显示胃食管反流；③食管测压示 LES 压力降低或 TLESR，或食管体部蠕动波幅降低。

六、治疗

胃食管反流病的治疗目标为充分缓解症状，治愈食管炎，治疗或预防并发症。

1. 非药物治疗

非药物治疗指生活方式的指导，避免一切引起胃食管反流的因素等。如要求患者饮食不宜过饱；忌烟、酒、咖啡、巧克力、酸食和过多脂肪；避免餐后立即平卧。对仰卧位反流，抬高床头 10 cm 就可减轻症状。对于立位反流，有时只要患者穿宽松衣服，避免牵拉、上举或弯腰就可减轻。超重者在减肥后症状会有所改善。某些药物能降低 LES 的压力，导致反流或使其加重，如抗胆碱能药、钙通道阻滞药、硝酸盐类药、肌肉松弛药等，对 GERD 患者尽量避免使用这些药物。

2. 药物治疗

（1）抑酸药：抑酸药是治疗 GERD 的主要药物，主要包括 PPI 和 H_2 受体拮抗剂，PPI 症状缓解最快，对食管炎的治愈率最高。虽然 H_2RA 疗效低于 PPI，但在一些病情不是很严重的 GERD 患者中，采用 H_2RA 仍是有效的。

（2）促动力药：促动力药可用于经过选择的患者，特别是作为酸抑制治疗的一种辅助药物。对大多数 GERD 患者，目前应用的促动力药不是理想的单一治疗药物。

1）多巴胺受体拮抗剂：此类药物能促进食管、胃的排空，增加 LES 的张力。此类药物包括甲氧氯普胺和多潘立酮，常用剂量为 10 mg，每天 3～4 次，睡前和餐前服用。前者如剂量过大或长期服用，可导致锥体外系神经症状，故老年患者慎用；后者长期服用也可致高催乳素血症，产生乳腺增生、泌乳和闭经等不良反应。

2）非选择性 5-HT$_4$ 受体激动剂：此类药能促进肠肌丛节后神经释放乙酰胆碱而促进食管、胃的蠕动和排空，从而减轻胃食管反流。目前常用的为莫沙必利，常用剂量为 5 mg，每天 3～4 次，饭前 15～30 分钟服用。

3）伊托必利：此类药可通过阻断多巴胺 D_2 受体和抑制胆碱酯酶的双重功能，起到加速胃排空、改善胃张力和敏感性、促进胃肠道动力的作用。该药消化道特异性高，对心脏、中枢神经系统、泌乳素分泌的影响小，在 GERD 治疗方面具有长远的优势。常用剂量为 50 mg，每天 3~4 次，饭前 15~30 分钟服用。

（3）黏膜保护剂：对控制症状和治疗反流性食管炎有一定疗效。常用的药物有硫糖铝 1 g，每天 3~4 次，饭前 1 小时及睡前服用；铝碳酸镁 1 g，每天 3~4 次，饭前 1 小时及睡前服用，具有独特的网状结构，既可中和胃酸，又可在酸性环境下结合胆汁酸，对于十二指肠胃食管反流有较好的治疗效果。枸橼酸铋钾盐，480 mg/d，分 2~4 次于饭前及睡前服用。

（4）γ-氨基丁酸（GABA）受体抑制剂：由于 TLESR 是发生胃食管反流的主要机制，因此 TLESR 成为治疗的有效靶点。对动物及人类研究显示，GABA 受体抑制剂巴氯芬可抑制 TLESR，可能是通过抑制脑干反射而起作用的。巴氯芬对 GERD 患者既有短期作用，又有长期作用，可显著减少反流次数和缩短食管酸暴露时间，还可明显改善十二指肠胃食管反流及其相关的反流症状，是目前控制 TLESR 发生率最有前景的药物。

（5）维持治疗：因为 GERD 是一种慢性疾病，持续治疗对控制症状及防止并发症是适当的。

3. 内镜抗反流治疗

为了避免 GERD 患者长期需要药物治疗及手术治疗风险大的缺点，内镜医师在过去的几年中在内镜治疗 GERD 方面做出了不懈的努力，通过内镜抗反流治疗改善 LES 的屏障功能，发挥其治疗作用。

（1）胃镜下腔内折叠术：该方法是将一种缝合器安装在胃镜前端，于直视下在齿状线下缝合胃壁组织，形成褶皱，增加贲门口附近紧张度，"延长腹内食管长度"及形成皱褶，以阻挡胃肠内容物的反流。具体包括黏膜折叠方法或全层折叠方法。

（2）食管下端注射法：指内镜直视下环贲门口或食管下括约肌肌层注射无活性低黏度膨胀物质，增加 LES 的功能。

（3）内镜下射频治疗：该方法是将射频治疗针经活检孔道送达齿状线附近，刺入食管下端的肌层进行热烧灼，使肌层"纤维化"，增加食管下端张力。

内镜治疗 GERD 的安全性及可能性已经多中心研究所证实，且显示大部分患者可终止药物治疗，但目前仍缺乏严格的大样本多中心对照研究。

4. 外科手术治疗

对 GERD 患者行外科手术治疗时，必须掌握严格的适应证，主要包括：①需长期用药维持，且用药后症状仍然严重者；②出现严重并发症，如出血、穿孔、狭窄等，经药物或内镜治疗无效者；③伴有严重的食管外并发症，如反复并发肺炎，反复发作的难以控制的哮喘、咽喉炎，经药物或内镜治疗无效者；④疑有恶变倾向的 BE；⑤严重的胃食管反流而不愿终身服药者；⑥仅对大剂量质子泵抑制剂起效的年轻患者，如有严重并发症（出血、狭窄、BE）。

临床应用过的抗反流手术方法较多。目前治疗 GERD 的手术常用 Nissen 胃底折叠术、Belsey 胃底部分折叠术。各种抗反流手术治疗的效果均应通过食管 24 小时的 pH 测定、内镜及临床表现进行综合评价。

近十几年来，腹腔镜抗反流手术得到了长足的发展。腹腔镜胃底折叠术是治疗 GERD 疗效确切的方法，是治疗 GERD 的主要选择之一，尤其对于年轻、药物治疗效果不佳、伴有裂孔疝的患者。与常规开放手术相比较，腹腔镜手术具有创伤小、术后疼痛轻和患者恢复快的优点，特别适用于年老体弱、心肺不佳的患者。但最近的研究显示，术后并发症高达30%，包括吞咽困难、不能打嗝、腹泻及肛门排气等。约62%的患者在接受抗反流手术10年后仍需服用 PPI 治疗。因此，内科医师在建议 GERD 患者行腹腔镜胃底折叠术前应注意这些并发症，严格选择患者。

5. 并发症的治疗

（1）食管狭窄的治疗：早期给予有效的药物治疗是预防 GERD 患者食管狭窄的重要手段。内镜扩张疗法是治疗食管狭窄所致吞咽困难的有效方法。扩张疗法所需食管扩张器有各型探条、气囊、水囊及橡胶扩张器等。常将食管直径扩张至 14 mm 或 44F。患者行有效的扩张食管治疗后，应用 PPI 或 H_2RA 维持治疗，避免食管再次狭窄。手术是治疗食管狭窄的有效手段。常在抗反流术前或术中同时使用食管扩张疗法。

（2）BE 的治疗。

1）药物治疗：长期 PPI 治疗不能缩短 BE 的病变长度，但可促进部分患者鳞状上皮再生，降低食管腺癌发生率。选择性 COX-2 抑制剂有助于减少患食管癌，尤其是腺癌的风险。

2）内镜治疗：目前常采用的内镜治疗方法有各种方式的内镜消融治疗和内镜下黏膜切除术等。适应证为伴有异型增生和黏膜内癌的 BE 患者，超声内镜检查有助于了解病变的深度，有助于治疗方式的选择。

3）手术治疗：对已证实有癌变的 BE 患者，原则上应手术治疗。手术方法同食管癌切除术，胃肠道重建多用残胃或结肠，少数用空肠。

4）抗反流手术：包括外科手术和内镜下抗反流手术。虽然能在一定程度上改善 BE 患者的反流症状，但不能影响其自然病程，远期疗效有待证实。

七、护理评估

（一）健康史

询问患者症状出现的时间、频率和严重程度；了解患者饮食习惯，如有无进食高脂食物、饮用含咖啡因饮料等；有无烟酒嗜好；有无肥胖及其他疾病，是否服用对下食管括约肌压力有影响的药物等。

（二）身体状况

胃食管反流病的临床表现多样，轻重不一。

1. 反流症状

包括反酸、反食、嗳气等。常于餐后特别是饱餐后、平卧时发生，有酸性液体或食物从胃及食管反流到口咽部。反酸常伴胃灼热，是胃食管反流病最常见的症状。

2. 反流物刺激食管引起的症状

包括胃灼热、胸痛、吞咽痛等。胃灼热是一种胸骨后发热、烧灼样不适，常于餐后（尤其是饱食或脂肪餐）1 小时出现，躯体前屈或用力屏气时加重，站立或坐位时或服用抗酸药物后可缓解。一般认为是由于酸性反流物刺激食管上皮下的感觉神经末梢所致。反流物也可刺激机械感受器引起食管痉挛性疼痛，严重者可放射到颈部、后背、胸部，有时酷似心绞痛症状。部分患者可有吞咽痛和吞咽困难，常为间歇性发作，是食管动力异常所致，晚期可呈持续性进行性加重，常提示食管狭窄。

3. 食管以外刺激的临床表现

如咽部异物感、咳嗽、咽喉痛、声音嘶哑等。部分患者以咳嗽、哮喘为主要症状，是因反流物吸入呼吸道，刺激支气管黏膜引起炎症和痉挛；或因反流物刺激食管黏膜感受器，通过迷走神经反射性引起支气管痉挛所致。

4. 并发症

（1）上消化道出血：由于食管黏膜炎症、糜烂和溃疡所致，多表现为黑便，呕血较少。

（2）食管狭窄：重度反流性食管炎可因食管黏膜糜烂、溃疡，使纤维组织增生，瘢痕形成致食管狭窄，患者表现为渐进性吞咽困难，尤以进食固体食物时明显。

（3）Barrett 食管：食管黏膜因受反流物的慢性刺激，食管与胃交界处的齿状线 2 cm 以上的鳞状上皮被化生的柱状上皮替代，称为 Barrett 食管，是食管腺癌的主要癌前病变。

（三）心理—社会状况

重点评估患者的心理状况、工作及生活中的压力及其对生理心理状况的影响。如有无严重的焦虑或抑郁，对疾病知识的了解程度等。精神紧张、情绪变化和抑郁等均可影响食管动力和感觉功能，并影响患者对症状和疾病行为的感知能力，从而表现出焦虑、抑郁和躯体化精神症状。

八、护理措施

（一）指导患者改变不良生活方式和饮食习惯

（1）卧位时将床头抬高 10~20 cm，避免餐后平卧和睡前 2 小时进食。

（2）少量多餐，避免过饱；食物以高蛋白、高纤维、低脂肪、易消化为主，应细嚼慢咽；避免摄入可使下食管括约肌压降低的食物，如高脂饮食、巧克力、咖啡、浓茶等；戒烟酒。

（3）避免剧烈运动以及使腹压升高的因素，如肥胖、紧身衣、束腰带等。

（4）避免使用使下食管括约肌压降低的药物，如 β 肾上腺素能激动剂、α 肾上腺素能受体阻滞剂、抗胆碱能药、钙离子通道阻滞药、茶碱等。

（二）用药指导

抑制胃酸是胃食管反流病治疗的主要手段，根据医嘱给患者进行药物治疗，注意观察疗效及不良反应。常用药物如下所述。

1. 抑制胃酸药

质子泵抑制剂可有效抑制胃酸分泌，最快速地缓解症状。每天一次应用 PPI 的患者应该在早餐前服用，而睡前服用 PPI 可更好控制夜间酸分泌，通常疗程在 8 周以上，部分患者需要长期服药。也可选用 H_2 受体阻断剂，如西咪替丁、雷尼替丁、法莫替丁等，疗程 8~12 周。适用于轻、中症患者。

2. 促动力药

可增加下食管括约肌压力，改善食管蠕动功能，促进胃排空，减少胃食管反流，改善患者症状，可作为抑酸剂的辅助用药。常用药物有甲氧氯普胺或多潘立酮，餐前半小时服用，服药期间注意观察有无腹泻、便秘、腹痛、恶心等不良反应发生。

3. 黏膜保护药

可以在食管黏膜表面形成保护性屏障，吸附胆盐和胆汁酸，阻止胃酸、胃蛋白酶的侵蚀，防止其对食管黏膜的进一步损伤。常用药物包括硫糖铝、铋剂、铝碳酸镁等。硫糖铝片需嚼碎呈糊状，餐前半小时用少量温开水冲服，但长期使用可抑制磷的吸收而致骨质疏松。

（三）心理护理

关心体贴患者，告知疾病与治疗有关知识，消除患者紧张情绪，避免一些加重本病的刺激因素，使患者主动配合治疗，保持情绪稳定。

（李玉玲）

第二节　急性胃炎

急性胃炎指由各种原因引起的急性胃黏膜炎症，其病变可以仅局限于胃底、胃体、胃窦的任何一部分，病变深度大多局限于黏膜层，严重时则可累及黏膜下层、肌层，甚至达浆膜层。临床表现多种多样，可以有上腹痛、恶心、呕吐、上腹不适、呕血、黑便，也可无症状，而仅有胃镜下表现。急性胃炎的病因虽然多样，但各种类型在临床表现、病变的发展规律和临床诊治等方面有一些共性。大多数患者通过及时诊治能很快痊愈，但也有部分患者其病变长期存在并转化为慢性胃炎。

一、护理评估

（一）健康史

评估患者既往有无胃病史，有无服用对胃有刺激的药物，如阿司匹林、保泰松、洋地黄类、铁剂等，评估患者的饮食情况及睡眠。

（二）身体状况

1. 腹痛的评估

患者主要表现为上腹痛、饱胀不适。多数患者无症状，或症状被原发疾病所掩盖。

2. 恶心、呕吐的评估

患者可有恶心、呕吐、食欲不振等症状，注意观察患者呕吐的次数及呕吐物的性质、量的情况。

3. 腹泻的评估

食用沙门菌、嗜盐菌或葡萄球菌毒素污染食物引起的胃炎患者常伴有腹泻。评估患者的大便次数、颜色、性状及量的情况。

4. 呕血和（或）黑便的评估

在所有上消化道出血的病例中，急性糜烂出血性胃炎所致的消化道出血占 10%~30%，仅次于消化性溃疡。

（三）辅助检查

1. 病理学检查

主要表现为中性粒细胞浸润。

2. 胃镜检查

可见胃黏膜充血、水肿、糜烂、出血及炎性渗出。

3. 实验室检查

血常规检查：糜烂性胃炎可有红细胞、血红蛋白减少；大便常规检查：大便隐血试验阳性；血电解质检查：剧烈腹泻患者可有水、电解质紊乱。

（四）心理—社会状况

1. 生活方式

评估患者生活是否规律，包括学习或工作、活动、休息与睡眠的规律性，有无烟酒嗜好等。评估患者是否能得到亲人及朋友的关爱。

2. 饮食习惯

评估患者是否进食过冷、过热、过于粗糙的食物；是否食用刺激性食物，如辛辣、过酸或过甜的食物，以及饮用浓茶、咖啡、烈酒等；是否注意饮食卫生。

3. 焦虑或恐惧

因出现呕血、黑便或症状反复发作而产生紧张、焦虑、恐惧心理。

4. 认知程度

是否了解急性胃炎的病因及诱发因素，以及如何防护。

（五）腹部体征评估

上腹部压痛是常见体征，有时上腹部胀气明显。

二、主要护理诊断/问题

1. 腹痛

由于胃黏膜的炎性病变所致。

2. 营养失调：低于机体需要量

由于胃黏膜的炎性病变引起的食物摄入、吸收障碍所致。

3. 焦虑

由于呕血、黑便及病情反复所致。

三、护理目标

（1）患者腹痛症状减轻或消失。

（2）患者住院期间保证机体需热量，维持水、电解质及酸碱平衡。

（3）患者焦虑程度减轻或消失。

四、护理措施

（一）一般护理

1. 休息

患者应注意休息，减少活动，对急性应激造成者应卧床休息，同时应做好患者的心理疏导。

2. 饮食

一般可给予无渣、半流质的温热饮食。如少量出血可给予牛奶、米汤等以中和胃酸，有利于黏膜的修复。剧烈呕吐、呕血的患者应禁食，可静脉补充营养。

3. 环境

为患者创造整洁、舒适、安静的环境，定时开窗通风，保证空气新鲜及温湿度适宜，使其心情舒畅。

（二）心理护理

1. 解释症状出现的原因

患者因出现呕血、黑便或症状反复发作而产生紧张、焦虑、恐惧心理。护理人员应向其耐心说明出血原因，并给予解释和安慰。应告知患者，通过有效治疗，出血会很快停止；并通过自我护理和保健，可减少本病的复发次数。

2. 心理疏导

耐心解答患者及家属提出的问题，向患者解释精神紧张不利于呕吐的缓解，特别是有的呕吐与精神因素有关，紧张、焦虑还会影响食欲和消化能力，而树立信心及情绪稳定则有利于症状的缓解。

3. 应用放松技术

利用深呼吸、转移注意力等放松技术，减少呕吐的发生。

（三）治疗配合

1. 腹痛

遵医嘱给予局部热敷、按摩、针灸，或给予止痛药物等缓解腹痛症状，同时应安慰、陪伴患者以使其精神放松，消除紧张恐惧心理，保持情绪稳定，从而增强患者对疼痛的耐受性；非药物止痛方法还可以用分散注意力法，如数数、谈话、深呼吸等；行为疗法，如放松技术、冥想、音乐疗法等。

2. 恶心、呕吐、上腹不适

评估症状是否与精神因素有关，关心和帮助患者消除紧张情绪。观察患者呕吐的次数及呕吐物的性质和量的情况。一般呕吐物为消化液和食物时有酸臭味；混有大量胆汁时呈绿色，混有血液呈鲜红色或棕色残渣。及时为患者清理呕吐物、更换衣物，协助患者采取舒适体位。

3. 呕血、黑便

排除鼻腔出血及进食大量动物血、铁剂等所致呕吐物呈咖啡色或黑便。观察患者呕血与黑便的颜色、性状和量的情况，必要时遵医嘱给予输血、补液、补充血容量治疗。

（四）用药护理

（1）向患者讲解药物的作用、不良反应、服用时的注意事项，如抑制胃酸的药物多于饭前服用；抗生素多于饭后服用，并询问患者有无过敏史，严密观察用药后的反应；应用止泻药时应注意观察排便情况，观察大便的颜色、性状、次数及量，腹泻控制时应及时停药；保护胃黏膜的药物大多数是餐前服用，个别药除外；应用解痉止痛药如山莨菪碱或阿托品时，会出现口干等不良反应，并且青光眼及前列腺肥大者禁用。

（2）保证患者每日的液体入量，根据患者情况和药物性质调节滴注速度，合理安排所用药物的前后顺序。

（五）健康教育

（1）向患者及家属讲明病因，如是药物引起，应告诫今后禁止用此药；如疾病需要必须用该药，遵医嘱配合服用制酸剂以及胃黏膜保护剂。

（2）嗜酒者应戒酒。

（3）嘱患者进食要有规律，避免食生、冷、硬及刺激性的食物和饮料。

（4）让患者及家属了解本病为急性病，应及时治疗及预防复发，防止发展为慢性胃炎。

（5）应遵医嘱按时用药，如有不适，及时就医。

（卢炜梅）

第三节 慢性胃炎

慢性胃炎是指不同病因引起的慢性胃黏膜炎性病变，其发病率在各种胃病中居首位。随着年龄增长而逐渐增高，男性稍多于女性。

一、护理评估

（一）健康史

评估患者既往有无其他疾病，是否长期服用 NSAID 类抗炎药如阿司匹林、吲哚美辛等，有无烟酒嗜好及饮食、睡眠情况。

（二）身体状况

1. 腹痛的评估

评估腹痛发生的原因或诱因，疼痛的部位、性质和程度；与进食、活动、体位等因素的关系，有无伴随症状。慢性胃炎进展缓慢，多无明显症状。部分患者可有上腹部隐痛与饱胀的表现。腹痛无明显节律性，通常进食后较重，空腹时较轻。

2. 恶心、呕吐的评估

评估恶心、呕吐发生的时间、频率、原因或诱因，与进食的关系；呕吐的特点及呕吐物的性质、量；有无伴随症状，是否与精神因素有关。慢性胃炎的患者进食硬、冷、辛辣或其他刺激性食物时可引发恶心、反酸、嗳气、上腹不适、食欲不振等症状。

3. 贫血的评估

慢性胃炎并发胃黏膜糜烂者可出现少量或大量上消化道出血，表现以黑便为主，持续3~4天停止。长期少量出血可引发缺铁性贫血，患者可出现头晕、乏力及消瘦等症状。

（三）辅助检查

1. 胃镜及黏膜活组织检查

这是最可靠的诊断方法，可直接观察黏膜病损。慢性萎缩性胃炎可见黏膜呈颗粒状，黏膜血管显露，黏膜色泽灰黯、皱襞细小；慢性浅表性胃炎可见红斑、黏膜粗糙不平、出血点（斑）。两种胃炎皆可见伴有糜烂、胆汁反流。活组织检查可进行病理学诊断，同时可检测幽门螺杆菌。

2. 胃酸测定

慢性浅表性胃炎胃酸分泌可正常或轻度降低，而萎缩性胃炎胃酸分泌明显降低，其分泌胃酸功能随胃腺体的萎缩、肠腺化生程度的加重而降低。

3. 血清学检查

慢性胃体炎患者血清抗壁细胞抗体和内因子抗体呈阳性，血清胃泌素明显升高；慢性胃窦炎患者血清抗壁细胞抗体多呈阴性，血清胃泌素下降或正常。

4. 幽门螺杆菌检测

通过侵入性和非侵入性方法检测幽门螺杆菌。慢性胃炎患者胃黏膜中幽门螺杆菌阳性率的高低与胃炎活动与否有关，且不同部位的胃黏膜幽门螺杆菌的检测率也不相同。幽门螺杆菌的检测对慢性胃炎患者的临床治疗有指导意义。

（四）心理—社会状况

1. 生活方式

评估患者生活是否有规律；生活或工作负担及承受能力；有无过度紧张、焦虑等负性情绪；睡眠的质量等。

2. 饮食习惯

评估患者平时饮食习惯及食欲，进食时间是否规律；有无特殊的食物喜好或禁忌，有无食物过敏，有无烟酒嗜好。

3. 情绪变化及对生活的影响

评估患者的性格及精神状态，患病对患者日常生活、工作的影响。患者有无焦虑、抑郁、悲观等负性情绪及其程度。评估患者的家庭成员组成，家庭经济及受教育背景，对患者的关怀和支持程度；医疗费用来源或支付方式。

4. 认知程度

评估患者对慢性胃炎的病因、诱因及如何预防的了解程度。

（五）腹部体征的评估

慢性胃炎的体征多不明显，少数患者可出现上腹轻压痛。

二、主要护理诊断/问题

1. 疼痛

由于胃黏膜炎性病变所致。

2. 营养失调：低于机体需要量

由于厌食、消化吸收不良所致。

3. 焦虑

由于病情反复、病程迁延所致。

4. 活动无耐力

由于慢性胃炎引起贫血所致。

5. 知识缺乏

缺乏对慢性胃炎病因和预防知识的了解。

三、护理目标

（1）患者疼痛减轻或消失。

（2）患者住院期间能保证机体所需热量、水分、电解质的摄入。

（3）患者焦虑程度减轻或消失。

（4）患者活动耐力恢复或有所改善。

（5）患者能自述疾病的诱因及预防保健知识。

四、护理措施

（一）一般护理

1. 休息

指导患者急性发作时应卧床休息，并可用转移注意力、做深呼吸等方法来减轻。

2. 活动

病情缓解时，进行适当的锻炼，以增强机体抵抗力。嘱患者生活要有规律，避免过度劳累，注意劳逸结合。

3. 饮食

急性发作时可予少渣半流食，恢复期患者指导其食用富含营养、易消化的食物，避免食用辛辣、生冷等刺激性食物及饮用浓茶、咖啡等饮料。嗜酒患者嘱其戒酒。指导患者加强饮食卫生并养成良好的饮食习惯，定时进餐、少量多餐、细嚼慢咽。如胃酸缺乏者可酌情食用酸性食物如山楂、食醋等。

4. 环境

为患者创造良好的休息环境，定时开窗通风，保证病室的温湿度适宜。

（二）心理护理

1. 减轻焦虑

提供安全舒适的环境，减少对患者的不良刺激。避免患者与其他有焦虑情绪的患者或亲属接触。指导其散步、听音乐等转移注意力的方法。

2. 心理疏导

首先帮助患者分析这次产生焦虑的原因，了解患者内心的期待和要求；然后共同商讨这些要求是否能够实现，以及错误的应对机制所产生的后果。指导患者采取正确的应对机制。

3. 树立信心

向患者讲解疾病的病因及防治知识，指导患者如何保持合理的生活方式和去除对疾病的不利因素。并可以请有过类似疾病的患者讲解采取正确应对机制所取得的良好效果。

（三）治疗配合

1. 腹痛

评估患者疼痛的部位、性质及程度。嘱患者卧床休息，协助患者采取有利于减轻疼痛的体位。可利用局部热敷、针灸等方法来缓解疼痛。必要时遵医嘱给予药物止痛。

2. 活动无耐力

协助患者进行日常生活活动。指导患者体位改变时动作要慢，以免发生直立性低血压。

根据患者病情与患者共同制定每日的活动计划,指导患者逐渐增加活动量。

3. 恶心、呕吐

协助患者采取正确体位,头偏向一侧,防止误吸。安慰患者,消除其紧张、焦虑的情绪。呕吐后及时为患者清理,更换床单位并协助患者采取舒适体位。观察呕吐物的性质、量及呕吐次数。必要时遵医嘱给予止吐药物治疗。

附:呕吐特点及分析

1. 呕吐不伴恶心

呕吐突然发生,无恶心、干呕的先兆,伴明显头痛,且呕吐于头痛剧烈时出现,常见于神经血管性头痛、脑震荡、脑出血、脑炎、脑膜炎及脑肿瘤等。

2. 呕吐伴恶心

多见于胃源性呕吐,例如胃炎、胃溃疡、胃穿孔、胃癌等,呕吐多与进食、饮酒、服用药物有关,吐后常感轻松。

3. 清晨呕吐

多见于妊娠呕吐和酒精性胃炎的呕吐。

4. 食后即恶心、呕吐

如果食物尚未到达胃内就发生呕吐,多为食管疾病,如食管癌、食管贲门失弛缓症。食后即有恶心、呕吐伴腹痛、腹胀者常见于急性胃肠炎、阿米巴痢疾。

5. 呕吐发生于饭后 2~3 小时

可见于胃炎、胃溃疡和胃癌。

6. 呕吐发生于饭后 4~6 小时

可见于十二指肠溃疡。

7. 呕吐发生在夜间

呕吐发生在夜间,且量多有发酵味者,常见于幽门梗阻、胃及十二指肠溃疡、胃癌。

8. 大量呕吐

呕吐物如为大量,提示有幽门梗阻、胃潴留或十二指肠淤滞。

9. 少量呕吐

呕吐常不费力,每口吐出量不多,可有恶心,进食后可立即发生,吐完后可再进食,多见于神经官能性呕吐。

10. 呕吐物性质辨别

(1)呕吐物酸臭:呕吐物酸臭或呕吐隔日食物见于幽门梗阻、急性胃炎。

(2)呕吐物中有血:应考虑消化性溃疡、胃癌。

(3)呕吐黄绿苦水:应考虑十二指肠梗阻。

(4)呕吐物带粪便:见于肠梗阻晚期,带有粪臭味见于小肠梗阻。

(四)用药护理

(1)向患者讲解药物的作用、不良反应及用药的注意事项,观察患者用药后的反应。

(2)根据患者的情况进行指导,避免使用对胃黏膜有刺激的药物,必须使用时应同时服用抑酸剂或胃黏膜保护剂。

(3)有幽门螺杆菌感染的患者,应向其讲解清除幽门螺杆菌的重要性,嘱其连续服药两周，停药 4 周后再复查。

（4）静脉给药患者，应根据患者的病情、年龄等情况调节滴注速度，保证入量。

（五）健康教育

（1）向患者及家属介绍本病的有关病因，指导患者避免诱发因素。

（2）教育患者保持良好的心理状态，平时生活要有规律，合理安排工作和休息时间，注意劳逸结合，积极配合治疗。

（3）强调饮食调理对防止疾病复发的重要性，指导患者加强饮食卫生和饮食营养，养成有规律的饮食习惯。

（4）避免摄入刺激性食物及饮料，嗜酒患者应戒酒。

（5）向患者介绍所用药物的名称、作用、不良反应，以及服用的方法、剂量和疗程。

（6）嘱患者定期按时服药，如有不适及时就诊。

（朱昕彤）

第四节　功能性消化不良

功能性消化不良（FD）是临床上最常见的一种功能性胃肠疾病，是指具有上腹痛、上腹胀、早饱、嗳气、食欲不振、恶心、呕吐等上腹不适症状，经检查排除了引起这些症状的胃肠、肝胆及胰腺等器质性疾病的一组临床综合征。症状可持续或反复发作，病程一般超过 1 个月或在 1 年中累计超过 4 周。

根据临床特点，FD 分为 3 型：①运动障碍型，以早饱、食欲不振及腹胀为主；②溃疡型，以上腹痛及反酸为主；③反流样型，以反酸、嗳气及胸骨后的疼痛灼热感为主。

一、临床表现

1. 症状

FD 有上腹痛、上腹胀、早饱、嗳气、食欲不振、恶心、呕吐等症状，常以某一个或某一组症状为主，至少持续或累积每年 4 周/以上，在病程中症状也可发生变化。

FD 起病多缓慢，病程常经年累月，呈持续性或反复发作，不少患者由饮食、精神等因素诱发。部分患者伴有失眠、焦虑、抑郁、头痛、注意力不集中等精神症状。无贫血、消瘦等消耗性疾病表现。

2. 体征

FD 的体征多无特异性，多数患者中上腹有触痛或触之不适感。

二、辅助检查

（1）血、尿、便常规和肝肾功能均正常，血糖及甲状腺功能正常。

（2）胃镜、B 超、X 线钡餐检查正常。

（3）胃排空试验，近 50% 的患者出现胃排空延缓。

三、治疗

主要是对症治疗，个体化治疗和综合治疗相结合。

1. 一般治疗

避免烟、酒及服用非甾类抗炎药，建立良好的生活习惯。注意心理治疗，对失眠、焦虑患者适当予以镇静药物。

2. 药物治疗

（1）抑制胃酸分泌药：H_2 受体阻滞剂或质子泵抑制剂，适用于以上腹痛为主要症状的患者。症状缓解后不需要维持治疗。

（2）促胃肠动力药：常用多潘立酮、西沙必利和莫沙必利，以后二者疗效为佳。适用于以上腹胀、早饱、嗳气为主要症状患者。

（3）胃黏膜保护剂：常用枸橼酸铋钾。

（4）抗幽门螺杆菌治疗：疗效尚不明确，对部分有幽门螺杆菌感染的 FD 患者可能有效，以选用铋剂为主的三联为佳。

（5）镇静剂或抗抑郁药：适用于治疗效果欠佳且伴有精神症状明显的患者，宜从小剂量开始，注意观察药物的不良反应。

四、主要护理诊断/问题

1. 舒适的改变

与腹痛、腹胀、反酸有关。

2. 营养失调：低于机体需要量

与消化不良、营养吸收障碍有关。

3. 焦虑

与病情反复、迁延不愈有关。

五、护理措施

1. 心理护理

本病为慢性反复发作的过程，因此，护士应做好患者的心理疏导工作，尽量避免各种刺激及不良情绪，详细讲解疾病的性质，鼓励患者，提高认知水平，帮助患者树立战胜疾病的信心。教会患者稳定情绪，保持心情愉快，培养广泛的兴趣爱好。

2. 饮食护理

建立良好的生活习惯，避免烟、酒及服用非甾类抗炎药。强调饮食规律性，进食时勿做其他事情，睡前不要进食，利于胃肠道的吸收及排空。避免高脂油炸食物，忌坚硬及刺激性食物，注意饮食卫生。饮食适量，不宜极渴时饮水，一次饮水量不宜过多。不能因畏凉食而进食热烫食物。进食适量新鲜蔬菜水果，保持低盐饮食。少食易产气的食物及寒、酸性食物。

3. 合理活动

参加适当的活动，如打太极拳、散步或练习气功等，以促进胃肠蠕动及消化腺的分泌。

4. 用药指导

对于焦虑、失眠的患者可适当给予镇静剂，从小剂量开始使用，严密观察使用镇静剂后的不良反应。

六、健康教育

1. 一般护理

功能性消化不良患者在饮食中应避免油腻及刺激性食物，戒烟忌酒，养成良好的生活习惯，避免暴饮暴食及睡前进食过量；可采取少食多餐的方法；加强体育锻炼；要特别注意保持愉快的心情和良好的心境。

2. 预防护理

（1）进餐时应保持轻松的心情，不要匆促进食，也不要囫囵吞食，更不要站着或边走边吃。

（2）不要食泡饭或和水进食，饭前或饭后不要立即大量饮用液体。

（3）进餐时不要讨论问题或争吵，讨论宜在饭后1小时进行。

（4）不要在进餐时饮酒，进餐后不要立即吸烟。

（5）不要穿着束紧腰部的衣裤就餐。

（6）进餐应定时。

（7）避免大吃大喝，尤其是辛辣和富含脂肪的饮食。

（8）有条件可在两餐之间喝1杯牛奶，避免胃酸过多。

（9）少食过甜、过咸食品，食入过多糖果会刺激胃酸分泌。

（10）进食不要过冷或过烫。

（李　华）

第五节　胃癌

胃癌是指发生在胃黏膜上皮的恶性肿瘤，是最常见的恶性肿瘤之一，在各种恶性肿瘤中胃癌居首位，好发年龄>50岁，男女发病率之比为2∶1。

胃癌的发生是多因素长期作用的结果。环境因素在胃癌的发生中居支配地位，而宿主因素居从属地位。幽门螺杆菌感染、饮食、吸烟及宿主的遗传易感性是影响胃癌发生的重要因素。

一、临床表现

1. 症状

（1）早期胃癌：70%以上无症状，有症状者一般不典型，上腹部轻度不适是最常见的初发症状，与消化不良或胃炎相似。

（2）进展期胃癌：既往无胃病史，但近期出现原因不明的上腹部不适或疼痛；或既往有胃溃疡病史，近期上腹痛频率增加、程度加重。

1）上腹部饱胀：常为老年人进展期胃癌的最早症状，有时伴有嗳气、反酸、呕吐。若癌灶位于贲门，可感到进食不通畅；若癌灶位于幽门，出现梗阻时，患者可呕吐出腐败的隔夜食物。

2）食欲减退、消瘦乏力：据统计约50%的老年胃癌患者有明显的食欲减退、日益消瘦、乏力，有40%~60%的患者因消瘦而就医。

3）消化道出血：呕血（10%）、黑便（35%）及持续大便隐血（60%~80%）试验（量少，肉眼看无血但化验可发现）阳性。

（3）终末期胃癌死亡前的症状。

1）常有明显消瘦、贫血、乏力、食欲缺乏、精神萎靡等恶液质症状。

2）多有明显的上腹部持续疼痛，为癌灶溃疡侵犯神经或骨膜引起疼痛。

3）可能有大量呕血、黑便等，常因胃穿孔、幽门梗阻致恶心、呕吐、吞咽困难或上腹部饱胀加剧。

4）腹部包块或左锁骨上可触及较多、较大的质硬不活动的融合成团的转移淋巴结。

5）有癌细胞转移的淋巴结增大融合压迫大血管致肢体水肿、心包积液；胸腹腔转移致胸腹腔积液，难以消除的过多腹腔积液致腹部膨隆胀满。

6）肝内转移或肝入口处转移淋巴结增大融合成团或该处脉管内有癌栓堵塞引起黄疸、肝肿大。

7）常因免疫力差及肠道通透性增高引起肠道微生物移位入血致频繁发热，或胸腔积液压迫肺部引起排出不畅导致肺部感染，或严重时致感染性休克。

8）因广泛转移累及多脏器，正常组织受压丧失功能，大量癌细胞生长抢夺营养资源使正常组织器官面临难以逆转的恶性营养不良，最终致多脏器功能障碍而死亡。

2. 体征

（1）早期胃癌无明显体征，进展期在上腹部可扪及肿块，有压痛。肿块多位于上腹部偏右，呈坚实可移动结节状。

（2）肝脏转移可出现肝肿大，并扪及坚硬结节，常伴黄疸。

（3）腹膜转移时可发生腹腔积液，移动性浊音阳性。

（4）远处淋巴结转移时可扪及 Virchow 淋巴结，质硬不活动。

（5）直肠指诊时在直肠膀胱间凹陷可触及一板样肿块。

（6）某些胃癌患者出现伴癌综合征，包括反复发作的浅表性血栓静脉炎、黑棘皮病（皮肤皱褶处有色素沉着，尤其在两腋）和皮肌炎等，可有相应的体征，有时可在胃癌诊断前出现。

3. 并发症

（1）出血：可出现头晕、心悸，呕吐咖啡色胃内容物，排柏油样便等。

（2）贲门或幽门梗阻：取决于胃癌的位置。

（3）穿孔：可出现腹膜刺激征。

二、辅助检查

1. 体格检查

可能有左锁骨上淋巴结增大（是进入血液全身播散的最后守卫淋巴结）、上腹包块，直肠指检发现盆腔底部有肿块（癌细胞脱落至盆腔生长）。

2. 实验室检查

早期血常规检查多正常，中、晚期可有不同程度的贫血，大便隐血试验阳性。目前尚无对于胃癌诊断特异性较强的肿瘤标志物，但 CEA、CA50、CA72-4、CA19-9、CA242 等多个标志物的连续监测对于胃癌的诊疗和预后判断有一定价值。

3. 上消化道 X 线钡餐造影检查

有助于判断病灶范围。但早期病变仍需结合胃镜证实；进展期胃癌主要 X 线征象有龛影、充盈缺损、黏膜皱襞改变、蠕动异常及梗阻性改变。

4. 增强型 CT（计算机体层扫描）检查

可以清晰显示胃癌累及胃壁的范围、与周围组织的关系、有无较大的腹腔盆腔转移。

5. MRI（磁共振显像）检查

为判断癌灶范围提供信息，适用于 CT 造影剂过敏者或其他影像学检查怀疑转移者，有助于判断腹膜转移状态。

6. PET-CT 扫描检查

PET-CT 扫描是正电子发射体层扫描与计算机体层扫描合二为一的检查，对判断胃癌的准确性>80%（印戒细胞癌和黏液腺癌准确性约为 50%），并可了解全身有无转移灶。其没有痛苦，但费用昂贵。可用于胃癌术后追踪有无胃癌复发。

7. 胃镜或腹腔镜超声检查

（1）可测量癌灶范围及初步评估淋巴结转移情况，有助于术前临床分期，帮助选择治疗方法及判断疗效。

（2）胃镜病理活检（取活组织进行病理检验）明确为胃癌者，可做胃镜超声检查确定其是否为早期或进展期，单纯胃镜检查有时难以区分胃癌的早、晚期。

（3）胃镜发现可疑胃癌但病理活检又不能确诊，可用超声内镜判断，使患者免于进行反复胃镜检查活检。

（4）术前各种影像学检查怀疑淋巴结广泛增大者或怀疑侵犯重要脏器不能切除者，条件许可时可行腹腔镜超声检查以了解癌灶与脏器间是否有界限能够切除、淋巴结是否转移融合到无法切除的程度、哪些淋巴结有可能转移。

8. 胃镜检查

可发现早期胃癌，鉴别良恶性溃疡，确定胃癌的类型和病灶范围。发现胃溃疡或萎缩性胃炎，要病理活检评估其细胞异型增生程度，重度异型增生（不典型增生）者需要按早期癌对待。

9. 腹腔镜检查

有条件的医院可通过此项检查达到类似于剖腹探查的效果，可细致了解癌灶与周围情况，尤其是可发现腹膜有无广泛粟粒状种植转移的癌灶，是其他检查难以发现的。若存在此种情况，则手术疗效很差，若患者高龄且身体很差，应考虑放弃手术而试用其他疗法。

三、治疗

1. 手术治疗

手术是目前唯一可能根除胃癌的手段。手术效果取决于胃癌的浸润深度和扩散范围。对早期胃癌，胃部分切除属首选。对进展期胃癌，若未发现远处转移，应尽可能手术切除，有些需做扩大根除手术。对远处已有转移者，一般不做胃切除，仅做姑息性手术，如胃造瘘术、胃空肠吻合术，以保证消化道畅通和改善营养。

2. 化学治疗（化疗）

化疗是指运用药物治疗疾病的方法，旨在杀伤扩散到全身的癌细胞。化疗目的：①治愈癌症，使癌灶消失；②若不能治愈，则控制癌灶进展；③若不能治愈或控制进展，则缓解症状。

多药联合化疗常比单药疗效好，且可降低人体对某种特定药物产生耐药性的可能。化疗药可口服、静脉/动脉注射、胸腔/腹腔注射等。

化疗药不能识别癌细胞，只非特异地杀伤增殖迅速的细胞。因此，骨髓细胞、消化道黏膜、毛发等增殖较快的正常细胞也可被杀伤，引起骨髓抑制、呕吐、腹泻、脱发等不良反应（化疗停止后多消失）。

（1）术后辅助化疗：根治术联合术后化疗比单纯根治术更能延长生存期。

（2）术前新辅助化疗：新辅助化疗是术前给予 3 个疗程左右的化疗，使手术时癌细胞活力低，不易播散；也可使不能切除的胃癌降期为可切除；也可为术后化疗提供是否敏感、是否需换药的信息。

（3）腹腔内化疗：癌灶若累及浆膜，癌细胞就可能脱落到腹腔内，引起腹腔种植；也有可能术中操作时癌细胞脱落。腹腔内化疗可减少或控制癌细胞在腹腔内复发或进展，应术中或术后尽早开始。

（4）动脉灌注化疗：局部癌灶药物浓度明显提高，全身循环药物浓度明显降低，不良反应明显减少。

3. 靶向治疗

利用癌细胞特有的分子结构作为药物作用靶点进行治疗，称靶向治疗。可减轻正常细胞损害，针对性损伤癌细胞。目前胃癌靶向治疗的药物种类及作用均有限，具有这些药物作用靶点的患者仅有 20%～30%。与化疗药联合应用可提高 5 年生存率 5%～10%。

4. 内镜下治疗

早期胃癌可做内镜下黏膜切除，激光、微波治疗，特别适用于不能耐受手术的患者。中、晚期胃癌患者不能手术可经内镜做激光、微波或者局部注射抗癌药物，可暂时缓解病情。贲门癌所致的贲门狭窄可行扩张，放置内支架解除梗阻，改善患者生活质量。

5. 中医中药治疗

无法切除或复发的胃癌，若放化疗无效，可行中医中药治疗。虽不能缩小癌灶，但有些患者可有生活质量改善，少量报道显示生存期不比化疗差。但目前国际上并不认可中医中药的疗效，有人认为晚期患者化疗或中医中药的疗效都很差，基本是自然生存期。故中医中药治疗的生存期是否比无治疗的患者自然生存期长，或不差于化疗所延长的生存期，或可加强化疗药疗效，尚需更多高级别的临床研究。

6. 支持治疗

旨在预防、减轻患者痛苦，改善生活质量，延长生存期。包括镇痛、纠正贫血、改善食欲、改善营养状态、缓解梗阻、控制腹腔积液、心理治疗等。对晚期无法切除的胃癌梗阻患者行内镜下放置自扩性金属支架，风险和痛苦均小。专科医师通过经皮经肝胆管引流（PTCD）或在胆总管被增大淋巴结压迫而狭窄梗阻处放置支架，可缓解黄疸，避免缩短生存期。大出血时，可请专科医师进行血管栓塞止血。

四、护理评估

1. 一般情况

患者的年龄、性别、职业、婚姻状况、健康史、既往史、心理状况、自理能力等。

2. 身体状况

（1）疼痛情况：疼痛位置、性质、时间等情况。

（2）全身情况：生命体征、神志、精神状态，有无衰弱、消瘦、焦虑、恐惧等表现。

3. 评估疾病状况

评估疾病的临床类型、严重程度及病变范围。

五、主要护理诊断/问题

1. 焦虑、恐惧

与对疾病的发展缺乏了解，担忧癌症预后有关。

2. 疼痛

与胃十二指肠黏膜受损、穿孔后胃肠内容物对腹膜的刺激及手术切口有关。

3. 营养失调：低于机体需要量

与摄入不足及消耗增加有关。

4. 有体液不足的危险

与急性穿孔后禁食，腹膜大量渗出，幽门梗阻患者呕吐导致水、电解质丢失有关。

5. 潜在并发症

有出血、感染、吻合口瘘、消化道梗阻、倾倒综合征和低血糖综合征等。

6. 知识缺乏

缺乏与胃癌综合治疗相关的知识。

六、护理措施

1. 心理护理

关心患者，了解患者的紧张、恐惧情绪，告知有关疾病和手术的知识，消除患者的顾虑和消极心理，增强其对治疗的信心，使患者能积极配合治疗和护理。

2. 疼痛护理

除了给予关心、疏导外，要给患者提供一个舒适、安静，利于休息的环境。遵医嘱给予镇痛药，并观察用药后的疗效。同时鼓励患者采用转移注意力，放松、分散疗法等非药物方法镇痛。

3. 饮食和营养护理

给予高热量、高蛋白、富含维生素、易消化、无刺激的饮食，并少量多餐。对于不能进食或禁食的患者，应从静脉补充足够能量，必要时可实施全胃肠外营养。

4. 并发症护理

并发出血的患者应观察呕血、便血情况，定时监测生命体征、有无口渴及尿少等循环血量不足的表现，及时补充血用量；急性穿孔患者要严密观察腹膜刺激征、肠鸣音变化等，禁食及胃肠减压、补液以维持水电解质平衡等，必要时做好急诊手术的准备。

七、健康教育

1. 疾病预防指导

对健康人群开展卫生宣教，提倡多食富含维生素 C 的新鲜水果、蔬菜，多食肉类、鱼类、豆制品和乳制品；避免高盐饮食，少进咸菜、烟熏和腌制食品；食品贮存要科学，不食用霉变食物。对胃癌高危人群，如中度或重度胃黏膜萎缩、中度或重度肠化、不典型增生或有胃癌家族史者应遵医嘱给予根除幽门螺杆菌治疗。对癌前状态者，应定期检查，以便早期诊断及治疗。

2. 疾病知识指导

指导患者生活规律，保证充足的睡眠，根据病情和体力，适量活动，增强机体抵抗力。注意个人卫生，特别是体质衰弱者，应做好口腔、皮肤黏膜的清洁，防止继发性感染。指导患者运用适当的心理防卫机制，保持乐观态度和良好的心理状态，以积极的心态面对疾病。

3. 用药指导与病情监测

指导患者合理使用镇痛药，发挥自身积极的应对能力，以提高控制疼痛的效果。嘱患者定期复诊，以监测病情变化和及时调整治疗方案。教会患者及家属如何早期识别并发症，及时就诊。

（王 雪）

第六节 非酒精性脂肪性肝病

非酒精性脂肪性肝病（NAFLD）是指排除过量饮酒和其他明确的损肝因素，以弥漫性肝细胞大泡性脂肪变为病理特征的临床综合征。包括非酒精性单纯性脂肪肝（NAFL）、非酒精性脂肪性肝炎（NASH）及其相关肝硬化和肝细胞癌，其发病和胰岛素抵抗及遗传易感性关系密切。以 40~50 岁最多见，男女患病率基本相同。

NAFLD 的危险因素包括高脂肪高热量膳食结构、多坐少动的生活方式、代谢综合征及其他（肥胖、高血压、血脂紊乱和 2 型糖尿病）。全球 NAFLD 的流行主要与肥胖症患病率迅速增长密切相关。我国近年发病率呈上升趋势，明显超过病毒性肝炎及酒精性肝病的发病率，成为最常见的慢性肝病之一。

一、临床表现

本病起病隐匿，发病缓慢。

1. 症状

NAFLD 常无症状。少数患者可有乏力、右上腹轻度不适、肝区隐痛或上腹胀痛等非特异性症状。严重脂肪性肝炎可有食欲减退、恶心、呕吐等。发展至肝硬化失代偿期的临床表现与其他原因所致的肝硬化相似。

2. 体征

严重脂肪性肝炎可出现黄疸，部分患者可有肝肿大。

二、辅助检查

1. 血清学检查

血清转氨酶和 γ-谷氨酰转肽酶水平正常或轻中度升高，通常以丙氨酸氨基转移酶（ALT）升高为主。

2. 影像学检查

B超、CT和MRI检查对脂肪性肝病的诊断有重要的实用价值，其中B超敏感性高，CT特异性强，MRI在局灶性脂肪肝与肝内占位性病变鉴别时价值较大。

3. 病理学检查

肝穿刺活组织检查是确诊NAFLD的主要方法。

三、诊断

（1）无饮酒史或每周饮酒折合乙醇量<40 g。

（2）除外病毒性肝炎、全胃肠外营养等可导致脂肪肝的特定疾病。

（3）血清转氨酶可升高，以ALT升高为主，常伴有γ-谷氨酰转肽酶和三酰甘油升高。

（4）除原发病临床表现外，可有乏力、腹胀、肝区隐痛等症状，查体可发现肝脾肿大。

（5）影像学检查或肝活体组织学检查有特征性改变。

四、治疗

治疗主要针对不同的病因和危险因素，包括病因治疗、饮食控制、运动疗法和药物治疗。

（1）合理饮食，改善不良习惯，合理运动，提倡中等量的有氧运动。

（2）控制危险因素。控制饮食，控制体重在正常范围，改善胰岛素抵抗，调整血脂紊乱，合并高脂血症的患者可采用降血脂治疗，选择对肝细胞损害较小的降血脂药，如贝特类、他汀类或普罗布考类药。维生素E具抗氧化作用，可减轻氧化应激反应，建议常规用于脂肪性肝病治疗。

（3）促进非酒精性脂肪性肝病的恢复。

（4）手术治疗，肝移植。

五、主要护理诊断/问题

1. 营养失调：高于机体需要量

与饮食失调、缺少运动有关。

2. 焦虑

与病情进展、饮食受限有关。

3. 活动无耐力

与肥胖有关。

六、护理措施

1. 饮食护理

调整饮食结构，宜摄入低糖、低脂饮食。在满足基础营养需求的基础上，减少热量的摄入，维持营养平衡，维持正常血脂、血糖水平，降低体重至标准水平。指导患者避免高脂肪食物，如动物内脏，甜食（包括含糖饮料），尽量食用含有不饱和脂肪酸的油脂（如橄榄油、菜籽油、茶油等）。多食青菜、水果和富含纤维素的食物，以及瘦肉、鱼肉、豆制品等；多食有助于降低血脂的食物，如燕麦、绿豆、海带、茄子、芦笋、核桃、枸杞、黑木耳、山楂、苹果、葡萄、猕猴桃等。不吃零食，睡前不加餐。避免辛辣刺激性食物。可制作各种减肥食谱小卡片给患者，以增加患者的健康饮食知识，提高其依从性。

2. 适当运动

适当增加运动可以有效地促进体内脂肪消耗。合理安排工作，做到劳逸结合，选择合适的锻炼方式，避免过度劳累。每天安排进行体力活动的量和时间，按减体重目标计算，对于需要亏空的能量，一般多采用增加体力活动量和控制饮食相结合的方法，其中 50% 应该由增加体力活动的能量消耗来解决，其他 50% 可由减少饮食总能量和减少脂肪的摄入量以达到需要亏空的总能量。不宜在饭后立即进行运动，也应避开凌晨和深夜运动，以免扰乱人体生物节奏。并发糖尿病患者应于饭后 1 小时进行锻炼。

3. 控制体重

合理设置减肥目标，逐步接近理想体重，防止体重增加或下降过快。用体重指数（BMI）和腹围等作为监测指标，以肥胖度控制在 $0 \sim 10\%$ ［肥胖度 =（实际体重 - 标准体重）/标准体重 ×100%］为宜。

4. 改变不良生活习惯

吸烟、饮酒均可致血清胆固醇升高，应督促患者戒烟、戒酒；改变长时间看电视、用计算机、上网等久坐的不良生活方式，增加有氧运动时间。

5. 监测病情

每半年监测体重指数、腹围、血压、肝功能、血脂和血糖，每年做肝、胆、脾 B 超检查。

七、健康教育

1. 疾病预防指导

让健康人群了解 NAFLD 的病因，建立健康的生活方式，改变各种不良的生活、行为习惯。

2. 疾病知识指导

教育患者保持良好的心理状态，注意情绪的调节和稳定，鼓励患者随时就相关问题咨询医护人员。让患者了解本病治疗的长期性和艰巨性，增强治疗信心，持之以恒，提高治疗的依从性。

3. 饮食指导

指导患者建立合理的饮食结构及习惯，戒除烟酒。实行有规律的一日三餐。无规律的饮食方式，如不吃早餐，或三餐饥饱不均，会扰乱机体的营养代谢。避免过量摄食、吃零食、夜食，以免引发体内脂肪过度蓄积。此外，进食过快不易发生饱腹感，常使能量摄入过度。适宜的饮食可改善胰岛素抵抗，促进脂质代谢和转运，对脂肪肝的防治尤为重要。

4. 运动指导

运动应以自身耐力为基础，循序渐进，保持安全心率（中等强度体力活动时心率为

100~120 次/分，低强度活动为 80~100 次/分）及持之以恒的个体化运动方案，采用中低强度的有氧运动，如慢跑、游泳、快速步行等。睡前进行床上伸展、抬腿运动，可改善睡眠质量。每天运动 1~2 小时优于每周 2~3 次剧烈运动。

（周　围）

第七节　酒精性肝病

酒精性肝病（ALD）是长期大量饮酒所致的肝脏损害。初期通常表现为脂肪肝，进而可发展成酒精性肝炎、酒精性肝纤维化和酒精性肝硬化，严重酗酒时可诱发广泛肝细胞坏死甚至急性肝衰竭。本病在欧美等国多见，近年我国的发病率也有上升。

许多因素可影响嗜酒者 ALD 的发生和发展：①性别；②遗传易感性；③营养状态；④嗜肝病毒感染；⑤与肝毒物质并存；⑥吸烟和饮用咖啡。

一、临床表现

患者的临床表现因饮酒的方式、个体对酒精的敏感性以及肝组织损伤的严重程度不同而有明显的差异。症状一般与饮酒的量和酗酒的时间长短有关，患者可在长时间内没有任何肝脏的症状和体征。

1. 酒精性脂肪肝

一般情况良好，常无症状或症状轻微，可有乏力、食欲缺乏、右上腹隐痛或不适。肝脏有不同程度的肿大。患者有长期饮酒史。

2. 酒精性肝炎

临床表现差异较大，与组织学损害程度相关。常发生在近期（数周至数月）大量饮酒后，出现全身不适、食欲缺乏、恶心、呕吐、乏力、肝区疼痛等症状。可有发热（一般为低热），常有黄疸，肝肿大并有触痛。严重者可并发急性肝衰竭。

3. 酒精性肝硬化

发生于长期大量饮酒者，其临床表现与其他原因引起的肝硬化相似，可以门静脉高压症为主要表现。可伴有慢性酒精中毒的其他表现，如精神神经症状、慢性胰腺炎等。

二、辅助检查

1. 血常规及生化检查

酒精性脂肪肝可有血清天门冬氨酸氨基转移酶（AST）、丙氨酸氨基转移酶（ALT）轻度升高。酒精性肝炎具有特征性的酶学改变，即 AST 升高比 ALT 升高明显，AST/ALT 常>2，但 AST 和 ALT 很少>500 U/L，否则应考虑是否并发其他原因引起的肝损害。γ-谷氨酰转肽酶（GGT）、总胆红素（TBil）、凝血因子时间（PT）和平均红细胞容积（MCV）等指标也可有不同程度的改变，联合检测有助于诊断酒精性肝病。

2. 影像学检查

B 超检查可见肝实质脂肪浸润的改变，多伴有肝脏体积增大。CT 平扫检查可准确显示肝脏形态改变及分辨密度变化。重度脂肪肝密度明显降低，肝脏与脾脏的 CT 值之比<1，诊断准确率高。影像学检查有助于酒精性肝病的早期诊断。发展至酒精性肝硬化时各项检查发

现与其他原因引起的肝硬化相似。

3. 病理学检查

肝活组织检查是确定酒精性肝病及分期、分级的可靠方法,是判断其严重程度和预后的重要依据。但很难与其他病因引起的肝脏损害相鉴别。

三、诊断

(1) 长期饮酒史。男性日平均饮酒折合乙醇量≥40 g,女性≥20 g,连续 5 年;或 2 周内有>80 g/d 的大量饮酒史。

(2) 禁酒后血清 ALT、AST 明显下降,4 周内基本恢复正常,即 2 倍正常上限值。如禁酒前 ALT、AST<2.5 倍正常上限值者禁酒后应降至 1.25 倍正常上限值以下。

(3) 下列 2 项中至少 1 项阳性。①禁酒后肿大的肝 1 周内缩小,4 周内基本恢复正常。②禁酒后 GGT 活性明显下降,4 周后降至 1.5 倍正常上限值以下,或小于禁酒前 40%。

(4) 除外病毒感染、药物、自身免疫、代谢等引起的肝损害。

四、治疗

1. 戒酒

戒酒是治疗酒精性肝病的关键。如果仅为酒精性脂肪肝,戒酒 4~6 周后脂肪肝可停止进展,最终恢复正常。彻底戒酒可使轻中度酒精性肝炎的临床症状、血清氨基转移酶升高乃至病理学改变逐渐减轻,而且酒精性肝炎、纤维化及肝硬化患者的存活率明显提高。但对临床上出现肝衰竭表现(凝血因子时间明显延长、腹腔积液、肝性脑病等)或病理学有明显的炎症浸润或纤维化者,戒酒未必可阻断病程发展。

2. 营养支持

长期嗜酒者酒精取代了食物所提供的热量,故蛋白质和维生素摄入不足引起营养不良。所以酒精性肝病患者需要良好的营养支持,在戒酒的基础上应给予高热量、高蛋白、低脂饮食,并补充多种维生素(如维生素 B、维生素 C、维生素 K 及叶酸)。

3. 药物治疗

多烯磷脂酰胆碱可稳定肝窦内皮细胞膜和肝细胞膜,降低脂质过氧化,减轻肝细胞脂肪变性及其伴随的炎症和纤维化。美他多辛有助于改善酒精中毒。糖皮质激素用于治疗酒精性肝病尚有争论,但对重症酒精性肝炎可缓解症状,改善生化指标。其他药物(如 S-腺苷甲硫氨酸)有一定的疗效。

4. 肝移植

严重酒精性肝硬化患者可考虑肝移植,但要求患者肝移植前戒酒 3~6 个月,并且无严重的其他脏器的酒精性损害。

五、护理评估

1. 健康史

评估患者饮酒的种类、每天摄入量、持续时间和饮酒方式等。

2. 身体状况

根据饮酒史、临床表现及有关实验室检查及其他检查结果,评估患者是否患有酒精性肝病及其临床病理阶段，是否并发其他肝病等。

六、主要护理诊断/问题

1. 自我健康管理无效

与长期大量饮酒有关。

2. 营养失调：低于机体需要量

与长期大量饮酒、蛋白质和维生素摄入不足有关。

3. 焦虑

与病情进展、戒酒有关。

七、护理措施

1. 戒酒

戒酒是关键，戒酒能明显提高肝硬化患者 5 年生存率。酒精依赖者戒酒后可能会出现戒断综合征，应做好防治。

2. 心理疏导

调整心态，积极面对。

3. 饮食护理

以低脂肪、高蛋白、高维生素和易消化饮食为宜，做到定时、定量、有节制。早期可多食豆制品、水果、新鲜蔬菜，适当进食糖类、鸡蛋、鱼类、瘦肉；当肝功能显著减退并有肝昏迷征兆时，应避免高蛋白质摄入；忌辛辣刺激和坚硬生冷食物，不宜进食过热食物，以防并发出血。

4. 动静结合

肝硬化代偿功能减退，并发腹腔积液或感染时应绝对卧床休息。代偿期时病情稳定可从事轻松工作或适当活动，进行有益的体育锻炼，如散步、做保健操、太极拳等。活动量以不感觉疲劳为宜。

5. 重视对原发病的防治

积极预防和治疗慢性肝炎、血吸虫病、胃肠道感染，避免接触和应用对肝有毒的物质，减少致病因素。

八、健康教育

（1）提供宣传饮酒危害的教育片或书刊，供患者观看或阅读。

（2）宣传科学饮酒的知识，帮助患者认识大量饮酒对身体健康的危害。

（3）协助患者树立戒酒的信心，培养健康的生活习惯，积极戒酒和配合治疗。

（张　贺）

第五章

神经内科疾病的护理

第一节　短暂性脑缺血发作

1965 年，美国第四届脑血管病普林斯顿会议对短暂性脑缺血发作（TIA）的定义为：突然出现的局灶性或全脑的神经功能障碍，持续时间不超过 24 小时，且排除非血管源性原因。

2002 年，美国 TIA 工作组提出了新的 TIA 定义：由于局部脑或视网膜缺血引起的短暂性神经功能缺损发作，典型临床症状持续不超过 1 小时，且在影像学上无急性脑梗死的证据。

2009 年，美国卒中协会（ASA）发布的 TIA 定义：脑、脊髓或视网膜局灶性缺血所致的、不伴急性梗死的短暂性神经功能障碍。

我国 TIA 的专家共识中建议由于脊髓缺血诊断临床操作性差，暂推荐定义为：脑或视网膜局灶性缺血所致的、未伴急性梗死的短暂性神经功能障碍。

TIA 临床症状一般持续 10~15 分钟，多在 1 小时内，不超过 24 小时，不遗留神经功能缺损症状和体征，结构性影像学（CT、MRI）检查无责任病灶。

TIA 好发于 50~70 岁，男多于女，患者多伴有高血压、动脉粥样硬化、糖尿病或高脂血症等脑血管病的危险因素。

一、临床表现

TIA 起病突然，历时短暂，症状和体征出现后迅速达高峰，持续时间为数秒至数分钟、数小时，24 小时内完全恢复正常而无后遗症。各个患者的局灶性神经功能缺失症状常按一定的血管支配区而反复刻板地出现，多则一日数次，少则数周、数月甚至数年才发作 1 次，椎—基底动脉系统 TIA 发作较频繁。根据受累的血管不同，临床上将 TIA 分为两大类：颈内动脉系统和椎—基底动脉系统 TIA。

1. 颈内动脉系统 TIA

症状多样，以大脑中动脉支配区 TIA 最常见。常见的症状可有患侧上肢和（或）下肢无力、麻木、感觉减退或消失，也可有失语、失读、失算、书写障碍，偏盲较少见，瘫痪通常以上肢和面部较重。短暂的单眼失明是颈内动脉分支眼动脉缺血的特征性症状，为颈内动脉系统 TIA 所特有。如果发作性偏瘫伴有瘫痪对侧的短暂单眼失明或视觉障碍，则临床上可诊断为失明侧颈内动脉短暂性脑缺血发作。上述症状可单独或合并出现。

2. 椎—基底动脉系统 TIA

有时仅表现为头晕、视物模糊、走路不稳等含糊症状而难以诊断，局灶性症状以眩晕为最常见，一般不伴有明显的耳鸣。若有脑干、小脑受累的症状如复视、构音障碍、吞咽困难、交叉性或双侧肢体瘫痪等感觉障碍、共济失调，则诊断较为明确，大脑后动脉供血不足可表现为皮质性盲和视野缺损。倾倒发作为椎—基底动脉系统 TIA 所特有，患者突然双下肢失去张力而跌倒在地，而无可觉察的意识障碍，患者可即刻站起，此乃双侧脑干网状结构缺血所致。枕后部头痛，猝倒，特别是在急剧转动头部或上肢运动后发作，上述症状均提示椎—基底动脉系供血不足并有颈椎病、锁骨下动脉盗血征等存在的可能。

3. 共同症状

症状既可见于颈内动脉系统，也可见于椎—基底动脉系统。这些症状包括构音困难、同向偏盲等。发作时单独表现为眩晕（伴或不伴恶心、呕吐）、构音困难、吞咽困难、复视者，最好不要轻易诊断为 TIA，应结合其他临床检查寻找确切的病因。上述 2 种以上症状合并出现，或交叉性麻痹伴运动、感觉、视觉障碍及共济失调，即可诊断为椎—基底动脉系统 TIA 发作。

4. 发作时间

TIA 的时限短暂，持续 15 分钟以下，一般不超过 30 分钟，少数也可达 12~24 小时。

二、辅助检查

1. CT 和 MRI 检查

多数无阳性发现。恢复几天后，MRI 可有缺血改变。

2. TCD 检查

了解有无血管狭窄及动脉硬化程度。椎—基底动脉供血不足（VBI）患者早期发现脑血流量异常。

3. 单光子发射计算机断层显像（SPECT）检查

脑血流灌注显像可显示血流灌注减低区。发作和缓解期均可发现异常。

4. 其他检查

包括血生化检查，血液成分检查及血液流变学检查等。

三、诊断

短暂性脑缺血发作的诊断主要是依据患者和家属提供的病史，而无客观检查的直接证据。临床诊断要点如下。

（1）突然、短暂的局灶性神经功能缺失发作，在 24 小时内完全恢复正常。

（2）临床表现完全可用单一脑动脉病变解释。

（3）发作间歇期无神经系统体征。

（4）常有反复发作史，临床症状常刻板地出现。

（5）起病年龄大多在 50 岁以上，有动脉粥样硬化症。

（6）脑部 CT 或 MRI 检查排除其他脑部疾病。

四、治疗

1. 病因治疗

对病因明确的患者，应针对病因进行积极治疗，如控制高血压、糖尿病、高脂血症，治疗颈椎病、心律失常、血液系统疾病等等。

2. 抗血小板聚集治疗

抗血小板聚集剂可减少微栓子的发生，预防复发，常用药物有阿司匹林和噻氯匹定（抵克立得）。

3. 抗凝治疗

抗凝治疗适用于发作次数多，症状较重，持续时间长，且每次发作症状逐渐加重，又无明显禁忌证的患者，常用药物有肝素、低分子肝素和华法林。

4. 危险因素的干预

控制高血压、糖尿病；治疗冠状动脉性疾病和心律不齐、充血性心力衰竭、心脏瓣膜病；控制高脂血症；停用口服避孕药；停止吸烟；减少饮酒；适量运动。

5. 手术治疗

如颈动脉狭窄超过 70%或药物治疗效果较差，反复发作者可进行颈动脉内膜剥脱术或者血管内支架及血管成形术。

6. 其他治疗

还可给予钙通道阻滞药（如尼莫地平、氟桂利嗪）、脑保护治疗和中医中药（如丹参、川芎、红花、血栓通等）治疗。

五、护理评估

1. 健康史

（1）了解既往史和用药情况：①了解既往是否有原发性高血压、心脏病、高脂血症及糖尿病病史，临床上 TIA 患者常伴有高血压、动脉粥样硬化、糖尿病或心脏病病史；②了解患者既往和目前的用药情况，患者的血压、血糖、血脂等各项指标是否控制在正常范围之内。

（2）了解患者的饮食习惯及家族史：①了解患者是否有肥胖、吸烟、酗酒，是否偏食、嗜食，是否长期摄入高胆固醇饮食，因为长期高胆固醇饮食常使血管发生动脉粥样硬化；②了解患者长辈及亲属有无脑血管病的患病情况。

2. 身体状况

（1）询问患者的起病形式与发作情况，症状是否突然发作，持续时间是否短暂，本病一般持续 5~30 分钟，恢复快，不留后遗症。询问是否反复发作，且每次发作出现的症状基本相同。

（2）评估有无神经功能缺失。①检查有无肢体乏力或偏瘫、偏身感觉异常，因为大脑中动脉供血区缺血可致对侧肢体无力或轻偏瘫、偏身麻木或感觉减退。②有无一过性单眼黑矇或失明、复视等视力障碍，以评估脑缺血的部位。颈内动脉分支眼动脉缺血可致一过性单眼盲，中脑或脑桥缺血可出现复视和眼外肌麻痹，双侧大脑后动脉距状支缺血因视皮质受累可致双眼视力障碍（暂时性皮质盲）。③有无跌倒发作和意识丧失，下部脑干网状结构缺血可致患者因下肢突然失去张力而跌倒，但意识清楚。④询问患者起病的时间、地点及发病过程，以了解记忆力、定向力、理解力是否正常，因为大脑后动脉缺血累及边缘系统时，患者可出现短时间记忆丧失，常持续数分钟至数十分钟，伴有对时间、地点的定向障碍，但谈话、书写和计算能力仍保持。⑤观察进食时有无吞咽困难，有无失语。脑干缺血所致延髓性麻痹或假性延髓性麻痹时，患者可出现吞咽障碍、构音不清，优势半球受累可出现失语症。⑥观察其有无步态不稳的情况，因为椎—基底动脉缺血导致小脑功能障碍可出现共济失调、步态不稳。

3. 心理—社会状况

评估患者是否因突然发病或反复发病而产生紧张、焦虑和恐惧的心理，或者患者因缺乏相关知识而麻痹大意。

六、主要护理诊断/问题

1. 肢体麻木、无力

神经功能缺失所致。

2. 潜在并发症

脑梗死。

七、护理措施

1. 一般护理

发作时卧床休息，注意枕头不宜太高，以枕高 15~25 cm 为宜，以免影响头部的血液供应；转动头部时动作宜轻柔、缓慢，防止颈部活动过度诱发 TIA；平时应适当运动或体育锻炼，注意劳逸结合，保证充足睡眠。

2. 饮食护理

指导患者进食低盐、低脂、清淡、易消化、富含蛋白质和维生素的饮食，多吃蔬菜、水果，戒烟酒，忌辛辣油炸食物和暴饮暴食，避免过分饥饿。并发糖尿病的患者还应限制糖的摄入，严格执行糖尿病饮食。

3. 症状护理

（1）对肢体乏力或轻偏瘫等步态不稳的患者，应注意保持周围环境的安全，移开障碍物，以防跌倒；教会患者使用扶手等辅助设施；对一过性失明或跌倒发作的患者，如厕、沐浴或外出活动时应有防护措施。

（2）对有吞咽障碍的患者，进食时宜取坐位或半坐位，喂食速度宜缓慢，药物宜压碎，以利吞咽，并积极做好吞咽功能的康复训练。

（3）对有构音不清或失语症的患者，护士在实施治疗和护理活动过程中，注意言行不要有损患者自尊，鼓励患者用有效的表达方式，表达自己的需要，并指导患者积极进行语言康复训练。

4. 用药护理

详细告知患者药物的作用机制、不良反应及用药注意事项，并注意观察药物的疗效。①血液病，有出血倾向，严重的高血压和肝、肾疾病，消化性溃疡等均为抗凝治疗禁忌证。②抗凝治疗前需检查患者的凝血功能是否正常，抗凝治疗过程中应注意观察有无出血倾向，发现皮疹、皮下瘀斑、牙龈出血等立即报告医师处理。③肝素 50 mg 加入生理盐水 500 mL 静脉滴注时，速度宜缓慢，10~20 滴/分，维持 24~48 小时。④注意观察患者肢体无力或偏瘫程度是否减轻，肌力是否增加，吞咽障碍、构音不清、失语等症状是否恢复正常，如果上述症状呈加重趋势，应警惕缺血性脑卒中的发生；若为频繁发作的 TIA 患者，应注意观察每次发作的持续时间、间隔时间以及伴随症状，并做好记录，配合医师积极处理。

5. 心理护理

帮助患者了解本病治疗与预后的关系，消除患者的紧张、恐惧心理，保持乐观心态，积极配合治疗，并自觉改变不良生活方式，建立良好的生活习惯。

6. 安全护理

（1）使用警示牌提示患者，贴于床头呼吸带处，如小心跌倒、防止坠床等。

（2）患者在楼道内行走、如厕、沐浴有人陪伴，穿防滑鞋，卫生员清洁地面后及时提示患者。

（3）呼叫器置于床头，告知患者出现头晕、肢体无力等表现及时通知医护人员。

八、健康教育

（1）保持心情愉快、情绪稳定，避免精神紧张和过度疲劳。

（2）指导患者了解肥胖、吸烟酗酒及饮食因素与脑血管病的关系，改变不合理饮食习惯，选择低盐、低脂、充足蛋白质和丰富维生素饮食。少食甜食，限制钠盐，戒烟酒。

（3）生活起居有规律，养成良好的生活习惯，坚持适度运动和锻炼，注意劳逸结合，对经常发作的患者应避免重体力劳动，尽量不要单独外出。

（4）按医嘱正确服药，积极治疗高血压、动脉粥样硬化、心脏病、糖尿病、高脂血症和肥胖症，定期监测凝血功能。

（5）定期门诊复查，尤其出现肢体麻木乏力、眩晕、复视或突然跌倒时应随时就医。

（于　菲）

第二节　脑梗死

脑梗死是指各种原因引起脑部血液供应障碍，导致局部脑组织缺血、缺氧性坏死软化而出现相应神经功能缺损的一类临床综合征。脑梗死又称缺血性脑卒中，包括脑血栓形成、脑栓塞和腔隙性脑梗死等。脑梗死是卒中最常见类型，占 70%~80%。好发于 60 岁以上的老年人，男女无明显差异。

脑梗死的基本病因为动脉粥样硬化，并在此基础上发生血栓形成，导致血液供应区域和邻近区域的脑组织血供障碍，引起局部脑组织软化、坏死；另外为血液成分改变和血流动力学改变等。本病常在静息或睡眠中起病，突然出现偏瘫、感觉障碍、失语、吞咽障碍和意识障碍等。其预后与梗死的部位、疾病轻重程度以及救治情况有关。病情轻、救治及时，能尽早获得充分的侧支循环，则患者可以基本治愈，不留后遗症；重症患者，因受损部位累及重要的中枢，侧支循环不能及时建立，则常留有失语、偏瘫等后遗症；更为严重者，常可危及生命。

一、脑血栓形成

（一）病因

脑血栓形成最常见病因为动脉粥样硬化，其次为高血压、糖尿病和血脂异常，另外，各种性质的动脉炎、高半胱氨酸血症、血液成分异常或血流动力学异常也可视为脑血栓形成的病因。

（二）临床表现

中老年患者多见，常于静息状态或睡眠中起病，约1/3患者的前驱症状表现为反复出现TIA。根据动脉血栓形成部位不同，出现不同的临床表现。

1. 颈内动脉血栓

病灶侧单眼一过性黑矇，偶可为永久性视物障碍（因眼动脉缺血）或病灶侧Horner征（因颈上交感神经节后纤维受损）；颈动脉搏动减弱，眼或颈部血管杂音；对侧偏瘫、偏身感觉障碍和偏盲等（大脑中动脉或大脑中、前动脉缺血）；主侧半球受累可有失语症，非主侧半球受累可出现体象障碍；也可出现晕厥发作或痴呆。

2. 大脑中动脉血栓

（1）主干闭塞：①三偏症状，病灶对侧中枢性面舌瘫及偏瘫、偏身感觉障碍和偏盲或象限盲，上下肢瘫痪程度基本相等；②可有不同程度的意识障碍；③主侧半球受累可出现失语症，非主侧半球受累可见体象障碍。

（2）皮质支闭塞：①上分支包括至眶额部、额部、中央回、前中央回及顶前部的分支，闭塞时可出现病灶对侧偏瘫和感觉缺失，面部及上肢重于下肢，Broca失语（主侧半球）和体象障碍（非主侧半球）；②下分支包括至颞极及颞枕部，颞叶前、中、后部的分支，闭塞时常出现Wernicke失语、命名性失语和行为障碍等，而无偏瘫。

（3）深穿支闭塞：①对侧中枢性上下肢均等性偏瘫，可伴有面舌瘫；②对侧偏身感觉障碍，有时可伴有对侧同向性偏盲；③主侧半球病变可出现皮质下失语。

3. 大脑前动脉血栓

（1）主干闭塞：发生于前交通动脉之前，因对侧代偿可无任何症状。发生于前交通动脉之后可有：①对侧中枢性面舌瘫及偏瘫，以面舌瘫及下肢瘫为重，可伴轻度感觉障碍；②尿潴留或尿急（旁中央小叶受损）；③精神障碍如淡漠、反应迟钝、欣快或缄默等（额极与胼胝体受累），常有强握与吸吮反射（额叶病变）；④主侧半球病变可见上肢失用，也可出现Broca失语。

（2）皮质支闭塞：①对侧下肢远端为主的中枢性瘫，可伴感觉障碍（胼周和胼缘动脉闭塞）；②对侧肢体短暂性共济失调、强握反射及精神症状（眶动脉及额极动脉闭塞）。

4. 大脑后动脉血栓

（1）主干闭塞：对侧偏盲、偏瘫及偏身感觉障碍（较轻），丘脑综合征，主侧半球病变可有失读症。

（2）皮质支闭塞：①因侧支循环丰富而很少出现症状，仔细检查可见对侧同向性偏盲或象限盲，而黄斑视力保存（黄斑回避现象）；双侧病变可有皮质盲；②主侧颞下动脉闭塞可见视觉失认及颜色失认；③顶枕动脉闭塞可见对侧偏盲，可有不定型的光幻觉痫性发作，主侧病损可有命名性失语;矩状动脉闭塞出现对侧偏盲或象限盲。

(3)深穿支闭塞:①丘脑穿通动脉闭塞产生红核丘脑综合征(病侧小脑性共济失调、意向性震颤、舞蹈样不自主运动,对侧感觉障碍);②丘脑膝状体动脉闭塞可见丘脑综合征(对侧感觉障碍,深感觉为主,以及自发性疼痛、感觉过度、轻偏瘫、共济失调和不自主运动,可有舞蹈症、手足徐动症和震颤等锥体外系症状);③中脑支闭塞出现 Weber 综合征(同侧动眼神经麻痹,对侧中枢性偏瘫),或 Benedikt 综合征(同侧动眼神经麻痹,对侧不自主运动)。

(4)后脉络膜动脉闭塞:罕见,主要表现为对侧象限盲。

5. 基底动脉血栓

(1)主干闭塞:常引起脑干广泛梗死,出现脑神经、锥体束及小脑症状,如眩晕、呕吐、共济失调、瞳孔缩小、四肢瘫痪、肺水肿、消化道出血、昏迷、高热等,常因病情危重而死亡。

(2)基底动脉尖综合征(TOB):基底动脉尖端分出两对动脉即小脑上动脉和大脑后动脉,其分支供应中脑、丘脑、小脑上部、额叶内侧及枕叶,故可出现以中脑病损为主要表现的一组临床综合征。临床表现:①眼动障碍及瞳孔异常,一侧或双侧动眼神经部分或完全麻痹,眼球上视不能(上丘受累)及一个半综合征,瞳孔对光反射迟钝而调节反射存在(顶盖前区病损);②意识障碍,一过性或持续数天,或反复发作(中脑或丘脑网状激活系统受累);③对侧偏盲或皮质盲;④严重记忆障碍(颞叶内侧受累)。

(3)其他:中脑支闭塞出现 Weber 综合征(动眼神经交叉瘫)、Benedikt 综合征(同侧动眼神经麻痹、对侧不自主运动);脑桥支闭塞出现 Milard-Gubler 综合征(展神经、面神经麻痹,对侧肢体瘫痪)、Fovil 综合征(同侧凝视麻痹、周围性面瘫,对侧偏瘫)。

6. 椎动脉血栓

若双侧椎动脉粗细差别不大,当一侧闭塞时,因对侧供血代偿多不出现明显症状。当双侧椎动脉粗细差别较大时,优势侧闭塞多表现为小脑后下动脉闭塞综合征[瓦伦贝格综合征(Wallenberg syndrome)]。主要表现:①眩晕、呕吐、眼球震颤(前庭神经核受损);②交叉性感觉障碍(三叉神经脊束核及对侧交叉的脊髓丘脑束受损);③同侧 Horner 综合征(交感神经下行纤维受损);④吞咽困难和声音嘶哑(舌咽、迷走神经受损);⑤同侧小脑性共济失调(绳状体或小脑受损)。由于小脑后下动脉的解剖变异较大,临床常有不典型的临床表现。

(三)辅助检查

1. 血液检查

包括血常规、血流变、血糖、血脂、肾功能、凝血功能等。这些检查有助于发现脑梗死的危险因素并对病因进行鉴别。

2. 头颅 CT 检查

是最常用的检查。脑梗死发病 24 小时内一般无影像学改变,24 小时后梗死区呈低密度影像。发病后尽快进行 CT 检查,有助于早期脑梗死与脑出血的鉴别。脑干和小脑梗死及较小梗死灶,CT 难以检出。

3. MRI 检查

与 CT 相比,此检查可以发现脑干、小脑梗死及小灶梗死。功能性 MRI,如弥散加权成像（DWI）可以早期（发病2小时以内）显示缺血组织的部位、范围，甚至可显示皮质下、脑干和小脑的小梗死灶，诊断早期梗死的敏感性为88%～100%，特异性为95%～100%。

4. 血管造影检查

DSA和MRA可以发现血管狭窄、闭塞和其他血管病变，如动脉炎、动脉瘤和动静脉畸形等。其中DSA是脑血管病变检查的金标准，但因对人体有创且检查费用、技术条件要求高，临床不作为常规检查项目。

5. TCD检查

对评估颅内外血管狭窄、闭塞、血管痉挛或侧支循环建立的程度有帮助。用于溶栓治疗监测，对判断预后有参考意义。

（四）诊断

根据以下临床特点可明确诊断。

（1）中老年患者，存在动脉粥样硬化、高血压、高血糖等脑卒中的危险因素。

（2）静息状态下或睡眠中起病，病前有反复的TIA发作史。

（3）偏瘫、失语、感觉障碍等局灶性神经功能缺损的症状和体征在数小或数日内达高峰，多无意识障碍。

（4）结合CT或MRI可明确诊断。应注意与脑栓塞和脑出血等疾病鉴别。

（五）治疗

脑血栓治疗流程实行分期、分型的个体化治疗。

1. 超早期溶栓治疗

包括静脉溶栓和动脉溶栓治疗。静脉溶栓操作简便，准备快捷，费用低廉。动脉溶栓因要求专门（介入）的设备，准备时间长，费用高而推广受到限制，其优点是溶栓药物用药剂量小，出血风险比静脉溶栓时低。

2. 脑保护治疗

如尼莫地平、吡拉西坦、维生素E及其他自由基清除剂。

3. 其他治疗

超早期治疗时间窗过后或不适合溶栓患者，可采用降纤、抗凝、抗血小板凝聚、扩血管、扩容、中医中药、各种脑保护剂治疗，并及早开始康复训练。

（六）护理评估

1. 健康史

（1）了解既往史和用药情况：①询问患者的身体状况，了解既往有无脑动脉硬化、原发性高血压、高脂血症及糖尿病病史；②询问患者是否进行过治疗，目前用药情况怎样，是否按医嘱正确服用降压、降糖、降脂及抗凝药物。

（2）询问患者的起病情况：①了解起病时间和起病形式；②询问患者有无明显的头晕、头痛等前驱症状；③询问患者有无眩晕、恶心、呕吐等伴随症状，如有呕吐，了解是使劲呕出还是难以控制地喷出。

（3）了解生活方式和饮食习惯：①询问患者的饮食习惯，有无偏食、嗜食爱好，是否喜食腊味、肥肉、动物内脏等，是否长期摄入高盐、高胆固醇饮食；②询问患者有无烟酒嗜好及家族中有无类似疾病史或卒中、原发性高血压病史。

2．身体状况

（1）观察神志、瞳孔和生命体征情况：①观察神志是否清楚，有无意识障碍及其类型；②观察瞳孔大小及对光反射是否正常；③观察生命体征，起病初始体温、脉搏、呼吸一般正常，病变范围较大或脑干受累时可见呼吸不规则等。

（2）评估有无神经功能受损：①观察有无精神、情感障碍；②询问患者双眼能否看清眼前的物品，了解有无眼球运动受限、眼球震颤及眼睑闭合不全，视野有无缺损；③观察有无口角㖞斜或鼻唇沟变浅，检查伸舌是否居中；④观察有无言语障碍、饮水反呛等；⑤检查患者四肢肌力、肌张力情况，了解有无肢体活动障碍、步态不稳及肌萎缩；⑥检查有无感觉障碍；⑦观察有无尿便障碍。

3．心理—社会状况

观察患者是否存在因疾病所致焦虑等心理问题；了解患者和家属对疾病发生的相关因素、治疗和护理方法、预后、如何预防复发等知识的认知程度；了解患者家庭条件与经济状况及家属对患者的关心和支持度。

（七）主要护理诊断/问题

1．躯体活动障碍

与运动中枢损害致肢体瘫痪有关。

2．语言沟通障碍

与语言中枢损害有关。

3．吞咽障碍

与意识障碍或延髓麻痹有关。

4．有失用综合征的危险

与意识障碍、偏瘫所致长期卧床有关。

5．焦虑/抑郁

与瘫痪、失语、缺少社会支持及担心疾病预后有关。

6．知识缺乏

缺乏疾病治疗、护理、康复和预防复发的相关知识。

（八）护理措施

1．一般护理

急性期不宜抬高患者床头，宜取头低位或放平床头，以改善头部的血液供应；恢复期枕头也不宜太高，患者可自由采取舒适的主动体位；应注意患者肢体位置的正确摆放，指导和协助家属被动运动和按摩患侧肢体，鼓励和指导患者主动进行有计划的肢体功能锻炼，如指导和督促患者进行 Bobath 握手和桥式运动，做到运动适度、方法得当，防止运动过度而造成肌腱牵拉伤。

2．生活护理

卧床患者应保持床单整洁和皮肤清洁，预防压疮的发生。尿便失禁的患者，应用温水擦洗臀部、肛周和会阴部皮肤，更换干净衣服和被褥，必要时撒肤疾散类粉剂或涂油膏以保护局部皮肤黏膜，防止出现湿疹和破损；对尿失禁的男性患者可考虑使用体外导尿，如用接尿套连接引流袋等；留置导尿管的患者，应每日更换引流袋，接头处要避免反复打开，以免造成逆行性感染，每4小时松开开关定时排尿，促进膀胱功能恢复，并注意观察尿量、尿色、尿的性状是否有改变，发现异常及时报告医师处理。

3. 饮食护理

饮食以低脂、低胆固醇、低盐（高血压患者）、适量糖类、丰富维生素为原则。少食肥肉、猪油、奶油、蛋黄、带鱼、动物内脏及糖果甜食等；多吃瘦肉、鱼虾、豆制品、新鲜蔬菜、水果和含碘食物，提倡食用植物油，戒烟酒。

有吞咽困难的患者，药物和食物宜压碎，以利吞咽；教会患者用吸水管饮水，以减轻或避免饮水呛咳；进食时宜取坐位或半坐位，予以糊状食物从健侧缓慢喂入；必要时鼻饲流食，并按鼻饲要求做好相关护理。

4. 安全护理

对有意识障碍和躁动不安的患者，床铺应加护栏，以防坠床，必要时使用约束带加以约束。对步行困难、步态不稳等运动障碍的患者，应注意其活动时的安全保护，地面保持干燥平整，防湿防滑，并注意清除周围环境中的障碍物，以防跌倒；通道和卫生间等患者活动的场所应设置扶手；患者如厕、沐浴、外出时需有人陪护。

5. 用药护理

告知药物的作用与用法，注意观察药物的疗效与不良反应，发现异常情况，及时报告医师处理。

（1）使用溶栓药物进行早期溶栓治疗需经 CT 扫描证实无出血灶，患者无出血。溶栓治疗的时间窗为症状发生后 3 小时或 3~6 小时以内。使用低分子肝素、巴曲酶、降纤酶、尿激酶等药物治疗时可发生变态反应及出血倾向，用药前应按药物要求做好皮肤过敏试验，检查患者凝血功能。使用过程中应定期查血常规和注意观察有无出血倾向，发现皮疹、皮下瘀斑、牙龈出血或女患者经期延长等立即报告医师处理。

（2）卡荣针扩血管作用强，需缓慢静脉滴注，6~8 滴/分，100 mL 液体通常需 4~6 小时滴完。如输液速度过快，极易引起面部潮红、头晕、头痛及血压下降等不良反应。前列腺素 E 滴速为 10~20 滴/分，必要时加利多卡因 0.1 g 同时静脉滴注，可以减轻前列腺素 E 对血管的刺激，如滴注速度过快，则可导致患者头痛，穿刺局部疼痛、皮肤发红，甚至发生条索状静脉炎。葛根素连续使用时间不宜过长，以 7~10 天为宜。据报道此药连续使用时间过长时，易出现发热、寒战、皮疹等超敏反应，故使用过程中应注意观察患者有无上述不适。

（3）使用甘露醇脱水降颅内压时，需快速静脉滴注，常在 15~20 分钟内滴完，必要时还需加压快速滴注。滴注前需确定针头在血管内，因为该药漏在皮下，可引起局部组织坏死。甘露醇的连续使用时间不宜过长，因为长期使用可致肾功能损害和低血钾，故应定期检查肾功能和电解质。

（4）右旋糖酐 40 可出现超敏反应，使用过程中应注意观察患者有无恶心、苍白、血压下降和意识障碍等不良反应，发现异常及时通知医师并积极配合抢救。必要时，于使用前取本药 0.1 mL 做过敏试验。

6. 心理护理

疾病早期，患者常因突然出现瘫痪、失语等产生焦虑、情感脆弱、易激惹等情感障碍；疾病后期，则因遗留症状或生活自理能力降低而形成悲观抑郁、痛苦绝望等不良心理。应针对患者不同时期的心理反应予以心理疏导和心理支持，关心患者的生活，尊重他（她）们的人格，耐心告知病情、治疗方法及预后，鼓励患者克服焦虑或抑郁心理，保持乐观心态，积极配合治疗，争取达到最佳康复水平。

（九）健康教育

（1）患者要保持正常心态和有规律的生活，克服不良嗜好，合理饮食。

（2）康复训练要循序渐进，持之以恒，要尽可能做些力所能及的家务劳动，日常生活活动不要依赖他人。

（3）积极防治原发性高血压、糖尿病、高脂血症、心脏病。原发性高血压患者服用降压药要定时，不可擅自服用多种降压药或自行停药、换药，防止血压骤降骤升。使用降糖、降脂药物时，也需按医嘱定时服药。

（4）定期门诊复查，检查血压、血糖、血脂、心脏功能以及智力、瘫痪肢体、语言的恢复情况，并在医师的指导下继续用药和进行康复训练。

（5）如果出现头晕、头痛、视物模糊、言语不利、肢体麻木、乏力、步态不稳等症状时，随时就医。

二、脑栓塞

脑栓塞是各种栓子随血流进入颅内动脉使血管腔急性闭塞，引起相应供血区脑组织坏死及功能障碍。根据栓子来源可分为：①心源性，占 60%～75%，常见病因为慢性心房纤颤、风湿性心脏瓣膜病等；②非心源性，如动脉粥样硬化斑块脱落、肺静脉血栓、脂肪栓、气栓、脓栓等；③来源不明，约 30% 的脑栓塞不能明确原因。

（一）临床表现

（1）可发生于任何年龄，以青壮年多见。

（2）多在活动中发病，发病急骤，数秒至数分钟达高峰。

（3）多表现为完全性卒中，意识清楚或轻度意识障碍；栓塞血管多为主干动脉，大脑中动脉、基底动脉尖常见。

（4）易继发出血。

（5）前循环的脑栓塞占 4/5，表现为偏瘫、偏身感觉障碍、失语或局灶性癫痫发作等。

（6）后循环的脑栓塞占 1/5，表现为眩晕、复视、交叉瘫或四肢瘫、共济失调、饮水呛咳及构音障碍等。

（二）辅助检查

1. 头颅 CT 检查

可显示脑栓塞的部位和范围。CT 检查在发病后 24～48 小时内病变部位呈低密度影像。发生出血性梗死时，在低密度梗死区可见 1 个或多个高密度影像。

2. 脑脊液检查

大面积梗死脑脊液压力增高，如非必要，应尽量避免此检查。亚急性感染性心内膜炎所致脑脊液含细菌栓子，白细胞增多；脂肪栓塞所致脑脊液可见脂肪球；出血性梗死时脑脊液呈血性或镜检可见红细胞。

3. 其他检查

应常规进行心电图、胸部 X 线和超声心动图检查。疑为感染性心内膜炎时，应进行血常规和细菌培养等检查。心电图检查可作为确定心律失常的依据和协助诊断心肌梗死；超声心动图检查有助于证实是否存在心源性栓子。

（三）诊断

既往有风湿性心脏病、心房颤动及大动脉粥样硬化、严重骨折等病史，突发偏瘫、失语等局灶性神经功能缺损，症状在数秒至数分钟内达高峰，即可做出临床诊断。头颅 CT 和 MRI 检查可确定栓塞的部位、数量及是否伴发出血，有助于明确诊断。应注意与脑血栓形成和脑出血等鉴别。

（四）治疗

1. 原发病治疗

积极治疗引起栓子产生的原发病，如风湿性心脏病、颈动脉粥样硬化斑块、长骨骨折等，给予对症处理。心脏瓣膜病的介入和手术治疗、感染性心内膜炎的抗生素治疗和控制心律失常等，可消除栓子来源，防止复发。

2. 脑栓塞治疗

与脑血栓形成的治疗相同，包括急性期的综合治疗，尽可能恢复脑部血液循环，进行物理治疗和康复治疗等。因本病易并发脑出血，溶栓治疗应严格掌握适应证。

（1）心源性栓塞：因心源性脑栓塞容易再复发，所以，急性期应卧床休息数周，避免活动量过大，减少再发的危险。

（2）感染性栓塞：感染性栓塞应用足量有效的抗生素，禁行溶栓或抗凝治疗，以防感染在颅内扩散。

（3）脂肪栓塞：应用肝素、低分子右旋糖酐、5%$NaHCO_3$ 及脂溶剂（如酒精溶液）等静脉点滴溶解脂肪。

（4）空气栓塞：指导患者采取头低左侧卧位，进行高压氧治疗。

3. 抗凝和抗血小板聚集治疗

应用肝素、华法林、阿司匹林，能防止被栓塞的血管发生逆行性血栓形成和预防复发。研究证据表明，脑栓塞患者抗凝治疗导致的梗死区出血，很少对最终转归带来不利影响。

当发生出血性梗死时，应立即停用溶栓、抗凝和抗血小板聚集的药物，防止出血加重，并适当应用止血药物、脱水降颅内压、调节血压等。脱水治疗过程中应注意保护心功能。

（五）护理评估

1. 健康史

评估患者的既往史和用药情况。询问患者是否有慢性心房纤颤、风湿性心脏瓣膜病等心源性疾病，是否有动脉粥样硬化斑块脱落、肺静脉血栓、脂肪栓、气栓、脓栓等非心源性疾病。

询问患者是否进行过治疗，目前用药情况怎样，是否按医嘱正确服用降压、降糖、降脂及抗凝药物。

2. 身体状况

评估患者是否有轻度意识障碍或偏瘫、偏身感觉障碍、失语或局灶性癫痫发作等症状。是否有眩晕、复视、交叉瘫或四肢瘫、共济失调、饮水呛咳及构音障碍等。

3. 心理—社会状况

观察患者是否存在因疾病所致焦虑等心理问题；了解患者和家属对疾病发生的相关因素、治疗和护理方法、预后、如何预防复发等知识的掌握程度；了解患者家庭条件与经济状况及家属对患者的关心和支持度。

（六）护理措施

1. 个人卫生护理

个人卫生是脑栓塞患者自身护理的关键，定时擦身，更换衣裤，晒被褥等，并且注意患者的口腔卫生也是非常重要的。

2. 营养护理

患者需要多补充蛋白质、维生素、纤维素和电解质等营养。如果有吞咽障碍尚未完全恢复的患者，可以吃软的固体食物。多吃新鲜的蔬菜和水果，少吃油腻不消化、辛辣刺激的食物。

3. 心理护理

老年脑栓塞患者生活处理能力较弱，容易出现情绪躁动的情况，甚至会有失去治疗信心的情况，鼓励患者保持良好的心理素质，提升治疗的信心，以有利于疾病的治愈及身体的康复。

（七）健康教育

1. 疾病预防指导

对有发病危险因素或病史者，指导进食高蛋白、高维生素、低盐、低脂、低热量的清淡饮食，多食新鲜蔬菜、水果、谷类、鱼类和豆类，保持能量供需平衡，戒烟、限酒；应遵医嘱规则用药，控制血压、血糖、血脂和抗血小板聚集；告知患者改变不良生活方式，坚持每天进行 30 分钟以上的慢跑、散步等运动，合理休息和娱乐；对有 TIA 发作史的患者，指导在改变体位时应缓慢，避免突然转动颈部；洗澡时间不宜过长，水温不宜过高；外出时有人陪伴；气候变化时注意保暖，防止感冒。

2. 疾病知识指导

告知患者和家属本病的常见病因和控制原发病的重要性；指导患者遵医嘱长期抗凝治疗，预防复发；在抗凝治疗中定期门诊复诊，监测凝血功能，及时在医护人员指导下调整药物剂量。

3. 康复指导

告知患者和家属康复治疗的知识和功能锻炼的方法，帮助分析和消除不利于疾病康复的因素，落实康复计划，并与康复治疗师保持联系，以便根据康复情况及时调整康复训练方案。如吞咽障碍的康复方法包括：唇、舌、颜面肌和颈部屈肌的主动运动和肌力训练；先进食糊状或胶冻状食物，少量多餐，逐步过渡到普通食物；进食时取坐位，颈部稍前屈（易引起咽反射）；软腭冰刺激；咽下食物练习呼气或咳嗽（预防误咽）；构音器官的运动训练（有助于改善吞咽功能）。

4. 鼓励生活自理

鼓励患者从事力所能及的家务劳动，日常生活不过度依赖他人；告知患者和家属功能恢复需经历的过程，使患者和家属克服急于求成的心理，做到坚持锻炼，循序渐进。嘱家属在物质和精神上对患者提供帮助和支持，使患者体会到来自多方面的温暖，树立战胜疾病的信心。同时，也要避免患者产生依赖心理，增强自我照顾能力。

三、腔隙性脑梗死

腔隙性脑梗死是长期高血压引起脑深部白质及脑干穿通动脉病变和闭塞，导致缺血性微梗死，缺血、坏死和液化的脑组织由吞噬细胞移走而形成腔隙，约占脑梗死的20%。病灶直径小于2 cm的脑梗死，病灶多发可形成腔隙状态。

（一）临床表现

腔隙性脑梗死常见临床表现有：①纯感觉性卒中；②纯运动性卒中；③混合性卒中；④共济失调性轻偏瘫；⑤构音障碍—手笨拙综合征。

（二）辅助检查

1. 血液生化检查

可见血糖、血清总胆固醇、血清三酰甘油和低密度脂蛋白增高。

2. TCD检查

可发现颈动脉粥样硬化斑块。

3. 影像学检查

头部CT扫描可见深穿支供血区单个或多个病灶，呈腔隙性阴影，边界清晰。MRI显示腔隙性病灶呈T_1等信号或低信号、T_2高信号，是最有效的检查手段。

（三）诊断

目前诊断标准尚未统一，以下标准可供参考：①中老年发病，有长期高血压病史；②临床表现符合常见腔隙综合征之一；③CT或MRI检查可证实存在与神经功能缺失一致的病灶；④预后良好，多在短期内恢复。

（四）治疗

目前尚无有效的治疗方法，主要是预防疾病复发。

（1）有效控制高血压及各种类型的脑动脉硬化是预防本病的关键。

（2）阿司匹林等抑制血小板聚集药物效果不确定，但常应用。

（3）活血化瘀类中药对神经功能恢复有益。

（4）控制其他可干预的危险因素，如吸烟、糖尿病、高脂血症等。

（五）护理评估

1. 健康史

（1）了解既往史和用药史：询问患者既往是否有原发性高血压、高脂血症、糖尿病病史；是否针对病因进行过治疗，能否按医嘱正确用药。

（2）了解患者的生活方式：询问患者的工作情况，是否长期精神紧张、过度疲劳，询问患者日常饮食习惯，有无嗜食、偏食习惯，是否长期进食高盐、高胆固醇饮食，有无烟酒嗜好等，因为上述因素可加速动脉硬化，加重病情。

（3）评估起病形式：询问患者起病时间，了解是突然起病还是缓慢发病，起病常较突然，多为急性发病，部分为渐进性或亚急性起病。

2. 身体状况

（1）评估有无神经功能受损：询问患者有无肢体乏力、感觉障碍现象，询问患者进食、饮水情况，了解有无饮水反呛、进食困难或构音障碍现象。病灶位于内囊后肢、脑桥基底部或大脑脚时，常可出现一侧面部和上下肢无力，对侧偏身或局部感觉障碍；病变累及双侧皮质延髓束时可出现假性延髓性麻痹的症状，如构音障碍、吞咽困难、进食困难、面部表情呆板等。

（2）评估患者的精神与智力情况：询问患者日常生活习惯，与患者进行简单的语言交流，以了解患者有无思维、性格的改变，有无智力的改变，脑小动脉硬化造成多发性腔隙性脑梗死时，患者表现出思维迟钝，理解能力、判断能力、分析能力和计算能力下降，常有性格改变和行为异常，少数患者还可出现错觉、幻觉、妄想等。

3. 心理—社会状况

本病可导致患者产生语言障碍，评估患者是否有情绪焦躁、痛苦的表现。

（六）护理措施

1. 一般护理

轻症患者注意生活起居有规律，坚持适当运动，劳逸结合；晚期出现智力障碍时，要引导患者在室内或固定场所进行活动，外出时一定要有人陪伴，防止受伤和走失。

2. 饮食护理

予以富含蛋白质和维生素的低脂饮食，多吃蔬菜和水果，戒烟酒。

3. 症状护理

（1）对有肢体功能障碍和感觉障碍的患者，应鼓励和指导患者进行肢体功能锻炼，尽量坚持生活自理，并注意用温水擦洗患侧皮肤，促进感觉功能恢复。

（2）对有延髓性麻痹而进食困难的患者，应给予制作精细的糊状食物，进食时取坐位或半坐位，进食速度不宜过快，应给患者充分的进餐时间，避免进食时看电视或与患者谈笑，以免分散患者注意力，引起窒息。

（3）对有精神症状的患者，床应加护栏，必要时加约束带固定四肢，以防坠床、伤人或自伤。

（4）对有智力障碍的患者，外出时需有人陪护，并在其衣服口袋中放置填写患者姓名、联系电话等个人简单资料的卡片，以防走失。

（5）对缺乏生活自理能力的患者，应加强生活护理，协助其沐浴、进食、修饰等，保持皮肤和外阴清洁。对有延髓性麻痹致进食呛咳的患者，如果体温增高，应注意是否有吸入性肺炎发生；同时还应注意观察患者是否有尿频、尿急、尿痛等现象，防止发生尿路感染。

4. 用药护理

告知药物的作用与用法，注意观察药物的疗效与不良反应，发现异常情况及时报告医师处理。

（1）对有痴呆、记忆力减退或精神症状的患者应注意督促按时服药并看到其服下，同时注意观察药物疗效与不良反应。

（2）静脉注射尼莫同等扩血管药物时，尽量使用微量输液泵缓慢注射（8~10 mL/h），并注意观察患者有无面色潮红、头晕、血压下降等不适，如有异常应报告医师及时处理。

（3）服用安理申的患者应注意观察有无肝肾功能受损的表现，定时检查肝肾功能。

5. 心理护理

关心体贴患者，鼓励患者保持情绪稳定和良好的心态，避免焦躁、抑郁等不良心理，积极配合治疗。

（七）健康教育

（1）避免进食过多动物油、动物内脏、蛋黄等高胆固醇饮食，多吃豆制品、鱼等优质蛋白食物，少吃糖。

（2）做力所能及的家务，以防自理能力快速下降；坚持适度的体育锻炼和体力劳动，以改善血液循环，增强体质，防止肥胖。

（3）注意安全，防止跌倒、受伤或走失。

（4）遵医嘱正确服药。

（5）定期复查血压、血脂、血糖等，如有症状加重须及时就医。

（翟界坤）

第三节　脑出血

脑出血（ICH）是指原发性非外伤性脑实质内出血，也称自发性脑出血。我国发病率占急性脑血管病的 30%，急性期病死率占 30%~40%。绝大多数是高血压伴发的脑小动脉病变在血压骤升时破裂所致，称为高血压性脑出血。老年人是脑出血发生的主要人群，以 40~70 岁为最主要的发病年龄。

脑出血最常见的病因是高血压并发小动脉硬化。血管的病变与高脂血症、糖尿病、高血压、吸烟等密切相关。通常所说的脑出血是指自发性脑出血，患者往往于情绪激动、用力时突然发病。脑出血发病的主要原因是长期高血压、动脉硬化。绝大多数患者发病当时血压明显升高，导致血管破裂，引起脑出血。其次是脑血管畸形、脑淀粉样血管病、溶栓抗凝治疗所致脑出血等。

一、临床表现

1. 基底节区出血

约占全部脑出血的 70%，其中以壳核出血最为常见，其次为丘脑出血。由于此区出血常累及内囊，并以内囊损害体征为突出表现，故又称内囊区出血；壳核出血又称内囊外侧型出血，丘脑出血又称内囊内侧型出血。

（1）壳核出血：是豆纹动脉尤其是其外侧支破裂所致。表现为对侧肢体轻偏瘫、偏身感觉障碍和同向性偏盲（"三偏"），优势半球出血常出现失语。凝视麻痹，呈双眼持续性向出血侧凝视。也可出现失用、体像障碍、记忆力和计算力障碍、意识障碍等。大量出血患者可迅速昏迷，反复呕吐，二便失禁，在数小时内恶化，出现上部脑干受压征象，双侧病理征，呼吸深快不规则，瞳孔扩大固定，可出现去大脑强直发作以至死亡。

（2）丘脑出血：是丘脑膝状动脉和丘脑穿通动脉破裂所致。临床表现与壳核出血相似，也有突发对侧偏瘫、偏身感觉障碍、偏盲等。但与壳核出血不同之处为偏瘫多为均等或基本均等，对侧半身深浅感觉减退，感觉过敏或自发性疼痛；特征性眼征表现为眼球向上注视麻痹，常向内下方凝视，眼球会聚障碍和无反应性小瞳孔等；可有言语缓慢而不清、重复言语、发音困难、复述差、朗读正常等丘脑性失语及记忆力减退、计算力下降、情感障碍、人格改变等丘脑性痴呆；意识障碍多见且较重，出血波及丘脑下部或破入第三脑室可出现昏迷加深、瞳孔缩小、去皮质强直等中线症状。本型死亡率较高。

（3）尾状核头出血：较少见，临床表现与蛛网膜下隙出血相似，常表现为头痛、呕吐，有脑膜刺激征，无明显瘫痪，可有对侧中枢性面舌瘫。有时可因头痛在 CT 检查时偶然发现。

2. 脑干出血

脑桥是脑干出血的好发部位，偶见中脑出血，延髓出血极少见。

（1）脑桥出血：表现为突然头痛、呕吐、眩晕、复视、注视麻痹、交叉性瘫痪或偏瘫、四肢瘫等。出血量较大时，患者很快进入意识障碍，出现针尖样瞳孔、去大脑强直、呼吸障碍，并可伴有高热、大汗、应激性溃疡等；出血量较少时可表现为一些典型的综合征，如Foville 综合征、Millard-Gubler 综合征和闭锁综合征等。

（2）中脑出血：表现如下。①突然出现复视、上睑下垂。②一侧或两侧瞳孔扩大、眼球不同轴、水平或垂直眼震、同侧肢体共济失调，也可表现为 Weber 或 Benedikt 综合征。③严重者很快出现意识障碍、去大脑强直。

（3）延髓出血：表现如下。①重症可突然出现意识障碍，血压下降，呼吸节律不规则，心律失常，继而死亡。②轻者可表现为不典型的 Wallenberg 综合征。

3. 小脑出血

小脑出血好发于小脑上动脉供血区，即半球深部齿状核附近，发病初期患者大多意识清楚或有轻度意识障碍，表现为眩晕、频繁呕吐、枕部剧烈头痛和平衡障碍等，但无肢体瘫痪是其常见的临床特点。轻症者表现出一侧肢体笨拙、行动不稳、共济失调和眼球震颤，无瘫痪；两眼向病灶对侧凝视，吞咽及发音困难，四肢锥体束征，病侧或对侧瞳孔缩小、对光反射减弱；晚期瞳孔散大，中枢性呼吸障碍，最后因枕大孔疝而死亡；暴发型则常突然昏迷，在数小时内迅速死亡。如出血量较大，病情迅速进展，发病时或发病后 12～24 小时出现昏迷及脑干受压征象，可有面神经麻痹、两眼凝视病灶对侧、肢体瘫痪及病理反射出现等。

4. 脑叶出血

脑叶出血又称皮质下白质出血，可发生于任何脑叶。一般症状均略轻，预后相对较好。脑叶出血除表现为头痛、呕吐外，不同脑叶的出血，临床表现也不同。

（1）额叶出血：前额疼痛、呕吐、痫性发作较多见；对侧偏瘫、共同偏视、精神异常、智力减退等；优势半球出血时可出现 Broca 失语。

（2）顶叶出血：偏瘫较轻，而对侧偏身感觉障碍显著；对侧下象限盲；优势半球出血时可出现混合性失语，左右辨别障碍，失算、失认、失写［格斯特曼综合征（Gerstmann syndrome）］。

（3）颞叶出血：表现为对侧中枢性面舌瘫及以上肢为主的瘫痪；对侧上象限盲；有时有同侧耳前部疼痛；优势半球出血时可出现 Wernicke 失语；可有颞叶癫痫、幻嗅、幻视。

（4）枕叶出血：主要症状为对侧同向性偏盲，并有黄斑回避现象，可有一过性黑矇和视物变形；有时有同侧偏瘫及病理征。

5. 脑室出血

脑室出血一般分为原发性和继发性两种。原发性脑室出血为脑室内脉络丛动脉或室管膜下动脉破裂出血，较为少见，占脑出血的3%~5%。继发性脑室出血是由于脑内出血量大，穿破脑实质流入脑室，常伴有脑实质出血的定位症状和体征。根据脑室内血肿大小可将脑室出血分为全脑室积血（Ⅰ型）、部分性脑室出血（Ⅱ型）以及新鲜血液流入脑室内，但不形成血凝块者（Ⅲ型）3种类型。Ⅰ型因影响脑脊液循环而急剧出现颅内压增高、昏迷、高热、四肢弛缓性瘫痪或呈去皮质状态，呼吸不规则。Ⅱ型及Ⅲ型仅有头痛、恶心、呕吐、脑膜刺激征阳性，无局灶性神经体征。出血量大、病情严重者迅速出现昏迷或昏迷加深，早期出现去皮质强直，脑膜刺激征阳性。常出现丘脑下部受损的症状及体征，如上消化道出血、中枢性高热、大汗、应激性溃疡、急性肺水肿、血糖升高、尿崩症等，病情多严重，预后不良。

二、辅助检查

1.血液检查

白细胞可增多，超过$10×10^9$/L者占60%~80%，甚至可达（15~20）×10^9/L，并可出现蛋白尿、尿糖、血尿素氮和血糖升高。

2.脑脊液检查

脑脊液（CSF）压力常增高，多为血性脑脊液。应注意重症脑出血患者，如诊断明确，不宜行腰穿检查，以免诱发脑疝导致死亡。

3.CT检查

CT检查可显示血肿部位、大小、形态，是否破入脑室，血肿周围有无低密度水肿带及占位效应、脑组织移位等。24小时内出血灶表现为高密度，边界清楚。48小时以后，出血灶高密度影周围出现低密度水肿带。

4.数字减影血管造影（DSA）检查

对血压正常、疑有脑血管畸形等的年轻患者，可考虑行DSA检查，以便进一步明确病因，积极针对病因治疗，预防复发。脑血管DSA对颅内动脉瘤、脑血管畸形等的诊断均有重要价值。颈内动脉造影正位像可见大脑前、中动脉间距在正常范围，豆纹动脉外移。

5.MRI检查

MRI具有比CT更高的组织分辨率，且可直接多方位成像，无颅骨伪影干扰，又具有血管流空效应等特点，使对脑血管疾病的显示率及诊断准确性比CT更胜一筹。CT能诊断的脑血管疾病，MRI均能诊断；而对发生于脑干、颞叶和小脑等的血管性疾病，MRI比CT显示效果更佳；对脑出血、脑梗死的演变过程，MRI比CT显示更完整；对CT较难判断的脑血管畸形、烟雾病等，MRI比CT更敏感。

6.TCD检查

多普勒超声检查最基本的参数为血流速度与频谱形态，血流速度增加可表示高血流量、动脉痉挛或动脉狭窄，血流速度减慢则可能是动脉近端狭窄或循环远端阻力增高的结果。

三、诊断

脑出血的诊断要点为：①多为中老年患者；②多数患者有高血压病史，因某种因素血压急骤升高而发病；③起病急骤，多在兴奋状态下发病；④有头痛、呕吐、偏瘫，多数患者有意识障碍，严重者有昏迷和脑疝形成；⑤脑膜刺激征阳性；⑥多数患者有血性脑脊液；⑦头颅 CT 和 MRI 可见出血病灶。

四、治疗

1. 保持呼吸道通畅

注意气道管理，清理呼吸道分泌物，保证正常换气功能，有肺部感染时应用抗生素，必要时气管切开。

2. 降低颅内压

可选用 20% 甘露醇 125～250 mL 静脉滴注，每 6～8 小时 1 次和（或）甘油果糖注射液 250 mL 静脉滴注，12 小时 1 次或每日 1 次。呋塞米 20～40 mg 静脉注射，每 6 小时、8 小时或 12 小时 1 次。也可根据病情应用白蛋白 5～10 g 静脉滴注，每天 1 次。

3. 管理血压

应平稳、缓慢降压，不能降压过急、过快，否则易致脑血流灌注不足，出现缺血性损害而加重病情。

4. 高血压性脑出血的治疗

可不用止血药。有凝血功能障碍的可酌情应用止血药，如巴曲酶、6-氨基己酸、氨甲苯酸等。

5. 亚低温疗法

应用冰帽等设备降低头部温度，降低脑耗氧量，保护脑组织。

6. 中枢性高热的治疗

可物理降温。

7. 预防性治疗

下肢静脉血栓形成及肺栓塞建议穿弹力袜进行预防。

8. 防治并发症

脑出血的并发症有应激性溃疡、电解质紊乱等。可根据病情选用质子泵阻滞剂（如奥美拉唑等）或 H_2 受体阻滞剂（如西咪替丁、法莫替丁等），根据患者出入量调整补液量，并补充氯化钾等，维持水电解质平衡。痫性发作可给予地西泮 10～20 mg 缓慢静脉注射或苯巴比妥钠 100～200 mg 肌内注射控制发作，一般不需长期治疗。

9. 外科手术治疗

必要时进行外科手术治疗。对于内科非手术治疗效果不佳，或出血量大，有发生脑疝征象，或怀疑为脑血管畸形引起出血的，可进行外科手术治疗（去骨瓣减压术、小骨窗开颅血肿清除术、钻孔血肿抽吸术、脑室外引流术、微创穿刺颅内血肿碎吸引流术等）。手术指征：①基底节中等量以上出血（壳核出血≥30 mL，丘脑出血≥15 mL）；②小脑出血≥10 mL 或直径≥3 cm 或出现明显脑积水；③重症脑室出血。

五、护理评估

1. 健康史

（1）了解既往史和用药情况：①询问患者既往是否有原发性高血压、动脉粥样硬化、高脂血症、血液病病史；②询问患者曾经进行过哪些治疗，目前用药情况怎样，是否持续使用过抗凝、降压等药物，发病前数日有无自行停服或漏服降压药的情况。

（2）询问起病情况：①了解起病时间和起病形式，询问患者起病时间，当时是否正在活动，或者是在生气、大笑等情绪激动时，或者是在用力排便时；脑出血患者多在活动和情绪激动时起病，临床症状常在数分钟至数小时内达到高峰，观察患者意识状态，重症患者数分钟内可转入意识模糊或昏迷；②询问患者有无明显的头晕、头痛等前驱症状。大多数脑出血患者发病前无预兆，少数患者可有头痛、头晕、肢体麻木等前驱症状；③了解有无头痛、恶心、呕吐等伴随症状。脑出血患者因血液刺激以及血肿压迫脑组织引起脑组织缺血、缺氧，发生脑水肿和颅内压增高，可致剧烈头痛和喷射状呕吐。

（3）了解生活方式和饮食习惯：①询问患者工作与生活情况，是否长期处于紧张忙碌状态，是否缺乏适宜的体育锻炼和休息时间；脑出血患者常在活动和情绪激动时发病；②询问患者是否长期摄取高盐、高胆固醇饮食，高盐饮食可致水钠潴留，使原发性高血压加重；高胆固醇饮食与动脉粥样硬化密切相关；③询问患者是否有嗜烟、酗酒等不良习惯以及家族卒中病史。

2. 身体状况

（1）观察神志、瞳孔和生命体征情况。①观察神志是否清楚，有无意识障碍及其类型。无论轻症或重症脑出血患者起病初时均可以意识清楚，随着病情加重，意识逐渐模糊，常在数分钟或数十分钟内神志转为昏迷。②观察瞳孔大小及对光反射是否正常，瞳孔的大小与对光反射是否正常，与出血量、出血部位有密切关联，轻症脑出血患者瞳孔大小及对光反射均可正常；"针尖样"瞳孔为脑桥出血的特征性体征；双侧瞳孔散大可见于脑疝患者；双侧瞳孔缩小、凝视麻痹伴严重眩晕，意识障碍呈进行性加重，应警惕脑干和小脑出血的可能。③观察生命体征的情况，重症脑出血患者呼吸深沉带有鼾声，甚至呈潮式呼吸或不规则呼吸；脉搏缓慢有力，血压升高；当脑桥出血时，丘脑下部对体温的正常调节被阻断而使体温严重上升，甚至呈持续高热状态。如脉搏增快，体温升高，血压下降，则有生命危险。

（2）观察有无神经功能受损。①观察有无"三偏征"，大脑基底核为最常见的出血部位，当累及内囊时，患者常出现偏瘫、偏身感觉障碍和偏盲。②了解有无失语及失语类型，脑出血累及大脑优势半球时，常出现失语症。③有无眼球运动及视力障碍，除了内囊出血可发生"偏盲"外，枕叶出血可引起皮质盲；丘脑出血可压迫中脑顶盖，产生双眼上视麻痹而固定向下注视；脑桥出血可表现为交叉性瘫痪，头和眼转向非出血侧，呈"凝视瘫肢"状；小脑出血可有面神经麻痹，眼球震颤、两眼向病变对侧同向凝视。④检查有无肢体瘫痪及瘫痪类型，除内囊出血、丘脑出血和额叶出血引起"偏瘫"外，脑桥小量出血还可引起交叉性瘫痪，脑桥大量出血（血肿>5 mL）和脑室大出血可迅即发生四肢瘫痪和去皮质强直发作。⑤其他，颞叶受累除了发生 Wernicke 失语外，还可引起精神症状；小脑出血则可出现眩晕、眼球震颤、共济失调、行动不稳、吞咽障碍。

3. 心理—社会状况

评估脑出血患者是否因有偏瘫、失语等后遗症，而产生抑郁、沮丧、烦躁、易怒、悲观失望等情绪反应；评估这些情绪是否对日后生活有一定的影响。

六、主要护理诊断/问题

1. 并发症

包括压疮、吸入性肺炎、泌尿系感染、深静脉血栓等。

2. 生活自理能力缺陷

与脑出血卧床有关。

3. 潜在并发症

包括脑疝、上消化道出血等。

4. 其他问题

如吞咽障碍、语言沟通障碍等。

七、护理措施

1. 一般护理

患者绝对卧床休息 4 周，抬高床头 15°～30°，以促进脑部静脉回流，减轻脑水肿；取侧卧位或平卧头侧位，防止呕吐物反流引起误吸。脑出血急性期患者应尽量就地治疗，避免不必要的搬动，并注意保持病房安静，严格限制探视。翻身时，注意保护头部，动作宜轻柔缓慢，以免加重出血，避免咳嗽和用力排便。神经系统症状稳定 48～72 小时后，患者即可开始早期康复锻炼，但应注意不可过度用力或憋气。恢复期的康复训练不可急于求成，应循序渐进、持之以恒。

2. 饮食护理

急性期患者给予高蛋白、高维生素、高热量饮食，并限制钠盐摄入（<3 g/d）。有意识障碍、消化道出血的患者宜禁食 24～48 小时，然后酌情给予鼻饲流食，如牛奶、豆浆、藕粉、蒸蛋或混合匀浆等，每日 4～5 次，每次约 200 mL。恢复期患者应给予清淡、低盐、低脂、适量蛋白质、高维生素食物，戒烟酒，忌暴饮暴食。

3. 症状护理

（1）对神志不清、躁动或有精神症状的患者，床应加护栏，并适当约束，防止跌伤。

（2）注意保持呼吸道通畅。及时清除口鼻分泌物，协助患者轻拍背部，以促进痰痂的脱落排出，但急性期应避免刺激咳嗽，必要时可给予负压吸痰、吸氧及定时雾化吸入。

（3）协助患者完成生活护理。按时翻身，保持床单干燥整洁，保持皮肤清洁卫生，预防压疮的发生；如有闭眼障碍的患者，应涂四环素眼膏，并用湿纱布盖眼，保护角膜；昏迷和鼻饲患者应做好口腔护理，每日 2 次。有二便失禁的患者，注意及时用温水擦洗外阴及臀部，保持皮肤清洁、干燥。

（4）有吞咽障碍的患者，喂饭喂水时不宜过急，遇呕吐或反呛时应暂停喂食喂水，防止食物呛入气管引起窒息或吸入性肺炎，对昏迷等不能进食的患者可酌情予以鼻饲流食。

（5）注意保持瘫痪肢体功能位置，防止足下垂，被动运动关节和按摩患肢，防止手足挛缩、变形及神经麻痹，病情稳定后应尽早开始肢体功能锻炼和语言康复训练，以促进神经功能的早日康复。

（6）中枢性高热的患者先行物理降温，如温水擦浴、酒精浴、冰敷等，效果不佳时可给予退热药，并注意监测和记录体温的情况。

（7）密切观察病情，尤其是生命体征、神志、瞳孔的变化，及早发现脑疝的先兆表现，一旦出现，应立即报告医师及时抢救。

4. 用药护理

告知药物的作用与用法，注意观察药物的疗效与不良反应，发现异常情况，及时报告医师处理。

（1）颅内压升高使用 20% 甘露醇静脉滴注脱水时，要保证绝对快速输入，20% 的甘露醇 50~100 mL 要在 15~30 分钟内滴完，注意防止药液外漏，并注意尿量与血电解质的变化，尤其应注意有无低血钾发生。①患者每日补液量可按尿量加 500 mL 计算，在 1 500~2 000 mL 以内，如有高热、多汗、呕吐或腹泻者，可适当增加入液量。②每日补钠 50~70 mmol/L，补钾 40~50 mmol/L。防止低钠血症，以免加重脑水肿。

（2）严格遵医嘱服用降压药，不可骤停和自行更换，也不宜同时服用多种降压药，避免血压骤降或过低致脑供血不足。应根据患者的年龄、基础血压、病后血压等情况判定最适血压水平，缓慢降压，不宜使用强降压药（如利舍平）。

（3）用地塞米松消除脑水肿时，因其易诱发上消化道应激性溃疡，应观察有无呃逆、上腹部饱胀不适、胃痛、呕血、便血等，注意胃内容物或呕吐物的性状，以及有无黑便；鼻饲流食的患者，注意观察胃液的颜色是否为咖啡色或血性，必要时可做隐血试验检查，如发现异常及时通知医师处理。

（4）躁动不安的患者可根据病情给予小量镇静、镇痛药。患者有抽搐发作时，可用地西泮静脉缓慢注射，或苯妥英钠口服。

5. 心理护理

主动关心患者与家属，耐心介绍病情及预后，消除其紧张焦虑、悲观抑郁等不良情绪，保持患者及家属情绪稳定，积极配合抢救与治疗。

八、健康教育

（1）避免情绪激动，去除不安、恐惧、愤怒、抑郁等不良情绪，保持正常心态。

（2）给予低盐、低脂、适量蛋白质、富含维生素与纤维素的清淡饮食，多吃蔬菜、水果，少食辛辣刺激性强的食物，戒烟酒。

（3）生活有规律，保持排便通畅，避免排便时用力过度和憋气。

（4）坚持适度锻炼，避免重体力劳动。如坚持做保健体操、慢散步、打太极拳等。

（5）尽量做到日常生活自理，康复训练时注意克服急于求成的心理，做到循序渐进、持之以恒。

（6）定期复查血压、血糖、血脂、血常规等项目，积极治疗原发性高血压、糖尿病、心脏病等原发疾病。如出现头痛、呕吐、肢体麻木无力、进食困难、饮水呛咳等症状时需及时就医。

（刘　颖）

第四节　蛛网膜下隙出血

蛛网膜下隙出血（SAH）一般分为原发性蛛网膜下隙出血和继发性蛛网膜下隙出血。其中，原发性蛛网膜下隙出血是指脑底部或脑表面血管破裂后，血液流入蛛网膜下隙的急性出血性脑血管病；继发性蛛网膜下隙出血是指脑实质内出血、脑室出血、硬膜外或硬膜下出血，血液穿破脑组织和蛛网膜，流入蛛网膜下隙。本节主要讨论原发性蛛网膜下隙出血。

一、病因

1. 颅内动脉瘤

为 SAH 最常见的病因（占 50%~80%）。其中先天性粟粒样动脉瘤约占 75%，还可见高血压、动脉粥样硬化所致梭形动脉瘤及感染所致的真菌性动脉瘤等。

2. 血管畸形

约占 SAH 病因的 10%，其中动静脉畸形（AVM）占血管畸形的 80%。多见于青年人，90% 以上位于幕上，常见于大脑中动脉分布区。

3. 其他

如烟雾病（占儿童 SAH 的 20%）、颅内肿瘤、垂体卒中、血液系统疾病、颅内静脉系统血栓和抗凝治疗并发症等。

二、临床表现

1. 头痛

动脉瘤性 SAH 的典型表现是突发异常剧烈全头痛，头痛不能缓解或呈进行性加重。多伴发一过性意识障碍和恶心、呕吐。约 1/3 的动脉瘤性 SAH 患者发病前数日或数周有轻微头痛的表现，可持续数日不变，2 周后逐渐减轻，如头痛再次加重，常提示动脉瘤再次出血。但动静脉畸形破裂所致 SAH 头痛常不严重。局部头痛常可提示破裂动脉瘤的部位。

2. 脑膜刺激征

患者出现颈强直、Kernig 征和布鲁津斯基征等脑膜刺激征，以颈强直最多见，而老年、衰弱患者或小量出血者，可无明显脑膜刺激征。脑膜刺激征常于发病后数小时出现，3~4 周后消失。

3. 眼部症状

20% 患者眼底可见玻璃体下片状出血，发病 1 小时内即可出现，是急性颅内压升高和眼静脉回流受阻所致，对诊断具有提示作用。此外，眼球活动障碍也可提示动脉瘤所在的位置。

4. 精神症状

约 25% 的患者可出现精神症状，如欣快、谵妄和幻觉等，常于起病后 2~3 周内自行消失。

5. 其他症状

部分患者可出现脑心综合征、消化道出血、急性肺水肿和局限性神经功能缺损症状等。

三、并发症

1. 再出血

是 SAH 主要的急性并发症，指病情稳定后再次发生剧烈头痛、呕吐、痫性发作、昏迷甚至去大脑强直，颈强直，Kernig 征加重，检查脑脊液为鲜红色。20% 的动脉瘤患者病后 10~14 天可发生再出血，使死亡率约增加一倍。动静脉畸形急性期再出血者较少见。

2. 脑血管痉挛（CVS）

发生于蛛网膜下隙中血凝块环绕的血管，痉挛严重程度与出血量相关，可导致约 1/3 以上病例脑实质缺血。临床症状取决于发生痉挛的血管，常表现为波动性的轻偏瘫或失语，有时症状还受侧支循环和脑灌注压的影响，对载瘤动脉无定位价值，是死亡和致残的重要原因。病后3~5天开始发生，5~14天为迟发性血管痉挛高峰期，2~4周逐渐消失。TCD或DSA可帮助确诊。

3. 急性或亚急性脑积水

起病1周内15%~20%的患者发生急性脑积水，血液进入脑室系统和蛛网膜下隙形成血凝块阻碍脑脊液循环通路所致。轻者出现嗜睡、思维缓慢、短时记忆受损、上视受限、展神经麻痹、下肢腱反射亢进等体征，严重者可造成颅内压升高，甚至脑疝。亚急性脑积水发生于起病数周后，表现为隐匿出现的痴呆、步态异常和尿失禁。

4. 其他

5%~10%的患者发生癫痫发作，不少患者发生低钠血症。

四、辅助检查

1. 血、尿、便三大常规检查

起病初期常有白细胞增多，尿糖常可呈阳性但血糖大多正常，偶可出现蛋白尿。

2. 脑脊液检查

脑脊液（CSF）为均匀一致血性，压力增高（>200 mmH$_2$O），蛋白含量增加。

3. 影像学检查

颅脑CT是确诊SAH的首选诊断方法，可见蛛网膜下隙高密度出血灶，并可显示出血部位、出血量、血液分布、脑室大小和有无再出血；MRI检查可发现动脉瘤或动静脉畸形。

4. 数字减影血管造影（DSA）检查

DSA检查可为SAH的病因诊断提供可靠依据，如发现动脉瘤的部位、显示解剖行程、侧支循环和血管痉挛情况，还可发现动静脉畸形、烟雾病、血管性肿瘤等。

5. 经颅多普勒超声检查（TCD）

TCD检查可作为追踪监测SAH后脑血管痉挛的方法，具有无创伤性。

五、诊断

突然发生的持续性剧烈头痛、呕吐、脑膜刺激征阳性，伴或不伴意识障碍，检查无局灶性神经系统体征，应高度怀疑SAH。CT证实脑池和蛛网膜下隙高密度征象或腰穿检查示压力增高和血性脑脊液等可临床确诊。

六、治疗

急性期治疗原则为防治再出血，制止继续出血，防治继发性脑血管痉挛，减少并发症，寻找出血原因，治疗原发病和预防复发。

1. 一般处理

住院监护，绝对卧床4~6周，镇静、镇痛，避免引起颅内压升高的因素，如用力排便、咳嗽、喷嚏和情绪激动等，可选用足量镇静镇痛药、缓泻剂等对症处理。

2. 脱水降颅内压

可选甘露醇、呋塞米、清蛋白等。

3. 预防再出血

可给予 6-氨基己酸（EACA）等抗纤溶药物治疗，维持 2~3 周。

4. 应用尼莫地平等钙通道阻滞药

预防脑血管痉挛发生，推荐尼莫地平 30~40 mg 口服，每日 4~6 次，连用 3 周。

5. 放脑脊液疗法

腰穿缓慢放出血性脑脊液，每次 10~20 mL，每周 2 次，可有效缓解头痛症状，并可减少脑血管痉挛及脑积水发生，但有诱发脑疝、动脉瘤破裂再出血、颅内感染等可能，应严格掌握适应证。

6. 外科手术或介入治疗

对于动脉瘤或动静脉畸形引起的 SAH，可外科手术治疗或考虑介入栓塞等治疗，是根除病因、预防复发的有效方法。

七、护理评估

1. 健康史

（1）了解既往史及用药情况：①询问患者既往身体状况，了解有无颅内动脉瘤、脑血管畸形和高血压动脉硬化病史；②询问患者有无冠心病、糖尿病、血液病、颅内肿瘤、脑炎病史；③询问患者是否进行过治疗，过去和目前的用药情况怎样；④了解患者有无抗凝治疗史等。

（2）询问起病情况：①了解起病的形式，询问患者起病时间，了解是否在剧烈活动或情绪大悲大喜时急性起病，SAH 起病很急，常在剧烈活动或情绪激动时突然发病；②了解有无明显诱因和前驱症状，询问患者起病前数日内是否有头痛等不适症状，部分患者在发病前数日或数周有头痛、恶心、呕吐等"警告性渗漏"的前驱症状；③询问患者有无伴随症状。多见的有短暂意识障碍、项背部或下肢疼痛、畏光等伴随症状。

2. 身体状况

（1）观察神志、瞳孔及生命体征的情况，询问患者病情，了解患者有无神志障碍。少数患者意识始终清醒，瞳孔大小及对光反射正常；半数以上患者有不同程度的意识障碍，轻者出现神志模糊，重者昏迷逐渐加深。监测患者血压、脉搏状况，了解有无改变。起病初期患者常可出现血压上升、脉搏加快、有时节律不齐，但呼吸和体温均可正常。由于出血和脑动脉痉挛对下丘脑造成的影响，24 小时以后患者可出现发热、脉搏不规则、血压波动、多汗等症状。

（2）评估有无神经功能受损。①活动患者头颈部，了解脑膜刺激征是否阳性，大多数患者在发病后数小时内即可出现脑膜刺激征，以颈强直最具特征性，Kernig 征及 Brudzinski 征均呈阳性。②了解患者有无瘫痪、失语及感觉障碍，这与出血引起脑水肿、血肿压迫脑组织，或出血后迟发性脑血管痉挛导致脑缺血、脑梗死等有关；大脑中动脉瘤破裂可出现偏瘫、偏身感觉障碍及抽搐；椎—基底动脉瘤可引起面瘫等脑神经瘫痪。③观察患者瞳孔，了解有无眼征。后交通动脉瘤可压迫动眼神经而致上睑下垂、瞳孔散大、复视等麻痹症状，有时眼内出血也可引起严重视力减退。④观察患者有无精神症状，少数患者急性期可出现精神症状，如烦躁不安、谵妄、幻觉等，且 60 岁以上的老年患者精神症状常较明显，大脑前动脉瘤可引起精神症状。⑤有无癫痫发作，脑血管畸形患者常有癫痫发作。

3. 心理—社会状况

评估患者的心理状态，主动与患者进行交谈，了解患者有无恐惧、紧张、焦虑及悲观绝望的心理。患者常因起病急骤，对病情和预后的不了解以及害怕进行 DSA 检查和开颅手术，易出现上述不良心理反应。

八、主要护理诊断/问题

1. 疼痛：头痛

与脑水肿、颅内压升高、血液刺激脑膜或继发性脑血管痉挛有关。

2. 恐惧

与起病急骤，对病情和预后的不了解以及剧烈头痛、担心再出血有关。

3. 自理缺陷

与长期卧床（医源性限制）有关。

4. 潜在并发症

包括再出血、脑疝。

九、护理措施

1. 一般护理

头部稍抬高（15°~30°），以减轻脑水肿；尽量少搬动患者，避免振动其头部；即使患者神志清楚，无肢体活动障碍，也必须绝对卧床休息 4~6 周，在此期间，禁止患者洗头、如厕、淋浴等一切下床活动；避免用力排便、咳嗽、喷嚏，情绪激动，过度劳累等诱发再出血的因素。

2. 安全护理

对有精神症状的患者，应注意保持周围环境的安全，对烦躁不安等不合作的患者，床应加护栏，防止跌床，必要时遵医嘱予以镇静。有记忆力、定向力障碍的老年患者，外出时应有人陪护，注意防止患者走失或其他意外发生。

3. 饮食护理

给予清淡易消化、含丰富维生素和蛋白质的饮食，多食蔬菜水果，避免辛辣等刺激性强的食物，戒烟酒。

4. 头痛护理

注意保持病室安静舒适，避免声、光刺激，减少探视，指导患者采用放松术减轻疼痛，如缓慢深呼吸、听轻音乐、全身肌肉放松等。必要时可遵医嘱给予镇痛药。

5. 运动和感觉障碍护理

应注意保持良好的肢体功能位，防止足下垂、爪形手、髋外翻等后遗症，恢复期指导患者积极进行肢体功能锻炼，用温水擦洗患肢，改善血液循环，促进肢体知觉的恢复。

6. 心理护理

关心患者，耐心告知病情，特别是绝对卧床与预后的关系，详细介绍 DSA 检查的目的、程序与注意事项，鼓励患者消除不安、焦虑、恐惧等不良情绪，保持情绪稳定，安静休养。

7. 用药护理

告知药物的作用与用法，注意观察药物的疗效与不良反应，发现异常情况，及时报告医师处理。

（1）使用 20%甘露醇脱水治疗时，应快速静脉滴入，并确保针头在血管内。

（2）尼莫同静脉滴注时常刺激血管引起皮肤发红和剧烈疼痛，应通过三通阀与 5%葡萄糖注射液或生理盐水溶液同时缓慢滴注，5~10 mL/h，并密切观察血压变化，如果出现不良反应或收缩压<90 mmHg，应报告医师适当减量、减速或停药处理。如果无三通阀联合输液，一般将 50 mL 尼莫同针剂加入 5%葡萄糖注射液 500 mL 中静脉滴注、速度为 15~20 滴/分，6~8 小时输完。

（3）使用 6-氨基己酸止血时应特别注意有无双下肢肿胀、疼痛等临床表现，谨防深静脉血栓形成，有肾功能障碍者应慎用。

十、健康教育

1. 预防再出血

告知患者情绪稳定对疾病恢复和减少复发的意义，使患者了解，并能遵医嘱绝对卧床并积极配合治疗和护理。指导家属关心、体贴患者，在精神和物质上对患者给予支持，减轻患者的焦虑、恐惧等不良心理反应。告知患者和家属再出血的表现，发现异常及时就诊。女性患者 1~2 年内避免妊娠和分娩。

2. 疾病知识指导

向患者和家属介绍疾病的病因、诱因、临床表现、应进行的相关检查、病程和预后、防治原则和自我护理的方法。SAH 患者一般在首次出血后 3 天内或 3~4 周后进行 DSA 检查，以避开脑血管痉挛和再出血的高峰期。应告知数字减影血管造影的相关知识，使患者和家属了解进行 DSA 检查以明确和去除病因的重要性，积极配合。

（刘　悦）

第六章

内分泌科疾病的护理

第一节　甲状腺功能亢进症

一、概述

甲状腺功能亢进症（简称甲亢）可分为 Graves、继发性甲亢和高功能腺瘤三大类。Graves 甲亢最常见，指甲状腺肿大的同时，出现功能亢进症状。腺体肿大为弥漫性，两侧对称，常伴有突眼，故又称"突眼性甲状腺肿"。继发性甲亢较少见，由于垂体促甲状腺激素（TSH）分泌瘤分泌过多 TSH 所致。高功能腺瘤少见，多见于老人，病史有 10 多年，腺瘤直径多数大于 5 cm，腺体内有单个的自主性高功能结节，结节周围的甲状腺呈萎缩改变，患者无突眼。

甲亢主要累及妇女，男女发病比为 1：4，一般患者较年轻，年龄多为 20~40 岁。

二、病因与发病机制

病因迄今尚未完全明了，可能与下列因素有关。

（一）自身免疫性疾病

近来研究发现，Graves 甲亢患者血中促甲状腺激素（TSH）浓度不高甚至低于正常，应用促甲状腺释放激素（TRH）也不能刺激这类患者的血中 TSH 浓度升高，故目前认为 Graves 甲亢是一种自身免疫性疾病。患者血中有刺激甲状腺的自身抗体，即甲状腺刺激免疫球蛋白，这种物质属于 G 类免疫球蛋白，来自患者的淋巴细胞，与甲状腺滤泡的 TSH 受体结合，从而加强甲状腺细胞功能，分泌大量 T_3 和 T_4。

（二）遗传因素

可见同一家族中多人患病，甚至连续几代患病，单卵双生胎患病率高达 50%，本病患者家族成员患病率明显高于普通人群。目前发现与主要组织相容性复合物（MHC）相关。

（三）精神因素

可能是本病的诱发因素，许多患者在发病前有精神刺激史，推测可能因应激刺激，T 细胞的监测功能障碍，使有免疫功能遗传缺陷者发病。

三、病理

甲状腺多呈不同程度弥漫性、对称性肿大，或伴峡部肿大。质脆软，包膜表面光滑、透亮，也可不平或呈分叶状。甲状腺内血管增生、充血，腺泡细胞增生肥大，滤泡间组织中淋巴样组织呈现不同程度的增生，从弥漫性淋巴细胞浸润至形成淋巴滤泡，或出现淋巴组织生发中心扩大。有突眼者，球后组织中常有脂肪浸润，眼肌水肿增大，纤维组织增多，黏多糖沉积与透明质酸增多，淋巴细胞及浆细胞浸润。眼外肌纤维增粗，纹理模糊，球后脂肪增多，肌纤维透明变性、断裂及破坏，肌细胞内黏多糖也有增多。骨骼肌、心肌也有类似眼肌的改变。病变皮肤可有黏蛋白样透明质酸沉积，伴多数带有颗粒的肥大细胞、吞噬细胞和含有内质网的成纤维细胞浸润。

四、护理评估

（一）健康史

评估患者的年龄、性别；询问患者是否患过结节性甲状腺肿大；了解患者家族中是否有甲亢患者；询问患者近期是否有精神刺激或感染史。

（二）身体评估

1. 高代谢综合征

甲状腺激素分泌增多导致交感神经兴奋性增高和代谢加速。患者怕热、多汗、体重下降、疲乏无力、皮肤温暖湿润，可有低热，体温常在 38 ℃ 左右，糖类、蛋白质及脂肪代谢异常，出现消瘦软弱。

2. 神经系统

患者表现为神经过敏、烦躁多虑、多言多动、失眠、多梦、思想不集中、记忆力减退、有时有幻觉，甚至表现为焦虑症。少数患者出现寡言抑郁、神情淡漠（尤其是老年人），舌平伸及手举表现细震颤，腱反射活跃、反射时间缩短。

3. 心血管系统

患者的主要症状有心悸、气促，窦性心动过速，心率高达 100~120 次/分，休息与睡眠时心率仍快。血压收缩压增高，舒张压降低，脉压增大。严重者发生甲亢性心脏病，表现为心律失常，出现期前收缩、阵发性房颤或房扑、房室传导阻滞等。第一心音增强，心尖区心音亢进，可闻及收缩期杂音；长期患病的患者可出现心肌肥厚或心脏扩大，心力衰竭等。

4. 消化系统

患者出现食欲亢进，食量增加，但体重明显下降。少数患者（老人多见）表现厌食，消瘦明显，病程长者表现为恶液质。由于肠蠕动加快，患者大便次数增多或顽固性腹泻，粪便不成形，含较多不消化的食物。由于伴有营养不良、心力衰竭等原因，肝脏受损，患者可出现肝肿大和肝功能受损，重者出现黄疸。

5. 运动系统

肌肉萎缩导致软弱无力，行动困难。严重时称为甲亢性肌病，表现为浸润性突眼伴眼肌麻痹、急性甲亢性肌病或急性延髓麻痹、慢性甲亢性肌病、甲亢性周期性四肢麻痹、甲亢伴重症肌无力和骨质疏松。

6. 生殖系统

女性可出现月经紊乱，表现为月经量少，周期延长，久病可出现闭经、不孕，经抗甲状腺药物治疗后，月经紊乱可以恢复。男性性功能减退，常出现阳痿，偶可发生乳房发育、不育。

7. 内分泌系统

可以影响许多内分泌腺体，其中性腺功能异常，表现为性功能和性激素异常。本病早期肾上腺皮质可增生肥大，功能偏高，久病及病情加重时，功能相对减退，甚至功能不全。患者表现为色素轻度沉着和血 ACTH 及皮质醇异常。

8. 造血系统

因消耗增多，营养不良，维生素 B_{12} 缺乏和铁利用障碍，部分患者伴有贫血。部分患者有白细胞和血小板减少，淋巴细胞及单核细胞相对增加，可能与自身免疫破坏有关。

9. 甲状腺肿大

甲状腺常呈弥漫性肿大，增大 2~10 倍不等，质较柔软、光滑，随吞咽上下移动。甲状腺肿大临床分度见表 6-1。少数为单个或多发的结节性肿大，质地为中等硬度或坚硬不平。由于甲状腺的血管扩张，血流量和流速增加，可在腺体上下极外侧触及震颤和闻及血管杂音。

表 6-1 甲状腺肿大临床分度

分度	体征
一度	甲状腺触诊可发现肿大，但视诊不明显
二度	视诊即可发现肿大
三度	甲状腺明显肿大，其外缘超过胸锁乳突肌外缘

10. 突眼

多为双侧性，可分为非浸润性和浸润性突眼两种。

（1）非浸润性突眼（良性突眼）：主要由于交感神经兴奋性增高，使眼外肌群和上睑肌兴奋性增高，球后眶内软组织改变不大，病情控制后，突眼常可自行恢复，预后良好。患者出现眼球突出，可不对称，突眼度一般小于 18 mm。表现为下列眼征：①凝视征（Darymple 征），因上眼睑退缩，引起睑裂增宽，呈凝视或惊恐状；②瞬目减少征（Stellwag 征），瞬目减少；③上睑挛缩征（Von Graefe 征），上睑挛缩，双眼下视时，上睑不能随眼球同时下降，使角膜上方巩膜外露；④辐辏无能征（Mobius 征），双眼球内聚力减弱，视近物时，集合运动减弱；⑤向上看时，前额皮肤不能皱起（Joffroy 征）。

（2）浸润性突眼（恶性突眼）：目前认为其发生与自身免疫有关，在患者的血清中已发现眶内成纤维细胞结合抗体水平升高。患者除眼外肌张力增高外，球后脂肪和结缔组织出现水肿、淋巴细胞浸润，眼外肌显著增粗。突眼度一般在 19 mm 以上，双侧多不对称。除上述眼征外，患者常有眼内异物感、畏光、流泪、视力减退，因眼肌麻痹而出现复视、斜视、眼球活动度受限。严重突眼者，可出现眼睑闭合困难，球结膜及角膜外露引起充血、水肿，易继发感染形成角膜溃疡或全角膜炎而失明。

（三）辅助检查

1. 基础代谢率测定

基础代谢率是指人体在清醒、空腹、无精神紧张和外界环境刺激的影响下的能量消耗。了解基础代谢率的高低有助于了解甲状腺的功能状态。基础代谢率的正常值为±10%，增高至+20%～+30%为轻度升高，+30%～+60%为中度升高，+60%以上为重度甲亢。检验公式可用脉率和脉压进行估计：基础代谢率＝（脉率+脉压）－111。

做此检查前数日应指导患者停服影响甲状腺功能的药物，如甲状腺制剂、抗甲状腺药物和镇静剂等。测定前一日晚餐应较平时少进食，夜间充分睡眠（不要服安眠药）。护士应向患者讲解测定的过程，消除顾虑。检查日清晨嘱患者进食，可少量饮水，不活动，不多讲话，测定前排空大小便，用轮椅将患者送至检查室，患者卧床 0.5～1 小时后再进行测定。由于基础代谢率测定方法烦琐，受影响因素较多，临床已较少应用。

2. 血清甲状腺激素测定

血清游离甲状腺素（FT_4）与游离三碘甲腺原氨酸（FT_3）是循环血中甲状腺激素的活性部分，直接反映甲状腺功能状态，其敏感性和特异性高，正常值为 FT_4 9～25 pmol/L，FT_3 为 3～9 pmol/L。血清中总甲状腺素（TT_4）是判断甲状腺功能最基本的筛选指标，与血清总三碘甲腺原氨酸（TT_3）均能反映甲状腺功能状态，正常值为 TT_4 65～156 nmol/L，TT_3 1.7～2.3 nmol/L。甲亢时血清甲状腺激素升高比较明显，测定血清甲状腺激素对甲状腺功能的判断具有较高的敏感性和特异性。

3. TSH 免疫放射测定分析

血清 TSH 浓度的变化是反映甲状腺功能最敏感的指标。TSH 正常值为 0.3～4.8 mIU/L，甲亢患者因 TSH 受抑制而减少，其血清高敏感 TSH 值往往<0.1 mIU/L。

4. 甲状腺摄[131]I 率测定

给受试者一定量的[131]I，再探测甲状腺摄取[131]I 的程度，可以判断甲状腺的功能状态。正常人甲状腺摄取[131]I 的高峰在 24 小时后，3 小时为 5%～25%，24 小时为 20%～45%。24 小时内甲状腺摄[131]I 率超过人体总量的 50%，表示有甲亢。如果患者近期内食用含碘较多的食物，如海带、紫菜、鱼虾，或某些药物，如抗甲状腺药物、溴剂、甲状腺素片、复方碘溶液等，需停服两个月才能做此试验，以免影响检查效果。

5. TSH 受体抗体（TRAb）检查

甲亢患者血中 TRAb 抗体阳性检出率可达 80%～95%，可作为疾病早期诊断、病情活动判断、是否复发及能否停药的重要指标。

6. TSH 受体刺激抗体（TSAb）检查

是诊断 Graves 病的重要指标之一。与 TRAb 相比，TSAb 反映这种抗体不仅与 TSH 受体结合，而且产生对甲状腺细胞的刺激功能。

（四）心理—社会状况

患者的情绪因内分泌紊乱而受到不良的影响，心情可有周期性的变化，从轻微的欣快状态到活动过盛，甚至谵妄的地步。过度的活动导致极度的疲倦和抑郁，接着又是极度的活动，如此循环往复。因患者纷乱的情绪状态，使其人际关系恶化，于是更加重了患者的情绪障碍。患者外形的改变，如突眼、颈部粗大，可造成自我形象紊乱。

五、常见的护理诊断/问题

1. 营养失调：低于机体需要量

与基础代谢率升高有关。

2. 活动无耐力

与基础代谢过高而致机体疲乏、负氮平衡、肌肉萎缩有关。

3. 腹泻

与肠蠕动增加有关。

4. 有受伤的危险

与突眼造成的眼睑不能闭合、有潜在的角膜溃烂、角膜感染而致失明的可能有关。

5. 体温过高

与基础代谢率升高、甲状腺危象有关。

6. 睡眠形态紊乱

与基础代谢率升高有关。

7. 有体液不足的危险

与腹泻及大量出汗有关。

8. 自我形象紊乱

与甲状腺肿大及突眼有关。

9. 知识缺乏

与患者缺乏甲亢治疗、突眼护理及并发症预防的知识有关。

10. 潜在并发症

包括甲亢性肌病，心排出量减少，甲状腺危象，手术中并发症包括出血，喉上、喉返神经损伤，手足抽搐等。

六、护理措施

患者能够得到所需热量，营养需求得到满足，体重维持在标准体重的90%~110%；眼结膜无溃烂、感染的发生；能够进行正常的活动，保证足够的睡眠；体温37 ℃；无腹泻，出入量平衡，无脱水征象；能够复述出甲亢治疗、突眼护理及并发症预防的知识；正确对待自我形象，社交能力改善，与他人正常交往；护士能够及时发现并发症，通知医师及时处理。

（一）病情观察

护士每天监测患者的体温、脉搏、心率（律）、呼吸改变、出汗、皮肤状况、排便次数、有无腹泻、脱水症状、体重变化、突眼症状改变、甲状腺肿大情况，及有无精神、神经、肌肉症状，如失眠、情绪不安、神经质、指震颤、肌无力、肌力消失等改变。准确记录每日饮水量、食欲与进食量、尿量及液体出入平衡情况。

（二）提供安静舒适的环境

因患者常有乏力、易疲劳等症状，故需要充分的休息，避免疲劳，且休息可使机体代谢率降低。重症甲亢及甲亢并发心功能不全、心律失常、低钾血症等必须卧床休息。因而提供一个能够使患者身心均获得休息的环境，帮助患者放松和休息，对于疾病的恢复非常重要。病室要保持安静，室温稍低，色调和谐，避免精神刺激或过度兴奋，使患者得到充分休息和睡眠。必要时可给患者提供单间，以防止患者间的相互打扰。患者的被子不宜太厚，衣服应轻便宽松，定期沐浴，勤更换内衣。为患者提供一些活动，分散患者的注意力，如拼图，听轻松、舒缓的音乐，看电视等。

（三）饮食护理

为满足机体代谢亢进的需要，应为患者提供高热量、高蛋白、高维生素的均衡饮食。因患者代谢率高，常会感到饥饿，大约每天需 6 餐才能满足患者的需要。护士应鼓励患者吃高蛋白、高热量、高维生素的食物，如瘦肉、鸡蛋、牛奶、水果等。不要让患者吃增加肠蠕动和易导致腹泻的食物，如味重刺激性食物、粗纤维多的食物。每天测体重，当患者体重降低 2 kg 以上时需通知医师。在患者持续出现营养不良时，要补充维生素，尤其是 B 族维生素。由于患者出汗较多，应给饮料以补充出汗等所丢失的水分，忌饮浓茶、咖啡等对中枢神经有兴奋作用的饮料。

（四）心理护理

甲亢是与精神、神经因素有关的内分泌系统心身疾病，注意对躯体治疗的同时应进行心理、精神治疗。

甲亢患者常有神经过敏、多虑、易激动、失眠、思想不集中、烦躁易怒，严重时可抑郁或躁狂等，任何不良的外界刺激均可使症状加重，故医护人员应耐心、温和、体贴，建立良好的护患关系，解除患者焦虑和紧张心理，增强治愈疾病的信心。指导患者自我调节，采取自我催眠、放松训练、自我暗示等方法来恢复已丧失平衡的身心调节能力，必要时辅以镇静、安眠药。同时医护人员给予患者精神疏导、心理支持等综合治疗。向患者介绍甲亢的治疗方法以减少因知识缺乏所造成的不安，常用治疗方法有抗甲状腺药物治疗、放射性碘治疗和手术治疗 3 种方法。同时护士应向患者家属、亲友说明患者任何怪异的、难懂的行为都是暂时性的，可随着治疗而获得稳定的改善。在照顾患者时，应保持一种安静和理解的态度，接受患者的烦躁不安及情绪的暴发，将之视为疾病的自然表现，通过家庭支持促进甲亢患者的早日康复。

（五）突眼护理

对严重突眼者应加强心理护理，多关心体贴，帮助其树立治疗的信心，避免烦躁及焦虑情绪。

加强眼部护理，对于眼睑不能闭合者必须注意保护角膜和结膜，经常点眼药，防止干燥、外伤及感染，外出戴墨镜或使用眼罩以避免强光、风沙及灰尘的刺激。睡眠时头部抬高，以减轻眼部肿胀。当患者不易或根本无法闭上眼睛时，应涂抗生素眼膏，并覆盖纱布或眼罩，预防结膜炎和角膜炎。结膜发生充血、水肿时，用 0.5% 醋酸可的松滴眼，并加用冷敷。眼睑闭合严重障碍者可行眼睑缝合术。

配合全身治疗，给予低盐饮食，限制进水量，可减轻球后水肿。

突眼异常严重者，应配合医师做好手术前准备，做眶内减压术，球后注射透明质酸酶，以溶解眶内组织的黏多糖类，减轻眶内压力。

（六）用药护理

药物治疗较方便和安全，为甲亢的基础治疗方法，常用抗甲状腺药物分为硫脲类和咪唑类。硫脲类包括丙硫氧嘧啶和甲硫氧嘧啶。咪唑类包括甲巯咪唑和卡比马唑等。主要作用是阻碍甲状腺激素的合成，但对已合成的甲状腺激素不起作用，故须待体内储存的过多甲状腺激素消耗到一定程度才能显效。近年来发现此类药物可轻度抑制免疫球蛋白生成，使甲状腺中淋巴细胞减少，血循环中的 TRAb 抗体下降。此类药物适用于病情较轻、甲状腺肿大不明显、甲状腺无结节的患者。用药剂量区别对待，护士应告诉患者整个药物治疗需要较长时间，一般需要 1.5~2 年，分为初治期、减量期及维持期。按病情轻重决定药物剂量，疗程中除非有较严重的反应，一般不宜中断，并定期随访疗效。

抗甲状腺药物往往存在一些不良反应，如粒细胞减少和粒细胞缺乏，变态反应如皮疹、发热、肝脏损害，部分患者出现转氨酶升高，甚至出现黄疸。护士应督促患者按时按量服药，告诉患者用药期间监测血常规及肝功能变化，密切观察有无发热、咽痛、乏力、黄疸等症状，发现异常及时告知医师，告诉患者进餐后服药，以减少胃肠道反应。

（七）放射性碘治疗护理

口服放射性^{131}I 后，碘浓集在甲状腺中。^{131}I 产生的 β 射线可以损伤甲状腺，使腺泡上皮细胞破坏而减少甲状腺激素的分泌，但很少损伤其他组织，起到药物性切除作用。同时，也可使甲状腺内淋巴细胞产生抗体减少，从而起到治疗甲亢的作用。

中华医学会内分泌学会和核医学分科学会制定的《中国甲状腺疾病诊治指南》关于放射性碘治疗的适应证如下：①成人 Graves 甲亢伴甲状腺肿大二度以上；②对药物治疗有严重反应，长期治疗失效或停药后复发者；③甲状腺次全切除后复发者；④甲状腺毒症心脏病或甲亢伴其他病因的心脏病；⑤甲亢并发白细胞和（或）血小板减少或全血细胞减少；⑥老年甲亢；⑦甲亢并发糖尿病；⑧毒性多结节性甲状腺肿；⑨自主功能性甲状腺结节并发甲亢。相对适应证：①青少年和儿童甲亢，使用抗甲状腺药物治疗失败，拒绝手术或有手术禁忌证；②甲亢并发肝、肾功能损害；③Graves 眼病，对轻度和稳定期的中重度病例可单用^{131}I 治疗，对病情处于进展期患者，可在^{131}I 治疗前后加用泼尼松。

禁忌证：①妊娠或哺乳妇女；②有严重肝肾功能不全；③甲状腺危象；④重症浸润性突眼；⑤以往使用大量碘使甲状腺不能摄碘者。

凡采用放射性碘治疗者，治疗前和治疗后 1 个月内避免使用碘剂及其他含碘食物及药物。^{131}I 治疗本病的疗效较满意，缓解率达 90% 以上。一般一次空腹口服，于服^{131}I 后 2~4 周症状减轻，甲状腺缩小，体重增加，于 3~4 个月后大多数患者的甲状腺功能恢复正常。

^{131}I 治疗甲亢后的主要并发症是甲状腺功能减退。国内报道早期甲减发生率为 10%，晚期达 59.8%。^{131}I 治疗的近期反应较轻微。由于放射性甲状腺炎，可在治疗后第一周有甲亢症状的轻微加重，护士应严密观察病情变化，注意预防感染和避免精神刺激。

（八）手术治疗护理

甲状腺大部分切除是一种有效的治疗方法，其优点是疗效较药物治疗迅速，不易复发，并发甲状腺功能减退的机会较放射性碘治疗低，其缺点是有一定的手术并发症。

1. 术前护理

（1）术前评估：对于接受甲状腺手术治疗的患者，护士要在术前对患者进行仔细评估，包括甲状腺功能是否处于正常状态，甲状腺激素的各项检验是否处于正常范围内，营养状况是否正常。心脏问题是否得到控制，脉搏是否正常，心电图有无心律不齐，患者是否安静、放松，患者是否具有与手术有关的知识如手术方式、适应证、禁忌证、手术前的准备和手术后的护理，以及有哪些生理、心理等方面的需求。

（2）心理护理：甲亢患者性情急躁、容易激动，极易受环境因素的影响，对手术顾虑较重，存在紧张情绪，术前应多与患者交谈，给予必要的安慰，解释手术的有关问题。必要时可安排甲亢术后恢复良好的患者现身说法，以消除患者的顾虑。避免各种不良刺激，保持室内安静和舒适。对精神过度紧张或失眠患者给予口服镇静剂或安眠药，使患者消除恐惧，配合治疗。

（3）用药护理：术前给药降低基础代谢率，减轻甲状腺肿大及充血是术前准备的重要环节，主要方法如下。①通常先用硫氧嘧啶类药物，待甲亢症状基本控制后减量继续服药，加服1～2周的碘剂，再进行手术。大剂量碘剂可使腺体减轻充血，缩小变硬，有利于手术。常用的碘剂是复方碘化钾溶液，每日3次。每次10滴，2～3周可以进行手术。由于碘剂可刺激口腔和胃黏膜，引发恶心、呕吐、食欲不振等不良反应，因此护士可指导患者饭后用冷开水稀释后服用，或在用餐时将碘剂滴在馒头或饼干上一同服用。值得注意的是大剂量碘剂只能抑制甲状腺素的释放，而不能抑制其合成，因此一旦停药后，贮存于甲状腺滤泡内的甲状腺球蛋白分解，大量甲状腺素释放到血液，使甲亢症状加重。因此，碘剂不能单独治疗甲亢，仅用于手术前准备。②开始即用碘剂，2～3周后甲亢症状得到基本控制（患者情绪稳定，睡眠好转，体重增加，脉率稳定在每分钟90次以下），便可进行手术。少数患者服用碘剂2周后，症状减轻不明显，可在继续服用碘剂的同时，加用硫氧嘧啶类药物，直至症状基本控制后，再停用硫氧嘧啶类药物，但仍继续单独服用碘剂1～2周，再进行手术。③对用上述药物准备不能耐受或不起作用的病例，主张单用普萘洛尔或与碘剂合用作术前准备，普萘洛尔剂量为每6小时给药1次，每次20～60 mg，一般在4～7天后脉率即降至正常水平，可以施行手术。要注意的是普萘洛尔在体内的有效半衰期不到8小时，所以最末一次口服普萘洛尔要在术前1～2小时，术后继续口服4～7天。此外，术前不宜使用阿托品，以免引起心动过速。

（4）床单位准备：患者离开病房后，护士应做好床单位的准备，床旁备气管切开包、无菌手套、吸引器、照明灯、氧气和抢救物品。

（5）体位练习：术前要指导患者练习手术时的头、颈过伸体位和术后用于帮助头部转动的方法，以防止瘢痕挛缩，可指导患者点头、仰头，尽量伸展颈部，以及向左向右转动头部。

2. 术后护理

（1）术后评估：患者返回病室后，护士应仔细评估患者的生命体征，观察伤口敷料，注意患者有无出血、喉返神经及甲状旁腺损伤等并发症，观察有无呼吸困难、窒息、手足抽搐等症状。

（2）体位：术后患者清醒和生命体征平稳后，取半卧位，有利于渗出液的引流和保持呼吸道通畅。

（3）饮食护理：术后1～2天进流质饮食，随病情的恢复逐渐过渡到正常饮食，但饮食不可过热，以免引起颈部血管扩张，加重创口渗血。患者如有呛咳，可给静脉补液或进半固体食物，协助患者坐起进食。

（4）指导颈部活动：术前护士已经教会患者颈部活动的方法，术后护士应提醒并协助患者做点头、仰头，及向左向右转动头部，尽量伸展颈部。

（5）并发症的观察与护理。

1）术后呼吸困难和窒息：是术后最危急的并发症，多发生在术后48小时内。常见原因为：①切口内出血压迫气管，主要是手术时止血不彻底、不完善，或因术后咳嗽、呕吐、过频活动或谈话导致血管结扎滑脱所引起；②喉头水肿，手术创伤或气管插管引起；③气管塌陷，气管壁长期受肿大的甲状腺压迫，发生软化，切除大部分甲状腺腺体后，软化的气管壁失去支撑所引起；④痰液阻塞；⑤双侧喉返神经损伤，患者发生此并发症时，务必及时采取抢救措施。

患者临床表现为进行性呼吸困难、烦躁、发绀，甚至发生窒息。如因切口内出血所引起者，还可出现颈部肿胀、切口渗出鲜血等。护士在巡回时应严密观察呼吸、脉搏、血压及伤口渗血情况，有时血液自颈侧面流出至颈后，易被忽视，护士应仔细检查。如发现患者有颈部紧压感、呼吸费力、气急烦躁、心率加速、发绀等应及时处理，包括立即检查伤口，必要时剪开缝线，敞开伤口，迅速排除出血或血肿压迫。如血肿清除后，患者呼吸仍无改善，应果断施行气管切开，同时吸氧。术后痰多而不易咳出者，应帮助和鼓励患者咳痰，进行雾化吸入以保持呼吸道通畅。护士应告诉患者术后48小时内避免过于频繁的活动、谈话，若患者有咳嗽、呕吐等症状时，应告知医务人员采取对症措施，并在咳嗽、呕吐时保护好伤口。

2）喉返神经损伤：患者清醒后，应诱导患者说话，以了解有无喉返神经损伤。暂时性损伤可由术中钳夹、牵拉或血肿压迫神经引起，永久性损伤多因切断、结扎神经引起。喉返神经损伤的患者术后可出现不同程度的声嘶或失音，喉镜检查可见患侧声带外展麻痹。对已有喉返神经损伤的患者，护士应认真做好安慰解释工作，告诉患者暂时性损伤经针刺、理疗可于3~6个月内逐渐恢复；一侧的永久性损伤也可由对侧代偿，6个月内发音好转。双侧喉返神经损伤会导致两侧声带麻痹，引起失音或严重呼吸困难，需做气管切开，护士应做好气管切开的护理。

3）喉上神经损伤：手术时损伤喉上神经外支会使环甲肌瘫痪，引起声带松弛，音调降低。如损伤其内支，则喉部黏膜感觉丧失，表现为进食特别是饮水时发生呛咳、误咽。护士应注意观察患者进食情况，如进水及流食时发生呛咳，要协助患者坐起进食或进半流质饮食，并向患者解释该症状一般在治疗后自行恢复。

4）手足抽搐：手术时甲状旁腺被误切、挫伤或其血液供应受累，均可引起甲状旁腺功能低下，出现低血钙，从而使神经肌肉的应激性显著增高。症状多发生于术后1~3天，轻者只有面部、口唇周围和手、足针刺感和麻木感或强直感，2~3周后由于未损伤的甲状旁腺代偿增生而使症状消失，重症可出现面肌和手足阵发性痛性痉挛，甚至可发生喉肌及膈肌痉挛，引起窒息死亡。

护士应指导患者合理饮食，限制含磷较高的食物，如牛奶、瘦肉、蛋黄、鱼类等。症状轻者可口服碳酸钙1~2g，每日3次；症状较重或长期不能恢复者，可加服维生素 D_3，每日5万~10万IU，以促进钙在肠道内的吸收。最有效的治疗是口服二氢速固醇（ATIO）油剂，有迅速提高血中钙含量的特殊作用，从而降低神经肌肉的应激性。抽搐发作时，立即用压舌板或匙柄垫于上下磨牙间，以防咬伤舌头，并静脉注射10%葡萄糖酸钙或氯化钙10~20

mL，并注意保证患者安全，避免受伤。

5）甲状腺危象：是由于甲亢长期控制不佳，涉及心脏、感染、营养障碍、危及患者生命的严重并发症，而手术、感染、电解质紊乱等的应激会诱发危象。危象先兆症状表现为甲亢症状加重，患者严重乏力、烦躁、发热（体温 39 ℃ 以下）、多汗、心悸，心率每分钟在120~160 次，伴有食欲不振、恶心、腹泻等。甲状腺危象临床表现为高热（体温 39 ℃ 以上），脉快而弱，大汗，呕吐，水泻，谵妄，甚至昏迷，心率每分钟常在 160 次以上。如处理不及时或不当，患者常很快死亡。因此护士应严密观察病情变化，一旦发现上述症状，应立即通知医师，积极采取措施。

甲状腺危象处理包括以下 8 个方面：①吸氧，以减轻组织缺氧；②降温，使用物理降温、退热药物、冬眠药物等综合措施，使患者的体温保持在 37 ℃ 左右；③静脉输入大量葡萄糖注射液；④碘剂，口服复方碘化钾溶液 3~5 mL，紧急时用 10%碘化钠 5~10 mL 加入10%葡萄糖注射液 500 mL 中静脉滴注，以降低循环血液中甲状腺素水平，或抑制外周 T_4 转化为 T_3；⑤氢化可的松，每日 200~400 mg，分次做静脉滴注，以拮抗应激；⑥利舍平 1~2 mg 肌内注射，或普萘洛尔 5 mg，加入葡萄糖注射液 100 mL 中做静脉滴注，以降低周围组织对儿茶酚胺的反应；⑦镇静剂，常用苯巴比妥 100 mg，或冬眠合剂 Ⅱ 号半量肌内注射，6~8 小时一次；⑧有心力衰竭者，加用洋地黄制剂。护士应密切观察用药后的病情变化，病情一般于 36~72 小时逐渐好转。

（高莹莹）

第二节　甲状腺功能减退症

甲状腺功能减退症（简称甲减）是由各种原因导致的低甲状腺激素血症或甲状腺激素抵抗而引起的全身性低代谢综合征。按起病年龄分为三型：起病于胎儿或新生儿，称为呆小病；起病于儿童者，称为幼年性甲减；起病于成年人，称为成年性甲减。前两者常伴有智力障碍。

一、病因

1. 原发性甲状腺功能减退症

由于甲状腺腺体本身病变引起的甲减，占全部甲减的 95% 以上，且 90% 以上原发性甲减是由自身免疫、甲状腺手术和甲亢 ^{131}I 治疗所致。

2. 继发性甲状腺功能减退症

由下丘脑和垂体病变引起的促甲状腺激素释放激素（TRH）或者促甲状腺激素（TSH）产生和分泌减少所致的甲减，垂体外照射、垂体大腺瘤、颅咽管瘤及产后大出血是其较常见的原因。其中由于下丘脑病变引起的甲减称为三发性甲减。

3. 甲状腺激素抵抗综合征

由于甲状腺激素在外周组织实现生物效应障碍引起的综合征。

二、临床表现

1. 一般表现

易疲劳、怕冷、体重增加、记忆力减退、反应迟钝、嗜睡、精神抑郁、便秘、月经不调、肌肉痉挛等。查体可见表情淡漠，面色苍白，皮肤干燥发凉、粗糙脱屑，颜面、眼睑和手皮肤水肿，声音嘶哑，毛发稀疏，眉毛外 1/3 脱落。由于高胡萝卜素血症，手脚皮肤呈姜黄色。

2. 肌肉与关节表现

肌肉乏力，暂时性肌强直、痉挛、疼痛，嚼肌、胸锁乳突肌、股四头肌和手部肌肉可有进行性肌萎缩。腱反射的弛缓期特征性延长，超过 350 毫秒（正常为 240~320 毫秒），跟腱反射的半弛缓时间明显延长。

3. 心血管系统表现

心肌黏液性水肿导致心肌收缩力损伤、心动过缓、心排血量下降。心电图显示低电压。由于心肌间质水肿、非特异性心肌纤维肿胀，左心室扩张和心包积液导致心脏增大，有学者称为甲减性心脏病。冠心病在本病中高发。10% 患者伴发高血压。

4. 血液系统表现

由于下述 4 种原因可发生贫血：①甲状腺激素缺乏引起血红蛋白合成障碍；②肠道吸收铁障碍引起铁缺乏；③肠道吸收叶酸障碍引起叶酸缺乏；④恶性贫血是与自身免疫性甲状腺炎伴发的器官特异性自身免疫性疾病。

5. 消化系统表现

有厌食、腹胀、便秘等症状，严重者出现麻痹性肠梗阻或黏液水肿性巨结肠。

6. 内分泌系统表现

女性常有月经过多或闭经。长期严重的病例可导致垂体增生、蝶鞍增大。部分患者血清催乳素（PRI）水平增高，发生溢乳。原发性甲减伴特发性肾上腺皮质功能减退和 1 型糖尿病，属自身免疫性多内分泌腺体综合征的一种。

7. 黏液性水肿昏迷

为本病的严重并发症，多在冬季寒冷时发病。诱因为严重的全身性疾病、甲状腺激素替代治疗中断、寒冷、手术、麻醉和使用镇静药等。临床表现为嗜睡、低体温（T<35 ℃）、呼吸徐缓、心动过缓、血压下降、四肢肌肉松弛、反射减弱或消失，甚至昏迷、休克、肾功能不全而危及生命。

三、辅助检查

1. 血常规检查

多为轻中度正细胞正色素性贫血。

2. 生化检查

血清三酰甘油、总胆固醇、LDL-C 增高，HDL-C 降低，同型半胱氨酸增高，血清 CK、LDH 增高。

3. 甲状腺功能检查

血清 TSH 增高，T_4、FT_4 降低是诊断本病的必备指标。在严重病例血清 T_3 和 FT_3 减低。

亚临床甲减仅有血清 TSH 增高，但是血清 T_4 或 FT_4 正常。

4. TRH 刺激试验

主要用于原发性甲减与中枢性甲减的鉴别。静脉注射 TRH 后，血清 TSH 不增高者提示为垂体性甲减；延迟增高者为下丘脑性甲减；血清 TSH 在增高的基值上进一步增高，提示原发性甲减。

5. X 线检查

可见心脏向两侧增大，可伴心包积液和胸腔积液，部分患者有蝶鞍增大。

四、治疗

1. 替代治疗

左甲状腺素（L-T_4）治疗，目标是将血清 TSH 和甲状腺激素水平恢复到正常范围内，需要终身服药。治疗的剂量取决于患者的病情、年龄、体重和个体差异。补充甲状腺激素，重新建立下丘脑—垂体—甲状腺轴的平衡一般需要 4~6 周，所以治疗初期，每 4~6 周测定激素指标，然后根据检查结果调整 L-T_4 剂量，直到达到治疗的目标。治疗达标后，需要每 6~12 个月复查 1 次激素指标。

2. 对症治疗

有贫血者补充铁剂、维生素 B_{12}、叶酸等，胃酸低者补充稀盐酸，与 TH 合用疗效较好。

3. 黏液性水肿昏迷的治疗

（1）补充甲状腺激素，首选 TH 静脉注射，直至患者症状改善，至患者清醒后改为口服。

（2）保温、供氧、保持呼吸道通畅，必要时行气管切开、机械通气等。

（3）氢化可的松 200~300 mg/d 持续静滴，患者清醒后逐渐减量。

（4）根据需要补液，但是入量不宜过多。

（5）控制感染，治疗原发病。

五、护理措施

1. 观察病情

监测生命体征变化，观察精神、神志、语言状态、体重、乏力、动作、皮肤情况，注意胃肠道症状，如大便的次数、性状、量的改变，腹胀、腹痛等麻痹性肠梗阻的表现有无缓解等。

2. 用药护理

甲状腺制剂从小剂量开始，逐渐增加，注意用药的准确性。用药前后分别测脉搏、体重及水肿情况，以便观察药物疗效；用药后若有心悸、心律失常、胸痛、出汗、情绪不安等药物过量的症状时，要立即通知医师处理。

3. 对症护理

对于便秘患者，遵医嘱给予轻泻剂，指导患者每天定时排便，适当增加运动量，以促进排便。注意皮肤防护，及时清洗并用保护霜，防止皮肤干裂。适量运动，注意保护，防止外伤的发生。

4. 黏液性水肿昏迷的护理

（1）保持呼吸道通畅，吸氧，备好气管插管或气管切开设备。

（2）建立静脉通道，遵医嘱给予急救药物，如 L-T$_3$、氢化可的松静滴。

（3）监测生命体征和动脉血气分析的变化，观察神志，记录出入量。

（4）注意保暖，主要采用升高室温的方法，尽量不给予局部热敷，以防烫伤。

（路　晶）

第三节　糖尿病

一、概述

糖尿病是一组由遗传和环境因素相互作用而引起的临床综合征。由于胰岛素相对或绝对不足及靶组织细胞对胰岛素敏感性降低而引起糖、蛋白质、脂肪、水和电解质代谢的紊乱。以葡萄糖耐量减低、血糖增高和糖尿为特征，临床表现有多饮、多尿、多食、疲乏及消瘦等，并可并发心血管、肾、视网膜及神经的慢性病变，病情严重或应激时可发生急性代谢紊乱。

据世界卫生组织（WHO）估计，全球目前有超过 5.3 亿糖尿病患者，到 2025 年这一数字将增加一倍。随着经济发展和生活方式改变，我国糖尿病患病率正在逐渐上升。估计我国现有糖尿病患者超过 1.4 亿，居世界第 2 位。本病多见于中老年，患病率随年龄而增长，自 45 岁后明显上升，至 60 岁达高峰，年龄在 40 岁以上者患病率高达 40‰，年龄在 40 岁以下者患病率低于 2‰，男女患病率无明显差别。国内各地区患病率相差悬殊，以宁夏最高，北京次之，贵州最低。职业方面，干部、知识分子、退休工人、家庭妇女患病率较高，农民最低，脑力劳动者高于体力劳动者，城市高于农村。体重超重者（身体体重指数 BMI≥24）患病率是体重正常者的 3 倍。民族方面以回族患病率最高，汉族次之。我国糖尿病绝大多数属 2 型糖尿病（非胰岛素依赖性糖尿病）。

（一）胰腺分泌功能

胰腺横卧于 L$_{1\sim2}$腰椎前方，前面被后腹膜所覆盖，固定于腹后壁，它既是外分泌腺，也是内分泌腺。胰腺的外分泌功能是由腺泡细胞和导管壁细胞来完成的，这些细胞分泌出能消化蛋白质、糖类和脂肪的消化酶；内分泌功能来源于胰岛，胰岛是大小不一、形态不定的细胞集团，散布在腺泡之间，在胰体、尾部较多。胰岛有多种细胞，其中以 β 细胞较多，产生胰岛素，有助于蛋白质、糖类和脂肪的代谢；α 细胞产生胰高血糖素，通过促进肝糖原分解成葡萄糖来升高血糖。

（二）影响糖代谢的激素

影响糖代谢的激素包括胰岛素、胰高血糖素、促肾上腺皮质激素（ACTH）、糖皮质激素、肾上腺素及甲状腺激素等。

1. 胰岛素和胰高血糖素

胰岛素和胰高血糖素是控制糖代谢的两种主要激素，均属小分子蛋白质。胰岛素是体内降血糖的唯一激素，并有助于调节脂肪和蛋白质的新陈代谢，其具体作用如下。

（1）刺激葡萄糖主动运输进入肌肉及脂肪组织细胞内，为能穿过细胞膜，葡萄糖必须与胰岛素结合，而且必须与细胞上的受体连接在一起。有些糖尿病患者虽然有足够的胰岛素，但是受体减少，因此减少了胰岛素进入细胞的量。其他的人则是胰岛素分泌不足，当胰岛素分泌不足时，葡萄糖就留在细胞外，使血糖浓度升高，超过正常值。

（2）调节细胞将糖类转变成能量的速率。

（3）促进葡萄糖转变成肝糖原贮存起来，并抑制肝糖原转变成葡萄糖。

（4）促进脂肪酸转变成脂肪，形成脂肪组织贮存起来，且能抑制脂肪的破坏、脂肪的利用及脂肪转换成酮体。

（5）刺激组织内的蛋白质合成作用，且能抑制蛋白质转变成氨基酸。

总之，正常的胰岛素可主动地促进以上过程，以降低血糖，抑制血糖升高。

胰岛 β 细胞分泌胰岛素的速率是由血中葡萄糖的量来调节的，当血糖升高时，胰岛细胞就分泌胰岛素进入血中，从而使葡萄糖进入细胞内，并将葡萄糖转变成肝糖原；当血糖降低时，胰岛分泌胰岛素的速率降低。当食物消化吸收后，胰岛细胞再分泌胰岛素。

当胰岛素分泌不足时，血糖浓度便高于正常值；当胰岛素过量时，如体外补充胰岛素过量时，血糖过低会发生胰岛素诱发的低血糖反应（胰岛素休克）。

胰高血糖素的作用与胰岛素相反，当血糖降低时，刺激胰高血糖素分泌，胰高血糖素通过促进肝糖原转化为葡萄糖的方式来升高血糖。糖尿病患者常同时有胰岛素与胰高血糖素分泌异常的情况，单独影响胰岛 α 细胞的疾病（胰高血糖素的分泌过量或不足）非常罕见。下面通过进餐后血糖的变化，来说明胰岛素与胰高血糖素相反而互补的作用。

当一个人早上 7：00 用早餐，血糖开始升高，胰岛素约在 7：15 开始分泌，大约在上午 9：30 血糖升到最高值，稍后胰岛素的分泌将减少，到了上午 11：00，因为胰岛素促进葡萄糖进入到细胞内，因此机体会利用这些葡萄糖作为两餐间的能量来源。胰岛素与胰高血糖素的合成及释放依赖以下 3 种要素。

（1）健全的胰脏：具有正常功能的 α 细胞及 β 细胞。

（2）含有充分蛋白质的饮食：胰岛素和胰高血糖素都是蛋白质物质。

（3）正常的血钾浓度：低血钾会使胰岛素分泌减少，当胰岛素或胰高血糖素分泌不足时，患者可由胃肠以外的途径补充。因为胃肠中的蛋白溶解酶可使它们失去活性，注射胰高血糖素可逆转因注射过量胰岛素导致的低血糖。

2. 其他激素

（1）肾上腺皮质所分泌的糖皮质激素刺激蛋白质转换成葡萄糖，使血糖升高。在身体处于应激情况下，或血糖非常低时，这些激素便可分泌。

（2）肾上腺素在人体处于应激时，可将肝糖原转换成葡萄糖而使血糖升高。

（3）甲状腺素和生长激素也可使血糖升高。

（三）糖尿病分型

目前国际上通用 WHO 糖尿病专家委员会提出的病因学分型标准。此标准将糖尿病分成四大类型，包括 1 型糖尿病（胰岛素依赖性糖尿病）、2 型糖尿病（非胰岛素依赖性糖尿病）、其他特殊类型糖尿病和妊娠期糖尿病。

二、病因与发病机制

糖尿病的病因和发病机制目前尚未完全阐明，不同类型的糖尿病其病因也不相同。

（一）1 型糖尿病

1. 遗传易感性

糖尿病病因中遗传因素可以肯定，1 型糖尿病患者的父母患病率为 11%，三代直系亲属中遗传 6%，这主要是因为基因异常所致人类白细胞组织相容抗原（HLA）与自身免疫相关的这些抗原是糖蛋白，分布在全身细胞（红细胞和精子除外）的细胞膜上。研究发现，携带 $HLA-DR_3$ 和/或 $HLA-DR_4$ 的白种人和携带 $HLA-DR_3$、$HLA-DR_9$ 的中国人易患糖尿病。

2. 病毒感染

1 型糖尿病与病毒感染有明显关系。已发现的病毒有柯萨奇 B 病毒、腮腺炎病毒、风疹病毒、巨细胞病毒。病毒感染可直接损伤胰岛组织引起糖尿病，也可能损伤胰岛组织后，诱发自身免疫反应，进一步损伤胰岛组织引起糖尿病。

3. 自身免疫

目前发现 90% 新发生的 1 型糖尿病患者，其循环血中有多种胰岛细胞自身抗体。此外，细胞免疫在发病中也起重要作用。临床观察 1 型糖尿病患者常伴有其他自身免疫疾病，如 Graves 病、桥本病、重症肌无力等。

总之，HIA-D 基因决定了 1 型糖尿病的遗传易感性，易感个体在环境因素的作用下，通过直接或间接的自身免疫反应，引起胰岛 β 细胞破坏，体内可检测出各种胰岛细胞抗体，胰岛 β 细胞数目开始减少，但仍能维持糖耐量正常。当胰岛 β 细胞持续损伤达一定程度（通常只残存 10%β 细胞），胰岛素分泌不足，糖耐量降低或出现临床糖尿病，需用胰岛素治疗，最后胰岛 β 细胞完全消失，需依赖胰岛素维持生命。

（二）2 型糖尿病

2 型糖尿病与遗传和环境因素的关系更为密切，其遗传方式与 1 型糖尿病患者不同，不存在特殊的 HLA 单型的优势。中国人与 2 型糖尿病关联的基因有 4 个，即胰岛素受体基因、载脂蛋白 A_1 和 B 基因、葡萄糖激酶基因，不同的糖尿病患者可能与不同的基因缺陷有关。此为，2 型糖尿病有遗传异质性特点。2 型糖尿病有明显的家族史，患者父母糖尿病患病率达 85%，单卵双生子中，两人同患糖尿病的比例达 90% 以上。环境因素中，肥胖是 2 型糖尿病发病的重要诱因，肥胖者因外周靶组织细胞膜胰岛素受体数目减少，亲和力降低，周围组织对胰岛素敏感性降低，即胰岛素抵抗，胰岛 β 细胞长期超负荷，其分泌功能将逐渐下降，一旦胰岛 β 细胞分泌的胰岛素不足以代偿胰岛素抵抗，即可发生糖尿病。此外，感染、应激、缺乏体力活动、多次分娩均可能是 2 型糖尿病的诱因。胰高血糖素、肾上腺素等胰岛素拮抗激素分泌过多，对糖尿病代谢紊乱的发生也有重要作用。2 型糖尿病早期存在胰岛素抵抗而胰岛 β 细胞代偿性分泌胰岛素增多时，血糖可维持正常。当 β 细胞功能出现缺陷而对胰岛素抵抗不能代偿时，可进展为葡萄糖调节受损和糖尿病。

三、病理

1 型糖尿病患者胰腺的病理改变明显，β 细胞数量减少，仅为正常的 10% 左右，50% ~

70%患者可出现胰岛 β 细胞周围淋巴细胞和单核细胞浸润，另外还有胰岛萎缩和 β 细胞变形。2 型糖尿病的主要病理改变有胰岛玻璃样变，胰腺纤维化，β 细胞空泡变性和脂肪变性。

糖尿病患者的大、中血管病变主要是动脉粥样硬化，微血管的基本病变为毛细血管基底膜增厚。神经病变的患者有末梢神经纤维轴突变性，继以节段性或弥漫性脱髓鞘改变，病变可累及神经根、椎旁交感神经节和颅神经。糖尿病控制不良时，常见的病理改变为肝脏脂肪沉积和变性。

由于胰岛素生物活性作用绝对或相对不足而引起糖、脂肪和蛋白质代谢紊乱，葡萄糖在肝、肌肉和脂肪组织的利用减少，肝糖输出增多，因而发生高血糖。升高的血糖使细胞内液进入血液，从而导致细胞内液不足，当血糖浓度升高超过 10 mmol/L 时，便超过肾糖阈，葡萄糖进入尿中，而引起糖尿。尿中葡萄糖的高渗透作用，阻止肾小管对水分的再吸收，引起细胞外液不足。脂肪代谢方面，因胰岛素不足，脂肪组织摄取葡萄糖及血浆清除甘油减少，脂肪合成减少，脂蛋白酶活性低下，使血浆游离脂肪酸和三酰甘油浓度升高。在胰岛素极度缺乏时，储存脂肪动员和分解加速，可使血游离脂肪酸浓度更高。脂肪代谢障碍，可产生大量酮体（包括乙酰乙酸、β 羟丁酸、丙酮酸）。当酮体生成超过组织利用和排泄能力时，大量酮体堆积形成酮症或进一步发展为酮症酸中毒。蛋白质代谢方面，肝、肌肉等组织摄取氨基酸减少，蛋白质合成减少，分解代谢加速，而出现负氮平衡。血浆中生糖氨基酸浓度降低，同时血中生酮氨基酸水平增高，导致肌肉摄取氨基酸合成蛋白质的能力下降，患者表现为消瘦、乏力，组织修复能力和抵抗力降低，儿童生长发育障碍、延迟。1 型糖尿病患者和 2 型糖尿病患者在物质代谢紊乱方面是相同的，但 2 型糖尿病患者一般症状较轻，不少患者可在相当长时期内无代谢紊乱，有的患者基础胰岛素分泌正常，有的患者进食后胰岛素分泌高峰延迟。

四、护理评估

（一）健康史

评估患者家族中糖尿病的患病情况，详细询问患者的生活方式、饮食习惯、食量、妊娠次数，新生儿出生体重、身高等。

（二）身体评估

1. 代谢紊乱综合征

本病典型症状是"三多一少"，即多饮、多尿、多食及体重减轻，此外还有糖尿病并发症的症状。

（1）多尿：由于血糖升高，大量葡萄糖从肾脏排出，引起尿渗透压增高，阻碍水分在肾小管被重吸收，大量水分伴随葡萄糖排出，形成多尿，患者的排尿次数和尿量明显增多，每日排尿量 2~10 L。血糖越高，排糖越多，尿量也越多。

（2）烦渴多饮：多尿使机体失去大量水分，因而口渴，饮水量增多。

（3）易饥多食：葡萄糖是体内能量及热量的主要来源，由于胰岛素不足，摄入的大量葡萄糖不能被利用而随尿丢失，机体处于半饥饿状态，为补偿失去的葡萄糖，大多患者有饥饿感，从而导致食欲亢进，易饥多食。

（4）消瘦（体重减轻）、乏力：由于机体不能充分利用葡萄糖，故需用蛋白质和脂肪来补充能量和热量，使体内蛋白质和脂肪消耗增多，加之水分的丧失，患者体重减轻，消瘦乏力。1 型糖尿病患者体型均消瘦，2 型糖尿病患者发病前多有肥胖，病后虽仍较胖，但较病前体重已有减轻。

（5）其他：患者常有皮肤疖肿及瘙痒，由于尿糖浓度较高和尿糖的局部刺激，患者外阴部瘙痒较常见，有时因局部湿疹或真菌感染引起。此外还可见腰背酸痛，视物模糊，月经失调等。

2. 并发症

（1）酮症酸中毒：为最常见的糖尿病并发症。糖尿病加重时，脂肪分解加速，大量脂肪酸在肝脏经 β 氧化产生酮体（包括乙酰乙酸、β 羟丁酸、丙酮酸），血酮升高时称酮血症，尿酮排出增多时称酮尿，统称酮症。乙酰乙酸和 β 羟丁酸的酸性较强，故易产生酸中毒。病情严重时可出现糖尿病昏迷，1 型糖尿病患者多见，2 型糖尿病患者在一定诱因作用下也可发生酮症酸中毒，尤其是老年人常因并发感染而易患此症。

酮症酸中毒的诱发因素很多，如急、慢性感染，以呼吸道、泌尿道、胃肠道感染最常见。胰岛素突然中断或减量过多、饮食失调、过多摄入甜食和脂肪含量高的食物或过分限制糖类，应激如外伤、手术麻醉、精神创伤、妊娠分娩均可诱发此病。

酮症酸中毒时患者可表现出糖尿病症状加重，如明显的软弱无力，极度口渴，尿量较前更多，食欲减退，恶心呕吐以至不能进水和食物。当 pH<7.2 或血浆 CO_2 结合力低于 15 mmol/L 时，呼吸深大而快（Kussmaul 呼吸），患者呼气中含丙酮，故有烂苹果味。失水加重可致脱水表现，如尿量减少，皮肤干燥无弹性，眼球下陷，严重者出现休克，表现为心率加快、脉细速、血压下降、四肢厥冷等。患者早期有头晕、头痛、精神萎靡，继而嗜睡，烦躁不安，当病情恶化时，患者反应迟钝、消失，最后陷入昏迷。

（2）高血糖高渗状态：是糖尿病急性代谢紊乱的另一并发症。多见于老年 2 型糖尿病患者。发病前多无糖尿病病史或症状轻微未引起注意，患者有严重高血糖、脱水及血渗透压增高而无显著的酮症酸中毒，可表现为突然出现神经精神症状，表现为嗜睡、幻觉、定向障碍、昏迷等，病死率高达 40%。

（3）大血管病变：大、中动脉粥样硬化主要侵犯主动脉、冠状动脉、脑动脉、肾动脉和肢体外周动脉等，引起冠心病、缺血性或出血性脑血管病，肾动脉硬化、肢体动脉硬化等。

（4）微血管病变：微血管病变是糖尿病的特异性并发症，其典型改变是微循环障碍和微血管基底膜增厚。其主要病变主要表现在视网膜、肾、神经和心肌组织，其中尤以糖尿病肾病和视网膜病变为重要。

1）糖尿病肾病：常见于病史超过 10 年的患者，包括肾小球毛细血管间硬化症、肾动脉硬化病和慢性肾盂肾炎。糖尿病肾损害的发生、发展分为 I～V 五期，患者可表现为蛋白尿、水肿和高血压，晚期伴氮质血症、肾衰竭。

2）糖尿病视网膜病变：大部分病程超过 10 年的患者可并发不同程度的视网膜病变，是失明的主要原因之一。视网膜病变可分为六期，I～III 期为背景性视网膜病变，IV～VI 期为增殖性视网膜病变。出现增殖性病变时常伴有糖尿病肾病及神经病变。

（5）神经病变：多发性周围神经病变最常见，患者出现对称性肢体隐痛、刺痛或烧灼样痛，夜间及寒冷时加重，一般下肢比上肢明显。肢端呈手套、袜子状分布的感觉异常。自主神经损害表现为瞳孔改变、排汗异常、便秘、腹泻、尿潴留、尿失禁、直立性低血压、持续心动过速、阳痿等。

（6）糖尿病足：与下肢远端神经异常和不同程度周围血管病变相关的足部溃疡、感染和（或）深层组织破坏。轻者表现为足部皮肤干燥苍白和发凉，重者可出现足部溃疡、坏疽。糖尿病足是糖尿病患者截肢、致残的主要原因。

（7）感染：糖尿病患者易感染疖、痈等皮肤化脓性疾病，皮肤真菌的感染也较常见，如足癣、甲癣、体癣等。女性患者常并发真菌性阴道炎、肾盂肾炎和膀胱炎等常见的泌尿系统感染，常反复发作，多转为慢性肾盂肾炎。

（8）其他：糖尿病患者还容易出现白内障、青光眼、屈光改变和虹膜睫状体病变等其他眼部并发症。皮肤病变也很常见，大多数为非特异性，但临床表现和自觉症状较重。

（三）辅助检查

1. 尿糖检查

轻症患者空腹尿糖可阴性，但饭后尿糖均为阳性。每日尿糖总量一般与病情平行，因而是判断治疗控制程度的指标之一。但患有肾脏病变者血糖虽高但尿糖可为阴性，妊娠时血糖正常，但尿糖可为阳性。

2. 尿酮体检查

并发酮症酸中毒时，尿酮体阳性。

3. 血糖检查

空腹及饭后 2 小时血糖是诊断糖尿病的主要依据，同时也是判断糖尿病病情和疗效的主要指标。血糖反映的是瞬间血糖状态。当空腹血糖 ≥7.0 mmoL/L（126 mg/dL）和（或）餐后 2 小时血糖 ≥11.1 mmol/L（200 mg/dL）时，可确诊为糖尿病。酮症酸中毒时，血糖可达 16.7~33.3 mmol/L（300~600 mg/dL）；高血糖高渗状态时，血糖高达 33.3 mmol/L（600 mg/dL）。空腹静脉血血糖正常值为 3.9~6.4 mmol/L（70~115 mg/dL）。诊断糖尿病时必须用静脉血浆测定血糖，随访血糖控制情况可用便携式血糖仪。

4. 口服葡萄糖耐量试验（OGTT）

对怀疑患有糖尿病，而空腹或饭后血糖未达到糖尿病诊断标准者，应进行本试验。OGTT 应在清晨进行。目前葡萄糖负荷量成人为 75 g，溶于250~300 mL 水中，5 分钟内饮完，2 小时后测静脉血糖。儿童为 1.75 g/kg，总量不超过 75 g。

5. 糖化血红蛋白（GHbA1）检查

糖化血红蛋白的量与血糖浓度呈正相关，分为 A、B、C 三种，其中以 GHbA1C 最为主要，正常人 A1C 占血红蛋白总量的 3%~6%，可反映近 8~12 周内血糖总的水平，为糖尿病控制情况的主要监测指标之一。

6. 其他检查

病情未控制的患者，常见血三酰甘油、胆固醇、β 脂蛋白增高。并发肾脏病变者尿常规可见不同程度的蛋白质、白细胞、红细胞、管型等，并可有肾功能减退；并发酮症酸中毒时，血酮阳性，重者可 >4.8 mmol/L（50 mg/dL），CO_2 结合力下降，可至 13.5~9.0 mmol/L（40~20vol%）或以下，血 pH 在 7.35 以下，外周血中白细胞增高。高血糖高渗状态者血钠可达 155 mmol/L，血浆渗透压达 330~460 mOsm/（kg·H$_2$O）。

（四）心理—社会状况

1. 评估患者对疾病的反应

如否认、愤怒、悲伤。

2. 评估患者家庭成员情况

是否有家庭、社区的支持，家庭成员是否协助患者进行饮食控制，督促患者按时服药、胰岛素注射、定期进行血糖及尿糖检验。

3. 评估患者家庭经济状况

是否能够保证患者的终身用药。

4. 评估患者对疾病治疗的态度

有的患者认识不到糖尿病的危害，不注意饮食控制，继续吸烟、饮酒等不良生活习惯。对于 1 型糖尿病患者，能否坚持餐前胰岛素注射，2 型糖尿病患者是否按时服药，自觉地自测血糖、尿糖等。

五、常见的护理诊断/问题

1. 知识缺乏

与缺乏糖尿病疾病及治疗、护理知识有关。

2. 营养失调：低于机体需要量

与胰岛素分泌绝对或相对不足引起糖、蛋白质、脂肪代谢紊乱有关。

3. 有感染的危险

与糖、蛋白质、脂肪代谢紊乱所致的机体抵抗力下降和微循环障碍有关。

4. 潜在并发症

包括糖尿病酮症酸中毒、低血糖等。

5. 焦虑

与疾病的慢性过程有关。

六、护理措施

通过治疗与护理，患者情绪稳定，焦虑程度减轻，能够遵循医嘱按时用药，控制饮食，有运动计划。患者多饮、多尿、多食的症状缓解，体重增加，血糖正常或趋于正常。患者在健康教育之后，能够进行自我照顾、病情监测，如进行足部护理、胰岛素注射、正确测量血糖、尿糖等，护士能够及时发现并发症，及时通知医师，使并发症得到及时处理。患者顺利接受手术，术后无感染发生。

（一）用药护理

护士在患者用药过程中应指导患者按时按量服药，不可随意增量或减量；用药后注意观察药物疗效，监测血糖、尿糖、尿量、体重变化，并观察药物有无不良反应。护士应给患者讲解胰岛素和口服降糖药对糖尿病控制的重要性，药物的作用及不良反应，演示胰岛素注射方法，说明用药与其他因素的关系，如饮食、锻炼等，保证患者及家属了解低血糖症状和治疗方法及持续高血糖、酮症酸中毒的处理方法。指导的对象包括患者及其家庭成员。

1. 胰岛素治疗患者的护理

（1）胰岛素治疗的适应证：①1 型糖尿病患者尤其是青少年、儿童，无论有否酮症酸中毒，都必须终身坚持用胰岛素替代治疗；②显著消瘦的成年糖尿病患者，与营养不良相关的糖尿病患者，及生长发育迟缓者，均应采用胰岛素治疗；③2 型糖尿病患者经严格饮食控制，适当运动及口服降糖药物未获良好控制者，可补充胰岛素治疗，以便减轻 β 细胞负担，尽快控制临床症状和高血糖，但胰岛素用量不宜过大，以免发生胰岛素抵抗；④2 型糖尿病患者在严重感染、创伤、手术、结核病等消耗性疾病以及应激状态如急性心肌梗死等情况下，为预防酮症酸中毒或其他并发症的发生，宜用胰岛素治疗，待病情好转后可停用；⑤糖尿病伴有酮症酸中毒、高血糖高渗状态或乳酸性酸中毒等急性并发症的患者，都必须使用胰岛素治疗；⑥妊娠期糖尿病或糖尿病妇女妊娠期间，为了纠正代谢紊乱，保证胎儿正常发育，防止出现胎儿先天性畸形，宜采用胰岛素治疗；⑦糖尿病患者伴有视网膜病变、肾脏病变、神经病变、心脏病变或肝硬化、肝炎、脂肪肝、下肢坏疽等，宜采用胰岛素治疗；⑧外科手术前后患者，须采用胰岛素治疗；⑨成年或老年糖尿病患者起病很急，体重明显减轻，可采用胰岛素治疗；⑩伴重度外阴瘙痒，宜暂时用胰岛素治疗，有继发性糖尿病如垂体性糖尿病、胰源性糖尿病时，也应采用。

（2）胰岛素制剂类型及作用时间：按作用快慢和维持作用时间，胰岛素制剂可分为速（短）效、中效、长（慢）效三类。短效胰岛素可皮下、肌内、静脉注射，注射后吸收快、作用迅速，维持时间短。中效胰岛素又称中性鱼精蛋白锌胰岛素，只能皮下注射，其作用较慢，维持时间较长，可单独使用，也可与短效胰岛素合用。长效胰岛素又称鱼精蛋白锌胰岛素，只供皮下注射，不能做静脉注射，吸收速度慢，维持时间长。

（3）胰岛素的贮存：胰岛素的贮存温度为 2~3 ℃，贮存时间不宜过长，过期会影响胰岛素的效价，不能存放于冰冻层，同时要避免剧烈晃动，不要受日光照射，短效胰岛素如不清亮或中、长效胰岛素呈块状时，不能使用。

（4）胰岛素的抽吸：我国常用胰岛素制剂的浓度有每毫升 40 IU 或 100 IU，使用时应看清浓度。一般用 1 mL 注射器抽取胰岛素以保证剂量准确，当患者需要长、短效胰岛素混合使用时，应先抽短效，再抽长效胰岛素，然后轻轻混匀，不可反向操作，以免将长效胰岛素混入短效胰岛素瓶内，影响其疗效。某些患者需混用短、中效胰岛素，现有各种比例的预混制作，最常用的是含 30% 短效和 70% 中效的制剂。胰岛素"笔"型注射器使用装满预混胰岛素笔芯，使用方便且便于携带。目前经肺、口腔黏膜和鼻腔黏膜吸收的 3 种胰岛素吸入剂已开始上市。

（5）给药时间：生理性胰岛素分泌有两种模式，包括持续性基础分泌和进餐后胰岛素分泌迅速增加，胰岛素治疗应力求模拟生理性胰岛素分泌的模式。使用短效胰岛素，每次餐前半小时皮下注射一次，有时夜宵前再加一次，每日 3~4 次。使用中效胰岛素，早餐前 1 小时皮下注射一次，或早餐及晚餐前分别皮下注射一次。使用长效胰岛素，每日于早餐前 1 小时皮下注射一次。

（6）胰岛素强化治疗：即强化胰岛素治疗法，目前较普遍应用的方案是餐前多次注射短效胰岛素加睡前注射中效或长效胰岛素。采用胰岛素强化治疗的患者有时早晨空腹血糖仍高，可能原因为夜间胰岛素作用不足、"黎明"现象和"苏木杰"效应，夜间多次测定血糖有助于鉴别上述原因。另外采用胰岛素强化治疗时，低血糖发生率增加，应注意预防，早期识别和及时处理。

（7）常见不良反应及护理：①低血糖反应，由于胰岛素使用剂量过大、饮食失调或运动过量，患者可出现低血糖反应，表现为饥饿、头昏、心悸多汗甚至昏迷；对于出现低血糖反应的患者，护士应及时检测血糖，根据患者的具体情况给患者进食糖类食物，如糖果、饼干、含糖饮料，或静脉推注 50%葡萄糖注射液 40~100 mL，随时观察病情变化；②变态反应，胰岛素变态反应是由 IgE 引起，患者首先出现注射部位瘙痒，随之出现荨麻疹样皮疹，可伴有恶心、呕吐、腹泻等胃肠症状；如出现变态反应，应立即更换胰岛素制剂的种类，使用抗组胺药物和糖皮质激素及脱敏疗法等，严重变态反应者需停止或暂时中断胰岛素治疗；③局部反应，胰岛素注射后可出现局部脂肪营养不良，在注射部位呈皮下脂肪萎缩或增生，停止该部位注射后自然恢复。护士在进行胰岛素注射时，应注意更换注射部位。另外，通过使用高纯度胰岛素制剂可明显减少脂肪营养不良。胰岛素注射部位包括前臂、大腿前侧、外侧、臀部和腹部（脐周不要注射），两周内同一个注射部位不能注射两次，每个注射点相隔 2 cm。

（8）护士应教会患者进行自我胰岛素注射方法，自我监测注射后的反应，讲解注意事项。先指导患者准确抽吸药液，注射前，用左手拇指及示指将皮肤夹住提起，右手持注射器与皮肤成 45°~60°角，迅速刺进皮肤，抽吸回血，确定无回血后，注入胰岛素。注射完毕后，用棉签轻压穿刺点，以防止少量胰岛素涌出，但不要按摩局部。

2. 口服降糖药患者的护理

（1）促胰岛素分泌剂。

1）磺脲类：此类药物作用机制为通过作用于胰岛 β 细胞表面的受体，促进胰岛素释放。主要适用于通过饮食治疗和活动不能很好控制病情的 2 型糖尿病患者。1 型糖尿病、有严重并发症或晚期 β 细胞功能很差的 2 型糖尿病、对磺脲类过敏或有严重不良反应等是本药的禁忌证。药物主要的不良反应为低血糖反应，当剂量过大、饮食过少、使用长效制剂或同时应用增强磺脲类降血糖的药物时，可发生低血糖反应。患者还可出现胃肠道反应，如恶心、呕吐、消化不良等，偶尔可出现药物变态反应如荨麻疹、白细胞减少等。常见的第二代药物有：①格列本脲（优降糖），具有较强而迅速的降糖作用，剂量范围为 2.5~20 mg/d，分 1~2 次餐前半小时口服；②格列吡嗪（美吡达），剂量范围为 2.5~30 mg/d，分 1~2 次口服，于餐前半小时口服；③格列齐特（达美康），剂量范围为 80~240 mg/d，分 1~2 次口服，于餐前半小时口服；④格列喹酮（糖适平），剂量范围为 30~180 mg/d，分 1~2 次服用，于餐前半小时口服，肾功能不全时仍可使用。

2）格列奈类：此类药物的作用机制、禁忌证与磺脲类大致相同。降血糖作用快而短，主要用于控制餐后高血糖。低血糖症发生率低、程度较轻。较适用于餐后高血糖为主的老年 2 型糖尿病患者。常用药物为瑞格列奈（每次 0.5~4 mg）和那格列奈（每次 60~120 mg），于餐前或进餐时口服。

（2）双胍类：此类药物的作用机制为通过促进肌肉等外周组织摄取葡萄糖加速无氧酵解、抑制葡萄糖异生、抑制或延缓葡萄糖在胃肠道吸收等作用改善糖代谢，与磺脲类联合使用，可增强降血糖作用。此类药物适用于肥胖或超重的 2 型糖尿病患者，常见的不良反应是胃肠道反应，服药后患者出现口干苦、金属味、厌食、恶心、呕吐、腹泻等，偶见皮肤红斑、荨麻疹等。常用药物为甲福明（又称二甲双胍），每日剂量 500~1 500 mg，分 2~3 次服，进餐中口服。

（3）α-葡萄糖苷酶抑制剂：此类药物的作用机制为通过抑制小肠黏膜上皮细胞表面的α-葡萄糖苷酶，延缓糖类的吸收，从而降低餐后高血糖。常见药物有阿卡波糖，开始服用剂量为 25 mg。每日 3 次，进食第一口饭时服药，若无不良反应，剂量可增至 50 mg，每日 3 次。最大剂量可增至 100 mg，每日 3 次。常见的不良反应有腹胀、腹泻、肠鸣音亢进、排气增多等胃肠道反应。

（4）噻唑烷二酮：属于格列酮类药物。其作用机制是增强靶组织对胰岛素的敏感性，减轻胰岛素抵抗，被视为胰岛素增敏剂。此类药物有罗格列酮，用法为 4~8 mg/d，每日 1 次或分次服用；吡格列酮，剂量为 15 mg，每日 1 次。

（二）饮食护理

糖尿病治疗除采用必要的口服降糖药或胰岛素注射外，饮食治疗是重要措施。适当节制饮食可减轻胰岛 β 细胞的负担。对于老年人，肥胖而无症状者或轻型患者，尤其是空腹及餐后血浆胰岛素不低者，饮食控制非常重要。护士可组织患者、家属、营养师共同参与制订饮食计划，在制订计划过程中，要考虑患者的种族、宗教、文化背景及饮食习惯。

糖尿病患者的饮食原则是在合理控制热量的基础上，合理分配糖类、脂肪、蛋白质的进量，以纠正糖代谢紊乱引起的血糖、尿糖、血脂异常等。

1. 合理控制摄入总热量

人体所需总热量由基础代谢、体力劳动及食物在消化吸收代谢过程所需热量三部分组成。

总热量=基础代谢热量+体力劳动热量+食物消化吸收代谢所需热量

患者总热量的摄入以能维持标准体重为宜，热量的需要应根据患者的具体情况而定。肥胖者应先减少热量的摄入，减轻体重；消瘦者应提高热量的摄入，增加体重，使之接近标准体重；孕妇、乳母、儿童需增加热量摄入，维持其特殊的生理需要和正常生长发育。

糖尿病患者每日所需总热量应根据标准体重和每日每千克体重所需热量来计算。标准体重由身高来定，而每日每千克所需热量与患者的体型和活动性质有关。

标准体重（kg）=身高（cm）-105

每日所需总热量（kJ）=标准体重（kg）×热量（kJ/kg 体重）

2. 所需三大营养素量及分配比例

（1）糖类：应根据患者的实际情况限制糖类的摄入量，但不能过低。饮食中糖类太少，患者不易耐受。大量实验和临床观察表明，在控制热能的基础上提高糖类入量，不但可以改善葡萄糖耐量，而且还可以提高胰岛素的敏感性。机体因少糖而利用脂肪代谢供给能量，更易发生酸中毒。对于空腹血糖高于 11.2 mmol/L（200 mL/dL）的患者，不宜采用高糖类饮食，但每日摄入量不应少于 150 g；对于空腹血糖正常或同时应用磺脲类降糖药患者，及某些使用胰岛素的患者，糖类的供给量应占总热量的 50%~65%，折合主食 250~400 g/d。

有利于患者血糖控制的糖类食品有：燕麦片、莜麦粉、荞麦粉、玉米渣、白芸豆饭、绿豆、海带、粳米、二合一面或三合一面窝头。

（2）蛋白质：蛋白质是人体细胞的重要组成部分，对人体的生长发育、组织修补和更新起着极为重要的作用。在糖尿病患者的饮食中，蛋白质摄入量应比正常人高一些。这主要因为糖尿病患者蛋白质代谢紊乱，如果蛋白质摄入不足，出现负氮平衡，会出现消瘦、乏力、抵抗力差、易感染、创口不易愈合、小儿生长发育受阻等。蛋白质摄入量成人按每日每千克体重 0.8~1.2 g 供给，占总热量的 15%~20%；孕妇、乳母、营养不良及消耗性疾病患者，酌情加至 1.5 g/（kg·d），个别可达 2.0 g/（kg·d），小儿 2~4 g/（kg·d）。

蛋白质食物的选择包括动物性和植物性两类。其中至少应选用 1/3 的优质蛋白质，优质蛋白质的主要来源有瘦肉、鱼、虾、鸡、鸭、鸡蛋、牛奶、豆类等。

（3）脂肪：脂肪是人体结构的重要材料，在体内起着保护和固定作用，是体内热量的储存部分，有利于维生素 A、维生素 D、维生素 E 的吸收。脂肪可增加饱腹感，但可导致动脉粥样硬化。糖尿病患者每日进食脂肪量为每千克体重 1.0 g，占总热量的 30%~35%。饮食中要限制动物性脂肪如羊油、牛油、猪油的进量，少吃胆固醇含量高的食物，如肝、肾、脑、蛋黄、鱼子等，偏向选用植物油。

3. 食物选择和禁忌

糖尿病患者主食可选用大米、白面、玉米面、小米、莜面，每日控制在 250~450 g。副食可选用富含蛋白质的食物，如瘦肉、鸡蛋、鱼、鸡、牛奶、豆类等。烹调油宜选用豆油、菜籽油、花生油、玉米油、芝麻油、葵花子油等，这类植物油含不饱和脂肪酸较高，有预防动脉粥样硬化的作用，但也不能大量食用。如按膳食单的标准吃完后，仍有饥饿感，可加食含糖 3% 以下的蔬菜，如芹菜、白菜、菠菜、韭菜、黄瓜、西红柿、生菜等。

糖尿病患者禁止食用含糖过高的甜食如红糖、白糖、冰激凌、甜饮料、糖果、饼干、糕点、蜜饯、红薯等。如想吃甜味食品可采用木糖醇、山梨醇或甜叶菊等调味品；如想吃土豆、藕粉、胡萝卜等，则需从主食中相应减量。

（三）运动护理

体力活动或体力锻炼是糖尿病治疗的重要组成部分。运动可使身体强壮，改善机体的代谢功能，促进能量消耗，减少脂肪组织的堆积，提高机体对胰岛素的敏感性，增加肌肉对血糖的利用，改善血液循环，从而降低血糖，使肥胖者减轻体重，减少糖尿病并发症的发生。同时运动使糖尿病患者保持良好的心态，树立战胜疾病的信心，从而提高生存质量。

适用于糖尿病患者的锻炼方式多种多样，如散步、步行、健身操、打太极拳、打球、游泳、滑冰、划船、骑自行车等。选择运动的方式应根据患者的年龄、性别、性格、爱好及糖尿病控制程度、身体状况和是否有并发症等具体情况而定。运动的强度应掌握在运动后收缩压不超过 24.0kPa，中青年心率达 130~140 次/分，老年人不超过 120 次/分。运动每天可进行 1~2 次，每周不少于 5 天。

糖尿病患者运动时要做好自我防护，如穿厚底防滑运动鞋、戴护膝、保护足跟等，随手携带易吸收的糖类食品，如糖果、饮品等，若感觉血糖过低，立即进食。运动宜在饭后 1 小时左右开始，可从短时间的轻微活动开始，逐渐增加运动量。切忌过度劳累，每次活动以 15~30 分钟为宜。不适合运动的情况包括：血糖太高、胰岛素用量太大、病情波动较大；有急性感染、发热；有酮症酸中毒，严重的心、肾病变，高血压，腹泻，反复低血糖倾向等。

（四）病情监测

1. 四次尿、四段尿糖

四次尿即早、午、晚餐前和睡觉前的尿液，做尿糖定性检查。应注意留尿前 30 分钟先把膀胱排空，然后收集半小时的尿液，这样才能根据每次尿糖多少，比较真实地反映和推测血糖水平。四段尿糖是指将24小时分为四段。

（1）第一段：早饭后到午饭前（7：30 am~11：30 am）。

（2）第二段：午饭后到晚饭前（11：30 am~5：30 pm）。

（3）第三段：晚饭后到晚睡前（5：30 pm~10：30 pm）。

（4）第四段：睡觉后到次日早饭前（10：30 pm~次日7：30 am）。

每段尿不论排尿几次，全放在一个容器内混匀，四段尿分别留在4个瓶子里，分别记录，做尿量定性检查，并将结果详细记录。

烧尿糖的方法用滴管吸班氏液20滴，放于玻璃试管中，再滴2滴尿，将试管放沸水中煮沸5分钟后，观察颜色改变。不要用火烧液面以上的试管，防止将试管烧裂。

2. 使用尿糖试纸法和酮体试纸法

（1）尿糖试纸法：将纸浸入尿液中，湿透（约1分钟）后取出，1分钟后观察试纸颜色，并与标准色板对照，即能测得结果。使用时注意试纸的有效期，把一次所需的试纸取出后，立即将瓶盖紧，保存于阴凉干燥处，以防受潮变质。

（2）酮体试纸法：将酮体试纸浸于新鲜尿中后当即取出，多余尿液于容器边缘除去，3分钟后在白光下与标准色板比较判断结果。

3. 血糖自测

（1）血糖仪的种类，目前血糖仪的类型较多，较具代表性的新产品有德国BM公司血糖仪。BM公司产品准确、可靠、便携、简便。测试时间仅12秒，测试血糖范围0.33~27.75 mmol/L。美国强生公司生产的ONE TOUCH Ⅱ血糖仪，液晶显示，不需擦血，经济实惠，患者可根据自身情况进行选择。

（2）自测血糖注意事项，采血前用温水、肥皂清洁双手，用酒精消毒手指，待酒精完全挥发后，方可采血。采血前手臂下垂10~15秒使局部充血，有利于采血，每次更换采血部位。采血量要严格控制，血滴一定要全部覆盖试纸垫或试纸孔。

试纸拿出后随时盖紧瓶盖，不要使用过期或变质的试纸，采血针不可重复使用，用后加针帽再丢弃。

（五）足部护理

（1）每日检查足部是否有水疱、裂口、擦伤及其他改变。细看趾间及足底有无感染征象，一旦发现足部有伤口，特别是当足部出现水疱、裂伤和磨伤、鸡眼和胼胝及甲沟炎时，要及时进行有效处理，以预防糖尿病足的发生。

（2）每日晚上用温水（不超过40 ℃）及软皂洗脚，并用柔软且吸水性强的毛巾轻柔地擦干双脚，特别要擦干足趾缝间，但注意不要擦得太重以防任何微小创伤，每次洗脚不要超过10分钟。

（3）将脚擦干后，用羊毛脂或植物油涂抹，轻柔而充分地按摩皮肤，以保持皮肤柔软，清除鳞屑，防止干燥。

（4）汗多时，可用少许滑石粉放在趾间、鞋里及袜中。

（5）不要赤足行走，以免受伤。

（6）严禁使用强烈的消毒药物如碘酒等，不要用药膏抹擦鸡眼及胼胝，以免造成溃疡。

（7）禁用热水袋温热足部，不用电热毯或其他热源，避免暴晒于日光下，足冷时可多穿一双袜子。

（8）糖尿病患者早晚起床或晚睡前可穿拖鞋，平时不穿，最好不穿凉鞋。鞋要合脚，鞋尖宽大且够长，使脚在鞋内完全伸直，并可稍活动。鞋的透气性要好，以布鞋为佳，不穿高跟鞋。最好有两双鞋轮换穿用，保证鞋的干爽。袜子要穿吸水性好的毛袜或线袜，袜子要软、合脚，每日换洗，汗湿后及时更换。不要穿有松紧口的袜子，以免影响血液循环。不穿有洞或修补不平整的袜子，袜子尖部不要太紧。糖尿病患者应禁止吸烟。

（六）心理护理

糖尿病的慢性病程，会给患者造成许多心理问题，如精神紧张、忧虑、发怒、恐惧、孤独、绝望、忧郁、沮丧等，而这些不良的心理问题使病情加重，甚至发生酮症酸中毒。相反，当消除紧张情绪时，血糖下降，胰岛素需要量也减少。因此糖尿病患者保持乐观稳定的情绪，对病情控制是有利的。护士应鼓励患者说出自己的感受，支持其恰当的应对行为。为了摆脱不良情绪的困扰，糖尿病患者可采用以下 5 种方法。

1. 加强运动

现代研究证实，人在运动之后，由于大脑血液供应的改善及血中电解质的不断置换，使人的精神状态趋向安逸、宁静，不良情绪得到发泄。运动引起舒畅心情的作用，是药物所达不到的。所以糖尿病患者在病情允许的情况下，在医师指导下，可根据自己的爱好去选择运动方式，如散步、慢跑、打太极拳、骑车、游泳等。每日 1 次，每次至少 30 分钟，以不感到明显疲劳为标准。

2. 多接触自然光线

人的心态受着自然光线照射的影响，自然光线照射太少令人缺乏生气，照射充分令人充满朝气和信心。故居室要明亮，多采用自然光线。要多到野外、室外活动，多沐浴阳光，这样可使患者心情舒畅，有利于疾病治疗。

3. 进行自我安慰

当糖尿病患者因患病而感到烦恼时，可多想想愉快的事，或许会感到一些安慰，进而增添治疗和战胜疾病的信心。

4. 培养有益的兴趣与爱好

有益的兴趣与爱好可消除不良情绪，使人愉快乐观、豁达，遇事心平气和，有利于心身健康。糖尿病患者尤其是老年患者，可根据自己的爱好，听听京剧，欣赏音乐，练习书法、绘画，养鸟，培育花草，或散步、打太极拳等，生活增添了乐趣，精神上有了寄托，心情自然愉快，情绪稳定，也利于糖尿病的康复。

5. 外出旅游

旅游是调剂精神的最好办法，但糖尿病患者外出旅游必须注意以下 4 点。

（1）胰岛素必须随身携带：胰岛素有效时间通常在 24 小时以内，所以注射胰岛素的患者必须坚持每天定时注射，否则会产生严重的后果，即使是病情稳定的患者，1~2 天不注射，血糖也会上升。因此糖尿病患者外出旅游，应该随身携带足够的胰岛素，胰岛素是比较稳定的激素，在室温 25 ℃以下不会影响其性能，即使温度稍高也影响不大。旅途中没有冰箱冷藏也没有关系，可放在随身携带的皮包或行李箱内。

（2）携带甜食以防备低血糖发生：在旅游时必须把握饮食定时定量的原则，最好在平时进食时间的 30 分钟以前，就找好用餐场所。患者可随身携带面包、饼干等，以备错过吃饭时间时随时补充。吃饭时间不得已需要延迟时，以每延误 1 小时，摄食 20 g 食物为原则，如半个苹果、半个香蕉或 6 片全麦饼干等。还应随身准备巧克力或糖果等，以便在轻微低血糖时食用。另外，需根据活动量，随时补充些食物，以减少低血糖的发生。

（3）携带病历卡：患者外出旅游，最好随身携带病历卡及联络电话，目前所使用的药物及使用剂量，及"一旦意识障碍，请目击者即送医院急诊"的字条，以备一旦发生意外，可立即送往医院，及时得到救治。

（4）穿着舒适的鞋袜：旅游时比平时走路时间长得多，为防止足部的损伤，应准备适宜的鞋袜。为了确保途中不出问题，绝对不要穿新鞋上路，即使穿新鞋，也应在旅行前至少 2 周开始试穿。袜子最好买没有松紧带的袜子，以免阻碍下肢的血流。在旅途中，如有机会就把鞋袜脱掉，光着足抬高摆放，使足部血流通畅。

（七）及时发现并处理并发症

密切观察患者有无酮症酸中毒的表现，如恶心、呕吐、疲乏、多尿、皮肤干燥或潮红、黏膜干燥、口渴、心动过速、嗜睡等。定时监测呼吸、血压、心率，准确记录出入量。如怀疑酮症酸中毒，立即通知医师，协助医师做好各项检查，定时留血、尿标本，送检血糖、尿糖、尿酮体、血电解质及 CO_2 结合力。嘱患者绝对卧床休息，注意保暖，使体内消耗能量达到最低水平，以减少脂肪、蛋白质分解。昏迷患者按照昏迷护理常规进行，定时翻身、拍背，预防压疮及继发感染，并保持口腔、皮肤、会阴的清洁卫生。及时准确执行医嘱，保证液体、胰岛素输入。

（八）接受手术的糖尿病患者护理

1. 术前及术中护理

糖尿病患者手术前的护理目标是，在进手术室之前，尽量控制好血糖。1 型糖尿病患者在择期手术前数天甚至数周即需住院调节血糖，以减少手术的危险性。有时会遇到 1 型糖尿病患者在血糖控制不好的情况下必须进行急诊手术，那么应努力将血糖、电解质、血气和血压等情况控制好，术中与术后需严密监测患者的生命体征，做好实验室检查。2 型糖尿病患者，在血糖控制好的情况下，其手术的危险性仅比没有糖尿病的手术患者稍大一些。手术尽量安排在清晨，使患者的饮食及胰岛素疗法中断时间尽量减少。

术前护士需协助医师做好各种实验室及其他辅助检查，包括空腹血糖及餐后血糖、尿糖及尿酮体检查，CO_2 结合力检查，血中尿素氮检查，心电图及胸部 X 线检查等。

在手术日晨，患者需禁食一切食物、水、胰岛素、口服降糖药，长效降糖药物需在术前两天停药。手术前 1 小时要测血糖，并告知医师，以确保患者在术中不会发生低血糖。如果患者血糖值低，应在麻醉诱导前给患者静脉滴注葡萄糖。手术开始之后，所有的措施需根据糖尿病的严重程度及手术范围大小而定，轻微糖尿病且接受小手术的患者，在回恢复室之前，通常不需胰岛素或静脉注射葡萄糖。假如患者接受的是大手术，或患者有中度甚至严重的糖尿病，术中应给予葡萄糖静脉输入，同时给予正常剂量一半的胰岛素并严密监测血糖。

2. 术后护理

术后的护理目标是稳定患者的生命体征，重建糖尿病控制，预防伤口感染，促进伤口愈合。护士应遵医嘱静脉输入 5% 葡萄糖注射液及胰岛素，直到患者能经口进食。患者能进食后，除一天正常的三餐外，还要依据血糖控制的情况，餐间加点心。每天查 3 次血糖值，留尿查尿糖及尿酮体。一旦血糖控制，应给予术前所规定的胰岛素种类及剂量。尽量避免导尿，防止膀胱感染。换药时严格无菌操作，以防伤口感染。

（董南南）

第四节 皮质醇增多症

皮质醇增多症又称库欣（Cushing）综合征，是由多种原因引起肾上腺皮质分泌过量糖皮质激素所致疾病的总称。其中垂体促肾上腺皮质激素（ACTH）分泌亢进所引起者称为库欣（Cushing）病。Cushing 综合征可发生于任何年龄，但以 20~40 岁最多见，女性多于男性。主要临床表现为满月脸、多血质、向心性肥胖、皮肤紫纹、痤疮、血压升高、糖尿病倾向、骨质疏松、抵抗力下降等。

一、病因与发病机制

1. 垂体分泌 ACTH 过多

ACTH 过多可导致双侧肾上腺增生，分泌大量的皮质醇，Cushing 病最常见，约占 70%，如垂体瘤或下丘脑—垂体功能紊乱等。

2. 异位 ACTH 综合征

是由于垂体以外的癌瘤产生 ACTH 刺激肾上腺皮质增生，分泌过量的皮质类固醇，最常见的是肺癌（约占 50%），其次为胸腺癌、胰腺癌等。

3. 不依赖 ACTH 的 Cushing 综合征

不依赖 ACTH 的双侧小结节性增生或小结节性发育不良，此类患者多为儿童或青年。

4. 肾上腺皮质病变

如原发性肾上腺皮质肿瘤等。

5. 医源性皮质醇增多

长期或大量使用 ACTH 或糖皮质激素所致。

二、临床表现

本病的临床表现主要由于皮质醇分泌过多，引起代谢障碍、多器官功能障碍和对感染抵抗力降低。

1. 脂肪代谢障碍

皮质醇增多能促进脂肪的动员和合成，引起脂肪代谢紊乱和脂肪重新分布而形成本病特征性的向心性肥胖，表现为面如满月，胸、腹、颈、背部脂肪甚厚，四肢相对瘦小，与面部、躯干形成明显对比。

2. 蛋白质代谢障碍

大量皮质醇促进蛋白分解，抑制蛋白合成，表现为皮肤菲薄、毛细血管脆性增加、皮肤紫纹，甚至肌萎缩。

3. 糖代谢障碍

大量皮质醇抑制葡萄糖进入组织细胞，影响外周组织对葡萄糖的利用，同时促进肝糖原异生，使血糖升高，有部分患者继发类固醇性糖尿病。

4. 电解质紊乱

大量皮质醇有潴钠排钾作用，低血钾可加重乏力，并引起肾脏浓缩功能障碍，部分患者因潴钠而有水肿。

5. 心血管病变

高血压常见，长期高血压可并发心脏损害、肾脏损害和脑血管意外。

6. 性功能异常

女性患者大多出现月经减少、月经不规则或停经，轻度多毛，痤疮，明显男性化者少见，但如出现要警惕肾上腺癌；男性患者性欲减退，阴茎缩小，睾丸变软，与大量皮质醇抑制垂体促腺性激素有关。

7. 造血系统病变

皮质醇刺激骨髓，使红细胞计数和血红蛋白含量增高，加以患者皮质变薄，故面容呈多血质、面红等表现。

8. 感染

长期大量皮质醇，可以抑制免疫功能，使机体抵抗力下降，易发生感染。多见于肺部感染、化脓性细菌感染，且不易局限化，可发展为蜂窝织炎、菌血症、败血症。

9. 其他

如骨质疏松、皮肤色素沉着等。

10. 心理表现

常有不同程度的精神、情绪变化，表现为失眠、易怒、焦虑、注意力不集中等。因体形、外貌的改变，往往产生悲观情绪。

三、辅助检查

1. 血液检查

红细胞计数和血红蛋白含量偏高，白细胞总数及中性粒细胞占比增多，淋巴细胞和嗜酸性粒细胞绝对值可减少。血糖高，血钠高，血钾低。

2. 皮质醇测定

血浆皮质醇浓度升高且昼夜规律消失。24小时尿17-羟皮质类固醇、尿游离皮质醇含量升高。

3. 地塞米松抑制试验

（1）小剂量地塞米松抑制试验：17-羟皮质类固醇不能被抑制到对照值的50%以下。

（2）大剂量地塞米松试验：17-羟皮质类固醇能被抑制到对照值的50%以下者，病变大多为垂体性，不能被抑制者，可能为原发性肾上腺皮质肿瘤或异位ACTH综合征。

4. ACTH试验

垂体性Cushing病和异位ACTH综合征者有反应，高于正常；原发性肾上腺皮质肿瘤则大多数无反应。

5. 影像学检查

包括肾上腺超声检查、蝶鞍区断层摄片、CT、MRI等，可显示病变部位，属于定位检查。

四、诊断要点

典型病例可根据临床表现及实验室检查等作出诊断，但应注意与单纯性肥胖症、Ⅱ型糖尿病肥胖进行鉴别。

五、治疗要点

治疗以病因治疗为主，病情严重者应先对症治疗以免发生并发症。

1. 对症治疗

如低血钾时给予补钾，糖代谢紊乱时用降糖药治疗。

2. 肾上腺皮质病变

以手术治疗为主。

3. Cushing 病治疗

主要有手术切除、垂体放射、药物治疗 3 种方法。经蝶窦切除垂体微腺瘤为近年治疗本病的首选方法。临床上几乎没有特效药物能有效治疗本病。

4. 异位 ACTH 综合征

以治疗原发性癌肿为主，根据具体病情做手术、放疗及化疗。

六、常见的护理诊断/问题

1. 自我形象紊乱

与 Cushing 综合征引起身体外形改变有关。

2. 体液过多

与糖皮质激素过多引起水钠潴留有关。

3. 有感染的危险

与皮质醇增多导致机体免疫力下降有关。

4. 有受伤的危险

与代谢异常引起钙吸收障碍导致骨质疏松有关。

5. 无效性生活形态

与体内激素水平变化有关。

6. 有皮肤完整性受损的危险

与皮肤干燥、水肿有关。

7. 潜在并发症

包括心力衰竭、脑卒中、类固醇性糖尿病。

七、护理措施

1. 一般护理

（1）环境与休息：给予安静、舒适的环境，以利于患者休息。取平卧位，抬高双下肢，以利于静脉回流，避免水肿加重。

（2）饮食护理：给予高蛋白、高钾、高钙、低钠、低热量、低糖类饮食，以纠正因代谢障碍所致机体负氮平衡和补充钾、钙，鼓励患者食用柑橘、香蕉等含钾高的水果。有糖尿病症状时应限制进食量，按糖尿病饮食给予。避免刺激性食物，戒烟、戒酒。

2. 病情观察

注意患者水肿情况，记录 24 小时液体出入量，观察有无低钾血症的表现，如出现恶心、呕吐、腹胀、乏力、心律失常等表现，应及时测血钾和心电图，并与医师联系和配合处理。观察体温变化，定期检查血常规，注意有无感染征象。注意观察患者有无糖尿病表现，必要时及早做糖耐量试验或测空腹血糖，以明确诊断。观察患者有无关节痛或腰背痛等情况。

3. 感染的预防和护理

对患者的日常生活进行保健指导，保持皮肤、口腔、会阴等清洁卫生；注意保暖，预防上呼吸道感染；保持病室通风，温湿度适宜，并定期进行紫外线照射消毒，保持被褥清洁、干燥。

4. 用药护理

注意观察药物的疗效和不良反应。在治疗过程中若发现有 Addison 病症状等不良反应发生，应及时通知医生进行处理。

5. 心理护理

患者因身体外形的改变，产生焦虑和悲观情绪，应给予耐心解释和疏导，对出现精神症状者，应多予以关心照顾，尽量减少患者情绪波动。

八、健康教育

（1）向患者及家属介绍本病有关知识，以利自我适应，教会患者自我护理，避免感染，防止摔伤、骨折，保持心情愉快。

（2）指导患者和家属有计划地安排力所能及的生活活动，让患者独立完成，增强自信心和自尊感。

（3）指导患者遵医嘱用药，并详细介绍用法和注意事项，用药过程中要观察药物疗效及不良反应，应定期复查有关化验指标。

（李　楠）

第五节　垂体前叶功能减退

一、概述

垂体因各种原因被全部或绝大部分毁坏后，可产生一系列的内分泌腺功能减退的表现，主要累及的腺体为性腺、甲状腺及肾上腺皮质，临床上称为垂体前叶功能减退症，又称席汉综合征。最常见的病因为产后垂体缺血性坏死及垂体肿瘤。其临床表现多种多样，视垂体损伤程度、不同病因、发展速度而定，大多是多种垂体激素缺乏所致的复合征群，也可以是单个激素缺乏的表现。

二、临床表现

1. 常有明确的原发病因

如产后大出血、垂体肿瘤、垂体手术或放疗、颅脑外伤、感染或炎症（结核、梅毒、脑膜脑炎)、全身性疾病(白血病、淋巴瘤、脑动脉硬化、营养不良)以及免疫性垂体炎等。

2. 腺垂体功能减退的表现

腺垂体功能减退的严重程度与垂体被毁的程度有关。腺垂体多种激素分泌不足的现象大多逐渐出现,一般先出现泌乳素、促性腺激素、生长激素分泌不足的症状,继而促甲状腺激素分泌不足,最后为促肾上腺皮质激素和黑素细胞刺激素分泌不足症状。

(1)泌乳素分泌不足:在分娩后表现为乳房不胀,无乳汁分泌。

(2)促性腺激素分泌不足:女性患者,表现为闭经、性欲减退或消失、乳腺及生殖器明显萎缩,丧失生育能力。男性患者表现为第二性征退化,如阴毛稀少、声音柔和、皮下脂肪增多,以及睾丸萎缩,外生殖器、前列腺缩小,性欲减退等。

(3)生长激素分泌不足:在成人主要表现为容易发生低血糖。

(4)促甲状腺激素分泌不足:表现面色苍白,眉发稀疏,腋毛、阴毛脱落,皮肤干燥、细薄而萎缩;表情淡漠,反应迟钝,音调低沉,智力减退,蜷缩畏寒,懒言少动。

(5)促肾上腺皮质激素分泌不足:表现虚弱、乏力,食欲减退,恶心呕吐,上腹痛,体重降低,心音微弱,心率缓慢,血压降低,不耐饥饿,易出现低血糖表现,机体抵抗力差,易发生感染,感染后容易发生休克、昏迷。

(6)黑素细胞刺激素分泌不足:表现肤色较淡,即使暴露于阳光之下也不会使皮肤色素明显加深。正常色素较深部位,如乳晕、腹中线的颜色变淡更为显著。

3. 辅助检查

(1)代谢紊乱:低血糖,糖耐量曲线低平;血钠常偏低,血清氯化物也偏低,血清钾大多正常。

(2)内分泌功能检查。

1)垂体—性腺功能检查:血 LH、FSH、E_2、PRL、睾酮通常低于正常。

2)垂体—甲状腺功能检查:血 FT_3、FT_4、TSH 均低于正常。

3)垂体—肾上腺皮质功能检查:血皮质醇、ACTH 基础值降低。

(3)影像学检查:垂体 MRI 可见原发病因的相关影像学改变。

三、诊断依据

1. 病史询问

可询问得与病因有关的病史,如分娩大出血,垂体缺血性坏死,颅内血管病变,下丘脑—垂体肿瘤等。

2. 存在多个内分泌靶腺功能减退症候群,各症候群可单独或同时存在

(1)FSH、LH 和 PRL 分泌不足症候群:产后无乳、乳腺萎缩、闭经不育,为本病最先出现的特征。毛发常脱落。男性伴阳痿,性欲减退或消失,女性生殖器萎缩,男性睾丸松软缩小。

(2)TSH 分泌不足症候群:如同原发性甲减的临床表现,但一般较轻,血清 TSH 水平降低为其主要鉴别点。

(3)ACTH 分泌不足症候群:如同原发性肾上腺皮质功能减退者,常有乏力、厌食、体重减轻,但肤色变浅,血清 ACTH 水平正常或降低为其鉴别点。

3. 血中垂体前叶激素水平降低

如 GH、PRL、TSH、ACTH、FSH、LH 等均呈低水平。其靶腺激素如睾酮、E_2、FT_3、FT_4、皮质醇水平也降低，且对相应的外源性垂体促激素的刺激（如 ACTH 兴奋试验）呈延迟反应。

四、治疗要点

1. 一般治疗

患者应加强营养，宜进高蛋白、高能量、富含维生素的食物。平时应注意休息，尽力防止感染，冬季加强保暖。

2. 病因治疗

如果是肿瘤引起的腺垂体功能减退症，可通过手术、放疗或药物等措施，对肿瘤进行处理。但很多情况下，腺垂体功能减退一经形成就无从进行病因治疗（如产时或产后大出血以及垂体手术引起的腺垂体功能减退）。

3. 激素替代治疗

主要是补充靶腺激素。

（1）ACTH 不足的治疗：首选氢化可的松，25～50 mg/d，清晨和午后 2 次服用，清晨剂量宜稍大于午后。也可选用泼尼松，5～10 mg/d。如遇到应激（发热、感染、创伤等），应酌情加大剂量。

（2）TSH 不足的治疗：甲状腺激素替代治疗应从小剂量开始，逐渐增加剂量。常用左甲状腺素钠，从 50 μg/d 开始，在数周内渐增至每日 100～200 μg。一般需要量不超过一日 200～300 μg。药量可根据季节调整，冬季气候寒冷，剂量宜稍大，夏季可略小。如单用甲状腺激素可加重肾上腺皮质功能不足，故在用甲状腺激素之前或至少同时，应合用肾上腺皮质激素。

（3）LH/FSH 不足的治疗：LH/FSH 不足的治疗比较复杂，其治疗方案应根据年龄（少年还是成年）、性别、有无生育要求而确定。青春期前起病者，无论男女其治疗的目标都是让患者获得正常的性发育并保持有效的性能力和生育能力。

青春期前发病者，应补充促性腺激素，在患者完成性发育及生育后可改用性激素治疗。

青春期后起病且有生育要求者，也应补充促性腺激素。

青春期后起病无生育要求者可给予性激素，男性给予雄激素，年轻女性给予雌激素和孕激素以获得人工月经周期，绝经后女性可仅给予雌激素或雌、孕激素持续性联合应用。

五、常见护理问题

（1）垂体激素减综合征。

（2）潜在并发症：垂体危象。

（3）活动无耐力。

（4）便秘。

（5）体温过低。

（6）身体意象紊乱。

（7）性功能障碍。

（8）用药观察。

（9）教育需求。

六、护理评估

（1）生命体征。

（2）体重和营养状况。

（3）症状、体征评估

1）性腺功能减退：女性产后无乳、乳房萎缩、闭经、阴毛脱落、性欲减退、不育、性交痛等；检查有阴道分泌物减少，外阴、子宫和阴道萎缩，毛发脱落，尤以阴毛、腋毛为甚。成年男性胡须减少、阳痿、性欲减退、勃起功能障碍，检查睾丸松软缩小，胡须、腋毛和阴毛稀少，无男性气质，皮质分泌减少，骨质疏松。

2）甲状腺功能减退：表现为促甲状腺激素分泌不足综合征，畏寒、嗜睡、思维迟钝，精神淡漠，皮肤干而粗、苍白少汗，甚至黏液性水肿，食欲减退，便秘，抑郁，精神失常。

3）肾上腺功能减退：极度疲乏、虚弱，畏食、体重减轻，脉搏细弱，血压偏低，因黑色素细胞刺激素减少可有皮肤色素减退，面色苍白，乳晕色素减淡，生长激素缺乏可加重低血糖发作。

4）生长激素分泌不足：成人一般无特殊症状，儿童可引起侏儒症。

5）垂体内或其附近肿瘤压迫综合征：视野缺损、眼外肌麻痹、视力减退，头痛、嗜睡、多饮多尿，多食，偏盲甚至失明等。

6）垂体功能减退危象（简称垂体危象）：在全垂体功能减退症基础上，各种应激如感染、败血症、腹泻、呕吐、失水、饥饿、寒冷、急性心肌梗死、脑血管意外、手术、外伤、麻醉及使用镇静药、安眠药、降糖药等均可诱发垂体危象。临床呈现：①高热型（＞40℃）；②低温型（＜30℃）；③低血糖型；④低血压、循环虚脱型；⑤水中毒型；⑥混合型。各种类型可伴有相应的症状，突出表现为消化系统、循环系统和神经、精神方面的症状，诸如高热、循环衰竭、休克、恶心、呕吐、头痛、神志不清、谵妄、抽搐、昏迷等严重垂危状态。

（4）心理状况。

（5）对疾病的认知程度。

（6）辅助检查，垂体及靶腺兴奋试验。

（7）治疗及用药情况。

七、护理措施

1. 饮食护理

注意营养，给予高热量、高蛋白、高维生素饮食；提供钠钾平衡饮食，避免过多饮水。

2. 休息

避免过度劳累与情绪激动，保持身心健康、生活规律。

3. 心理护理

解除患者焦虑情绪，保持良好的心态。患者患此病后，阴毛、腋毛及眉毛脱落，头发稀疏伴性功能低下，故长期心情抑郁，思想负担重，羞于与人交谈，对疾病存在恐惧心理和悲观情绪，同时认为自己给家人及社会造成麻烦和经济负担。护士注意与患者交谈的方式、方法及语音技巧，尽量避免使用简短、生硬、冷漠的语言。治疗之余，经常与患者谈论病情以外的事情，既改善护患关系，又转移了患者对疾病的注意力。由于长期药物治疗，患者可有明显的体像变化，如满月脸、水牛背、向心性肥胖、痤疮、多毛、男性化等，应指导患者克服心理障碍，逐步适应体像变化，重建体像。并根据病情和提供的可能条件，促进患者康复。

4. 用药护理

多采用靶腺激素替代治疗，需要长期甚至终身维持治疗。治疗过程中应先补给糖皮质激素，然后补充甲状腺激素，以防肾上腺危象的发生。激素替代治疗从小剂量开始，剂量应个体化，并观察药物的不良反应，以免发生危象。

（1）肾上腺皮质激素：用药期间要注意观测体重指数、腰围、血压、血糖、血脂等。

（2）甲状腺激素：对于老年人、冠心病、骨密度低的患者，宜从最小剂量开始，并缓慢递增剂量，以免增加代谢率而加重肾上腺皮质负担，诱发危象。

（3）性激素：病情较轻的育龄女性需采用人工月经周期，可维持第二性征和性功能，促进排卵和生育。男性患者用丙酸睾酮治疗，可促进蛋白质合成、增强体质、改善性功能和性生活，但不能生育。

5. 垂体危象观察及护理

（1）严密观察生命体征，随时评估患者的意识状态。注意有无低血糖、低血压、低体温等情况。

（2）评估患者神经系统体征以及瞳孔大小、对光反射的变化。

（3）避免诱发因素，如感染、失水、饥饿、寒冷、外伤、手术、不恰当用药等。

（4）保持呼吸道通畅，给予氧气吸入。

（5）建立静脉通道，补充适当的水分，保证激素类药物的及时准确使用。

（6）高热者给予降温，低温者注意保暖。

（7）低温者予以保温，病房应保持温度。

（8）做好口腔护理及皮肤护理，保持排尿通畅，防止尿路感染。

（9）准备好抢救药物，配合医生做好抢救工作。

八、健康教育

1. 饮食指导

进食高热量、高蛋白、高维生素、易消化的饮食，少量多餐，以增强机体抵抗力。

2. 避免诱因

保持情绪稳定，注意生活规律，保证充分的休息，避免过度劳累。保持心情愉快，避免压力过大或情绪激动。冬天注意保暖，更换体位时动作应缓慢，以免发生晕厥。平时注意皮肤的清洁，预防外伤，少到公共场所或人多之处，以防发生感染。

3. 用药指导

认识所服药物的名称、剂量、用法及不良反应，如肾上腺糖皮质激素过量易致欣快感、失眠。服用甲状腺激素应注意心率、心律、体温、体重变化等。指导患者认识到随意停药的危险性，必须严格遵医嘱按时按量服用药物，不得随意增减药物剂量。

4. 观察与随访

识别垂体危象的征兆，若有感染、发热、外伤、腹泻、呕吐、头痛等情况发生时，应立即就医。教育患者预防发生意外，避免长途旅行，外出时携带识别卡，以备发生意外时紧急处理。

5. 特殊人群指导

加强产妇围生期的监护，及时纠正产科病理状态。积极预防产后大出血及产褥感染。

（薛闻雯）

第七章

肾内科疾病的护理

第一节　急性肾小球肾炎

急性肾小球肾炎简称急性肾炎，是以急性肾炎综合征为主要临床表现的一组疾病，起病急，以血尿、蛋白尿、水肿和高血压为主要表现，可伴有一过性氮质血症。本病常有前驱感染，多见于链球菌感染后，其他细菌、病毒和寄生虫感染后也可引起。好发于儿童，男性多见。前驱感染后常有 1~3 周（平均 10 天左右）的潜伏期，相当于致病抗原初次免疫后诱导机体产生免疫复合物所需时间。呼吸道感染的潜伏期较皮肤感染者短。本病大多预后良好，常在数月内临床自愈。

一、评估

1. 健康史

起病前有无上呼吸道感染如急性扁桃体炎、咽炎或皮肤感染如脓疱疮等。

2. 身体状况

（1）血尿：常为患者起病的首发症状和就诊原因，几乎所有患者均有血尿，40%~70% 患者有肉眼血尿，尿液呈浑浊红棕色，或洗肉水样，一般数天内消失，也可持续数周转为镜下血尿。

（2）水肿：多表现为晨起眼睑水肿，面部肿胀感，呈现所谓"肾炎面容"，一般不重。少数患者水肿较重，进展较快，数日内遍及全身，呈可凹陷性。严重水、钠潴留会引起急性左侧心力衰竭。

（3）高血压：多为轻中度高血压，收缩压、舒张压均增高，经利尿后血压可逐渐恢复正常。少数出现严重高血压，甚至高血压脑病。患者表现为头痛、头晕、失眠，甚至昏迷、抽搐等。血压增高往往与水肿、血尿同时发生，也有在其后发生，一般持续 3~4 周，多在水肿消退 2 周降为正常。

（4）肾功能及尿量改变：起病初期可有尿量减少，尿量一般在 500~800 mL，少尿时可有一过性氮质血症，大多数在起病 1~2 周后尿量渐增，肾功能恢复，只有极少数可表现为急性肾衰竭，出现少尿。

（5）其他表现：原发感染灶的表现及全身症状，可有头痛、食欲减退、恶心、呕吐、疲乏无力、精神不振、心悸气促，甚至发生抽搐。部分患者有发热，体温一般在 38 ℃左右。

3. 实验室及其他检查

可见镜下血尿、蛋白尿，发病初期血清补体 C_3 及总补体下降。肾小球滤过率下降，血尿素氮和肌酐升高，B 超示双肾形状饱满，体积增大，肾活检组织病理类型为毛细血管增生性肾炎。

二、治疗

以休息及对症处理为主，少数急性肾衰竭患者应给予透析治疗。一般于发病 2 周内可用抗生素控制原发感染灶。

三、护理

1. 饮食护理

（1）限制钠盐摄入：有水肿、高血压或心力衰竭时严格限制钠盐摄入（<3 g/d），特别严重者禁盐，以减轻水肿和心脏负担。当病情好转，血压下降，水肿消退，尿蛋白减轻后，由低盐饮食逐渐过渡到普通饮食，防止长期低钠饮食及应用利尿剂引起水、电解质紊乱或其他并发症。

（2）控制水和钾的摄入：严格记录 24 小时出入量。量出为入，每天摄入水量＝前一天出量+500 mL，摄入水量包括米饭、水果等食物含水量，饮水、输液等所含水的总量。注意见尿补钾。

（3）控制蛋白质摄入：肾功能正常时，给予正常量的蛋白质 ［1 g/（kg·d）］，出现氮质血症时，限制蛋白质摄入，优质动物蛋白占 50% 以上，如牛奶、鸡蛋、鱼等，以防止增加血中含氮代谢产物的潴留。此外，注意饮食热量充足、易于消化和吸收。

2. 休息和活动

一般起病 1~2 周不论病情轻重均应卧床休息，能够改善肾血流量和减少并发症发生。水肿消退，肉眼血尿消失，血压接近正常后，即可下床在室内活动或到户外散步。红细胞沉降率正常时可恢复轻体力活动或上学，但应避免剧烈体力活动。一年后方可正常活动。鼓励患者及家属参与休息计划的制订。

3. 病情观察

（1）定期测量患者体重，观察体重变化和水肿部位、分布、程度和消长情况，注意有无胸腔、腹腔、心包积液的表现。观察皮肤有无红肿、破损、化脓等情况发生。

（2）监测生命体征，尤其血压变化，注意有无剧烈头痛、恶心、呕吐、视物模糊，甚至神志不清、抽搐等高血压脑病的表现，发现问题及时报告医师处理。

（3）皮肤护理。

1）水肿较严重的患者应穿着宽松、柔软的棉质衣裤、鞋袜。协助患者做好全身皮肤、黏膜清洁，指导患者注意保护好水肿皮肤，如清洗时注意水温适当，勿过分用力；平时避免擦伤、撞伤、跌伤、烫伤。

2）注射时严格无菌操作，采用 5~6 号针头，保证药物准确及时地输入，注射拔完针后，用无菌干棉球按压穿刺部位直至无液体从针口渗漏。严重水肿者尽量避免肌内和皮下注射。

（4）用药护理：遵医嘱给予利尿剂、降压药、抗生素。观察药物的疗效及可能出现的不良反应，如低血钾、低血氯等电解质紊乱。呋塞米等强效利尿剂有耳鸣、眩晕、听力丧失等暂时性耳毒性，也可发生永久性耳聋。密切观察血压、尿量变化，静脉给药者给药速度宜慢。

（5）心理护理：血尿可让患者感到恐惧，限制患者活动可使其产生焦虑、烦躁、抑郁等心理，鼓励患者说出自己的感受和心理压力，使其充分理解急性期卧床休息及恢复期限制运动的重要性。患者卧床期间，护士尽量多关心、巡视，及时询问患者的需要并给予解决。

四、健康教育

（1）进行疾病预防教育。教育患者及家属了解各种感染可能导致急性肾炎，因此，锻炼身体，增强体质，避免或减少上呼吸道及皮肤感染是预防的主要措施，并可降低演变为慢性肾炎的发生率。嘱咐患者及家属一旦发生细菌感染及时使用抗生素，尽量治愈某些慢性病，如慢性扁桃体炎，必要时可手术治疗。

（2）急性肾炎的恢复期可能需 1~2 年，当临床症状消失后，蛋白尿、血尿等可能依然存在，因此应加强定期随访。

（赵春莉）

第二节　急进性肾小球肾炎

急进性肾小球肾炎简称急进性肾炎，是指在肾炎综合征（血尿、蛋白尿、水肿、高血压）基础上，短期内出现少尿、无尿，肾功能急骤减退，短期内到达尿毒症的一组临床症候群，又称急进性肾炎综合征。本病病理特征表现为新月体肾小球肾炎。分为原发性和继发性两大类。一般将有肾外表现者或明确原发病者称为继发性急进性肾炎，如继发于过敏性紫癜、系统性红斑狼疮等，偶有继发于某些原发性肾小球疾病（如系膜毛细血管性肾炎及膜性肾病）者。病因不明者则称为原发性急进性肾炎，下文着重讨论原发性急进性肾炎。

一、评估

1. 健康史

本病起病急，常有前驱呼吸道感染。

2. 身体状况

（1）迅速出现水肿，可以有肉眼血尿、蛋白尿、高血压等。

（2）短期内即有肾功能的进行性下降，以少尿或无尿较迅速地（数周至半年）发展为尿毒症。

（3）常伴有中度贫血，可伴有肾病综合征，如果得不到及时治疗，晚期出现慢性肾衰竭。部分患者也会出现急性左侧心力衰竭、继发感染等并发症。

3. 实验室及其他检查

（1）尿液检查：蛋白尿，血尿，也可有管型、白细胞。

（2）血液检查：白细胞轻度增高，血红蛋白、人血白蛋白下降，血脂升高。

（3）肾功能检查：血 Scr、血 BUN 进行性升高。

（4）免疫学检查：分为两型。Ⅱ型可有血循环免疫复合物阳性，血清补体 C_3 降低；Ⅰ

型有血清抗肾小球基底膜抗体阳性。

（5）B超检查：双肾体积增大、饱满。

（6）肾活检组织病理学检查：光学显微镜检查可见肾小囊内新月体形成是急进性肾炎的特征性病理改变。

二、治疗

本病纤维化发展很快，故及时肾活检，早期诊断，及时以强化免疫抑制治疗，可改善患者预后。根据病情予血浆置换、肾脏替代治疗。

三、护理

1. 休息

一般要待病情得到初步缓解时，才开始下床活动，即使无任何临床表现，也不宜进行较重的体力活动。

2. 饮食护理

宜摄入低盐、优质蛋白饮食，避免进食盐腌制食品如咸菜、咸肉等，进食鸡蛋、牛奶、瘦肉、鱼等优质蛋白饮食。准确记录24小时出入量，量出为入。每日入液量＝前一日出液量+500 mL，保持出入量平衡。

3. 病情观察

监测患者生命体征、尿量。尿量迅速减少，往往提示急性肾衰竭的发生。监测肾功能及血清电解质的变化，尤其是观察有无高钾血症，发现病情变化，及时报告医师处理。

4. 观察药物及血浆置换的不良反应

大剂量糖皮质激素治疗可致上消化道出血、精神症状、骨质疏松、股骨头无菌性坏死、水钠潴留、血压升高、继发感染、血糖升高等表现。环磷酰胺可致上腹部不适、恶心、呕吐、出血性膀胱炎、骨髓抑制等。血浆置换主要不良反应有出血、并发感染，特别是经血制品传播的疾病。

5. 用药护理

大剂量激素冲击治疗、使用免疫抑制剂、血浆置换等时，患者免疫力及机体防御能力受到很大抑制，应对患者实行保护性隔离，加强口腔、皮肤护理，防止继发感染。服用糖皮质激素和细胞毒药物时应注意：口服激素应饭后服用，以减少对胃黏膜的刺激；长期用药者应补充钙剂和维生素 D，以防骨质疏松；使用 CTX 时注意多饮水，以促进药物从尿中排泄。

6. 心理护理

由于该病不易治愈，多数患者可能会转变为慢性肾衰竭，因此患者会产生焦虑、恐惧及悲观等心理，做好心理疏导，提高患者战胜疾病的信心。

四、健康教育

（1）预防措施。本病有前驱感染的病史，预防感染是预防发病及防止病情加重的重要措施，避免受凉及感冒。

（2）对患者及家属强调遵医嘱用药的重要性，告知激素和细胞毒药物的作用、可能出现的不良反应和用药注意事项，鼓励患者配合治疗。服用激素及免疫抑制剂时，应特别注意交代患者及家属不可擅自增量、减量甚至停药。

（3）病情经治疗缓解后应注意长期追踪，防止疾病复发及恶化。

（4）预后。早期诊断、及时合理治疗，可明显改善患者预后。

（姜　虹）

第三节　慢性肾小球肾炎

慢性肾小球肾炎简称慢性肾炎，是以水肿、高血压、蛋白尿、血尿及肾功能损害为基本临床表现，起病方式不同，病情迁延，病情进展缓慢，最终将发展为慢性肾衰竭的一组肾小球疾病。多见于成年人，男性多于女性。仅少数患者是由急性肾炎发展而来，绝大多数患者的病因不明，起病即属慢性肾炎，与急性肾炎无关。

一、评估

1. 健康史

（1）既往史：询问既往有无肾炎病史，其发病时间及治疗后的情况；病前有无上呼吸道感染、皮肤感染等病史；对病情急骤的患者还应询问有无引起肾功能恶化的诱发因素；患者父母、兄弟、姐妹及子女的健康状况。

（2）生活习惯：询问患者生活是否规律，饮食是否合理，有无营养不良，水、钠盐摄入过多等情况，有无过度疲劳及烟酒等不良嗜好。

2. 身体状况

（1）水肿：由水钠潴留或低蛋白血症所致，早晨眼睑、颜面水肿明显，下午及晚上下肢水肿明显，卧床休息后水肿减轻。重者可有胸腔或腹腔积液。

（2）蛋白尿：是慢性肾炎主要表现，患者排尿时泡沫明显增多，并且不易消失，尿蛋白越多，泡沫越多，个别患者尿中有异味。

（3）血尿：多为镜下血尿，也有肉眼血尿。

（4）高血压：由于水钠潴留使血容量增加，血中肾素、血管紧张素增加，导致阻力血管收缩而致血压升高。有时高血压症状表现较为突出。

（5）其他：患者可有贫血、电解质紊乱，病程中有应激情况（如感染）可导致慢性肾炎急性发作，类似急性肾炎表现。有些病例可自行缓解。

（6）并发症：慢性肾衰竭为慢性肾炎的终末期并发症，其他如继发感染、心脑血管疾病等。

3. 实验室及其他检查

（1）尿液检查：24 小时尿蛋白多在 $1\sim3$ g，不超过 3.5 g。尿蛋白电泳以大中分子蛋白为主，尿红细胞形态检查为多形性。

（2）血液检查：早期血常规检查多正常或轻度贫血，晚期可有红细胞及血红蛋白明显下降，血尿素氮、肌酐增高。病情较重者血脂增高，人血白蛋白下降。

（3）B 超检查：双肾可有结构紊乱、皮质回声增强及缩小等改变。

（4）肾活检组织病理学检查：以弥漫系膜增生性肾炎、局灶/节段增生性肾炎、局灶/节段性肾小球硬化、系膜毛细血管性肾炎、膜性肾病、IgA 肾病等为常见，晚期导致肾小球纤维化、硬化等，称为硬化性肾炎。

4. 心理—社会状况

评估患者有无焦虑、恐惧、绝望等心理状况，评估社会及家庭对患者的经济及精神支持情况及其对患者病情的了解和关心程度。

二、治疗

有效控制血压以防止肾功能减退或使已经受损的肾功能有所改善，防止高血压的心血管并发症，从而改善长期预后。

三、护理

1. 一般护理

（1）休息：高度水肿，严重高血压伴心、肾功能不全时，应绝对卧床休息。

（2）饮食护理：给予低磷优质低蛋白饮食，当肾功能不全者血肌酐>350 μmol/L时，应限制蛋白质摄入，一般为0.5～0.6 g/（kg·d），其中60%以上为优质蛋白（如鸡蛋、牛奶、瘦肉等），极低蛋白饮食者可辅以α-酮酸或肾衰氨基酸治疗，以减轻肾小球高灌注、高压力、高滤过状态。由于每克蛋白质饮食中约含磷15 mg，因此，限制蛋白质入量后即达到低磷饮食（少于600～800 mg/d）。同时注意补充多种维生素及微量元素。有明显水肿和高血压时宜低盐饮食，饮食应根据患者的口味烹调，以增进食欲。

（3）口腔护理：肾功能受损，口腔内有氨臭味，进行口腔护理，可增进食欲，清洁口腔，抑制细菌繁殖。一般可于每日晨起、饭后、睡前用复方硼酸溶液漱口，以预防口腔炎和呼吸道感染。

（4）皮肤护理：晚期由于尿素刺激，皮肤瘙痒，应注意保持患者皮肤清洁，每天用温水擦洗，不用肥皂水和酒精，严防患者抓破皮肤和发生压疮。

（5）记录出入量：晚期发生肾功能不全时，可有尿少和尿闭，应密切注意尿量变化，准确记录出入量，控制液体入量，入液量为前一日尿量另加500 mL。

2. 药物治疗的护理

（1）降压药：治疗目标是力争把血压控制在理想水平。尿蛋白≥1 g/d者，血压控制在125/75 mmHg以下；尿蛋白<1 g/d者，血压控制可放宽到130/80 mmHg以下。

（2）抗血小板药：注意观察全身皮肤、黏膜的出血情况。

（3）并发症的预防及护理：慢性肾炎患者易并发各种感染，对上呼吸道和尿路感染的预防更为重要。应加强环境和个人卫生预防措施，保持室内空气新鲜，每日开窗通风，紫外线消毒，或消毒剂喷雾一次，保持口腔和皮肤清洁，注意保暖，预防感冒，若有咽痛、鼻塞等症状，应卧床休息，并及时治疗。

四、健康教育

1. 休息与饮食

嘱咐患者加强休息，以延缓肾功能减退。生活要有规律，保持精神愉快，避免劳累，坚持合理饮食并解释优质低蛋白、低磷、低盐、高热量饮食的重要性，指导其根据自己的病情选择合适的食物和量。

2. 避免加重肾损害的因素

向患者及其家属讲解影响病情进展及避免加重肾损害的因素，注意适度锻炼身体，尽可能避免上呼吸道及其他部位感染；避免使用肾毒性药物如庆大霉素、磺胺药及非甾类抗炎药；如有高脂血症、高血糖、高钙血症和高尿酸血症者应遵医嘱及时予以适当治疗；育龄妇女注意避孕，以免因妊娠导致肾炎复发和病情恶化。病情稳定，特别希望生育者，可在医生指导下怀孕，并定期随访。

3. 用药指导

介绍各类降压药的疗效、不良反应及使用时的注意事项。如告诉患者 ACEI 抑制剂可致血钾升高，以及高血钾的表现等。

4. 自我病情监测与随访指导

慢性肾炎病程长，需定期随访疾病的进展，包括肾功能、血压、水肿等的变化。发现尿异常（少尿、尿液浑浊、血尿）改变，及时就医治疗，定期复查尿常规和肾功能。

（翟欢惬）

第四节　肾病综合征

肾病综合征是指各种肾脏疾病引起的具有以下共同临床表现的一组综合征：包括大量蛋白尿（24 小时尿蛋白定量超过 3.5 g）；低蛋白血症（人血白蛋白<30 g/L）；水肿；高脂血症。其中大量蛋白尿及低白蛋白血症两项为诊断所必需。

一、评估

1. 健康史

患者有无发病诱因，病程长短，有无肾炎病史、感染、药物中毒或过敏史，有无系统性疾病、代谢性疾病、遗传性疾病、妊娠高血压综合征史，有无上呼吸道或其他部位的感染史及家族史等。

2. 身体状况

（1）大量蛋白尿：长期持续大量蛋白尿可导致营养不良，患者毛发稀疏、干脆及枯黄，皮肤苍白，消瘦或指甲上有白色横行的宽带条纹。

（2）低蛋白血症：长期低蛋白血症易引起感染、高凝、微量元素缺乏、内分泌紊乱和免疫功能低下等并发症。

（3）水肿：是最常见的症状，水肿部位随着重力作用而移动，久卧或清晨以眼睑、头枕部或骶部水肿为著，起床活动后则以下肢明显，呈可凹陷性，水肿程度轻重不一，严重者常伴浆膜腔积液和（或）器官水肿，表现为胸腔、腹腔、心包或阴囊积液和（或）肺水肿、脑水肿以及胃肠黏膜水肿。高度水肿时局部皮肤发亮、变薄。皮肤破损时可有组织液渗漏不止。胸腔积液可致胸闷、气短或呼吸困难等；胃肠黏膜水肿和腹腔积液可致食欲减退和上腹部饱胀、恶心、呕吐或腹泻等。

（4）高血压或低血压：血压一般为中度增高，常在（140~160）／（95~110）mmHg。水肿明显者多见，部分患者随水肿消退可降至正常。部分患者存在血容量不足（由于低蛋白血症、利尿等）而产生低血压。

（5）高脂血症：血中胆固醇、三酰甘油含量升高，低密度及极低密度脂蛋白胆固醇浓度也增高。

（6）并发症。

1）继发感染：常见感染部位顺序为呼吸道、泌尿道、皮肤。感染是导致肾病综合征复发和疗效不佳的主要原因之一，甚至导致患者死亡，应予以高度重视。

2）血栓和栓塞：以深静脉血栓最常见，此外，肺血管血栓、栓塞，下肢静脉、冠状血管血栓和脑血管血栓也不少见。血栓、栓塞并发症是直接影响肾病综合征治疗效果和预后的重要因素。

3）急性肾衰竭：低蛋白血症使血浆胶体渗透压下降，水分从血管内进入组织间隙，引起有效循环血容量减少，肾血流量不足，易致肾前性氮质血症，经扩容、利尿可恢复；少数50 岁以上的患者（尤以微小病变型肾病者居多）出现肾实质性肾衰竭。

4）蛋白质及脂质代谢紊乱：长期低蛋白血症可导致营养不良，小儿生长发育迟缓；免疫球蛋白减少造成机体免疫力低下，易致感染；诱发内分泌紊乱（如低 T_3 综合征等）；高脂血症增加血液黏稠度，促进血栓、栓塞并发症发生，还将增加心血管系统并发症，并可促进肾小球硬化和肾小管间质病变的发生，促进肾病变的慢性进展。

3. 实验室及其他检查

（1）尿液检查：24 小时尿蛋白定量超过 3.5 g。尿中可查到免疫球蛋白、补体 C_3、红细胞管型等。

（2）血液检查：人血白蛋白<30 g/L，血脂增高，以胆固醇增高为主，血 IgG 可降低。

（3）肾功能检查：可正常，也可异常。

（4）B 超检查：双肾大小正常或缩小。

（5）肾活检组织病理学检查：不但可以明确肾小球病变类型，而且对指导治疗具有重要意义。

4. 心理状况

本病病程长，易反复发作，因而患者可能出现各种不良情绪如焦虑、悲观、失望等，应了解患者及家属的心理反应，评估患者及家属的应对能力及患者的社会支持情况。

二、治疗

根据病情使用免疫抑制剂、利尿剂及中医中药治疗，利尿、降尿蛋白、升人血白蛋白，预防并发症。

三、护理

1. 休息与活动指导

全身严重水肿，合并胸腔积液、腹腔积液、严重呼吸困难者应绝对卧床休息，取半坐卧位，必要时予吸氧。因卧床可增加肾血流量，使尿量增加。为防止肢体血栓形成，应保持肢体适度活动。水肿消退、一般情况好转后，可起床活动，逐步增加活动量，以利于减少并发症的发生。对高血压患者，应限制活动量。老年患者改变体位时不可过快，防止直立性低血压。

2. 饮食护理

合理饮食构成能改善患者的营养状况和减轻肾脏负担，应特别注意蛋白质的合理摄入。长期高蛋白饮食会加重肾小球高灌注、高滤过、高压力，从而加重蛋白尿，加速肾脏病变进展，应予正常量 1.0 g/（kg·d）的优质蛋白（富含必需氨基酸的动物蛋白）饮食。热量要保证充足，摄入能量应不少于 126~147 kJ（30~35 kcal）/（kg·d）。水肿时应低盐（3 g/d）饮食。为减轻高脂血症，应少进食富含饱和脂肪酸（动物油脂）的食物，多吃富含不饱和脂肪酸（如植物油、鱼油）及富含可溶性纤维（如燕麦、米糠、豆类）的食物。注意补充各种维生素和微量元素。

3. 用药护理

（1）激素、免疫抑制剂和细胞毒药物：使用免疫抑制剂必须按医生所嘱时间及剂量用药，不可任意增减或停服。激素采用全日量顿服。

1）糖皮质激素：可有水钠潴留、血压升高、动脉粥样硬化、血糖升高、神经兴奋性增高、消化道出血、骨质疏松、继发感染、伤口不愈合，以及类肾上腺皮质功能亢进症的表现如满月脸、水牛背、多毛、向心性肥胖等，应密切观察患者的情况。大剂量冲击治疗时，患者免疫力及机体防御能力受到很大抑制，应对患者实行保护性隔离，防止继发感染。

2）环孢素：注意服药期间检测血药浓度，观察有无不良反应如肝肾毒性、高血压、高尿酸血症、高钾血症、多毛及牙龈增生等发生。

3）环磷酰胺：容易引起出血性膀胱炎、骨髓抑制、消化道症状、肝损害、脱发等，注意是否出现血尿。环磷酰胺对血管和局部组织刺激性较大，使用时要充分溶解，静脉注射要确定针头在静脉内才可推注，防止药液漏出血管外，引起局部组织坏死。

（2）利尿剂：观察治疗效果及有无低血钾、低血钠、低血氯性碱中毒等不良反应。使用大剂量呋塞米时注意有无恶心、直立性眩晕、口干、心悸等。

（3）中药：如雷公藤制剂，注意其对血液系统、消化系统、生殖系统等的不良反应。

（4）抗凝剂：观察有无皮肤黏膜、口腔、胃肠道等出血倾向，发现问题及时减药并给予对症处理，必要时停药。抗凝治疗中有明显的出血症状，应停止抗凝、溶栓治疗，并注射特效对抗剂，如肝素用同剂量的鱼精蛋白对抗，用药期间应定期监测凝血时间。低分子肝素皮下注射部位宜在腹壁，肝素静脉滴注时，速度宜慢。

4. 病情观察

观察并记录患者生命体征尤其是血压的变化。准确记录 24 小时出入量，监测患者体重变化及水肿消长情况。监测尿量变化，如经治疗尿量没有恢复正常，反而减少甚至无尿，提示严重的肾实质损害。定期测量血浆白蛋白、血红蛋白、D-二聚体、尿常规、肾小球滤过率、BUN、血电解质等指标的变化。

5. 积极预防和治疗感染

（1）指导患者预防感染：告知患者及家属预防感染的重要性，指导其加强营养，注意休息，保持个人卫生，指导或协助患者保持皮肤、口腔黏膜清洁，避免搔抓等导致损伤。尽量减少病区探访人次，限制上呼吸道感染者来访。寒冷季节外出注意保暖，少去公共场所等人多聚集的地方，防止外界环境中病原微生物入侵。定期做好病室的空气消毒，室内保持合适的温湿度，定时开窗通风换气。

（2）观察感染征象：注意有无体温升高、皮肤感染、咳嗽、咳痰、尿路刺激征等。出现感染征象后，遵医嘱采集血、尿、痰等标本及时送检。根据药敏试验结果使用有效抗生素并观察疗效。

6. 皮肤护理

因患者体内蛋白质长期丢失、水肿及血液循环障碍，致皮肤抵抗力降低，弹性差，容易受损，若病重者卧床休息更应加强皮肤护理。使用便器应抬高臀部，不可拖拉，以防损伤皮肤。高度水肿患者可用气垫床，床单要保持平整、干燥，督促或帮助患者经常更换体位，每日用温水擦洗皮肤，教育患者及其家属擦洗时不要用力太大。衣着宽大柔软，勤换内衣裤，每天会阴冲洗一次。注意皮肤干燥、清洁。有阴囊水肿时可用提睾带将阴囊提起，以免摩擦破溃。注射拔针后应压迫一段时间，以避免注射部位长期向外溢液，搬动患者时注意防止皮肤擦损。

四、健康教育

1. 休息与活动指导

应注意休息，避免受凉、感冒，避免劳累和剧烈体育运动。适度活动，避免肢体血栓形成等并发症发生。

2. 心理指导

乐观开朗，对疾病治疗和康复充满信心。

3. 自我检查指导

密切监测肾功能变化，教会患者自测尿蛋白，了解其动态，此为疾病活动可靠指标。

4. 饮食指导

告诉患者优质蛋白、高热量、低脂、高膳食纤维和低盐饮食的重要性，并合理安排每天饮食。水肿时注意限制钠盐，避免进食腌制食品。

5. 用药指导

避免使用肾毒性药物，遵医嘱用药，介绍各类药物的使用方法、使用时注意事项及可能的不良反应。服用激素不可擅自增减剂量或停药。在医生指导下调整用药剂量。

6. 自我病情监测与随访指导

监测水肿、尿蛋白、肾功能等的变化，注意随访，不适时门诊随诊。

（陈美玲）

第八章

普外科疾病的护理

第一节 腹外疝

腹外疝是由腹腔内某一脏器或组织连同腹膜壁层，经腹壁薄弱点或空隙向体表突出所形成。常见腹股沟斜疝、腹股沟直疝、股疝、脐疝及切口疝。临床表现为患者站立、行走、劳动或腹内压突然增高时疝内容物向体表突出，平卧时可推送回纳至腹腔，患者多无自觉症状。若疝内容物不能还纳入腹腔可造成嵌顿或绞窄性疝，出现剧烈疼痛、机械性肠梗阻表现。治疗上常采用疝修补手术。

一、护理

（一）术前护理

（1）观察有无引起腹内压力增高的因素。避免重体力劳动和活动。

（2）遵医嘱行术前检查，有慢性基础疾病者应积极治疗。

（3）嵌顿疝和绞窄疝应禁食、补液、胃肠减压、抗生素治疗等。

（4）手术前嘱患者排尿，以免术中损伤膀胱。

（5）术前指导患者进行床上排尿练习，避免术后出现尿潴留。

（二）术后护理

（1）预防血肿。一般选择合适的沙袋在伤口处加压24小时左右，减少伤口出血。腹股沟疝修补术后可用绷带托起阴囊，并密切观察阴囊肿胀情况。

（2）术后体位。术后取平卧位，膝下垫一软枕使髋关节屈曲，以减少局部张力。2~3天后可取半卧位。术后3~5天可考虑下床活动，无张力疝修补术患者可以早期下床活动。年老体弱、复发性疝、绞窄疝、巨大疝患者应适当延迟下床活动时间。

（3）术后饮食。术后1天进流质饮食，次日进高热量、高蛋白、高维生素的软食或普食，多食蔬菜、水果，多饮水，以防便秘。行肠切除术者暂禁食，待肠蠕动恢复后方可进流质饮食。

（4）避免腹内压过高，预防感冒、咳嗽，避免活动过度、便秘等。

（5）按医嘱应用抗生素，保持敷料清洁，严格无菌操作，防止切口感染。

二、健康教育

（1）注意避免增加腹腔压力的各种因素。
（2）手术后 14 天可恢复一般性工作，3 周内避免重体力劳动。
（3）复发应及时诊治。

（苍　爽）

第二节　腹部损伤

　　腹部损伤在平时和战时都较多见，其发病率在平时约占各种损伤的 0.4%～1.8%。战时发生率明显增高，占各种损伤的 50%。近年来随着我国交通运输业的发展，事故增多，各种创伤有增加的趋势，其中腹部损伤也增多。根据腹壁有无伤口腹部损伤可分为开放性和闭合性两大类。其中，开放性损伤根据腹壁伤口是否穿破腹膜分为穿透伤（多伴内脏损伤）和非穿透伤（偶伴内脏损伤）。穿透伤又可分为致伤物既有入口又有出口的贯通伤和仅有入口的非贯通伤。闭合性损伤可能仅局限于腹壁，也可同时兼有内脏损伤。

　　开放性损伤的致伤物常为各种锐器，如刀刺、弹丸或弹片等，闭合性损伤的致伤因素常为钝性暴力，如撞击、挤压、冲击、拳打脚踢、坠落或突然减速等。无论开放性还是闭合性损伤，都可导致腹部内脏损伤。开放性损伤中受损部位以肝、小肠、胃、结肠及大血管多见，闭合性损伤以脾、小肠、肝、肠系膜受损居多。

　　腹部损伤的严重程度很大程度上取决于暴力的强度、速度、着力部位和作用方向等外在因素，以及受损器官的解剖特点、原有病理情况和功能状态等内在因素的影响。

一、护理评估

　　1. 术前评估

　　（1）健康史：询问伤者或现场目击者及护送人员，了解受伤具体经过，包括受伤时间、地点、致伤因素，以及伤情、伤后病情变化、就诊前的急救措施等。

　　（2）身体状况：了解腹膜刺激征的程度和范围；有无伴随的恶心、呕吐；腹部有无移动性浊音，肝浊音界有无缩小或消失；肠蠕动有无减弱或消失，直肠指检有无阳性发现。了解生命体征及其他全身变化，通过全面细致的体格检查判断有无并发胸部、颅脑、四肢及其他部位损伤。了解辅助检查结果，评估手术耐受性。

　　（3）心理—社会状况：了解患者的心理变化，以及了解患者和家属对损伤后的治疗和可能发生的并发症的认知程度和家庭经济承受能力。

　　2. 术后评估

　　了解手术的种类，术中患者情况，麻醉方式，手术后放置引流种类及位置，患者手术耐受程度，评估术后患者康复情况。

二、主要护理诊断/问题

　　1. 体液不足

　　与损伤致腹腔内出血、渗出及呕吐致体液丢失过多有关。

2. 疼痛

与腹部损伤、出血刺激腹膜及手术切口有关。

3. 有感染的危险

与脾切除术后免疫力降低有关。

4. 焦虑/恐惧

与意外创伤的刺激、出血及内脏脱出等视觉刺激等有关。

5. 潜在并发症

包括腹腔感染、腹腔脓肿。

三、护理目标

（1）患者体液平衡能得到维持。

（2）疼痛缓解。

（3）体温得以控制，未出现继发感染的症状。

（4）焦虑/恐惧程度缓解或减轻。

（5）护士能及时发现并发症的发生并积极配合处理。

四、护理措施

1. 现场急救

腹部损伤常并发多发性损伤，急救时应分清轻重缓急。首先检查呼吸情况，保持呼吸道通畅；包扎伤口，控制外出血，将伤肢妥善外固定；有休克表现者应尽快建立静脉通路，快速输液。开放性腹部损伤者，妥善处理，伴有肠管脱出者，可覆盖保护，勿予强行回纳。

2. 非手术治疗患者的护理

（1）一般护理：①患者绝对卧床休息，给予吸氧，床上使用便盆；若病情稳定，可取半卧位；②患者禁食，防止加重腹腔污染。怀疑空腔器官破裂或腹胀明显者应进行胃肠减压。禁食期间全量补液，必要时输血，积极补充血容量，防止水、电解质及酸碱平衡失调。待肠蠕动功能恢复后，可开始进流质饮食。

（2）严密观察病情：每 15~30 分钟监测脉搏、呼吸、血压一次。观察腹部体征的变化，尤其注意腹膜刺激征的程度和范围，肝浊音界范围，移动性浊音的变化等。有下列情况之一者，考虑有腹内器官损伤：①受伤后短时间内即出现明显的失血性休克表现；②腹部持续性剧痛且进行性加重，伴恶心、呕吐；③腹部压痛、反跳痛、肌紧张明显且有加重趋势；④肝浊音界缩小或消失，有气腹表现；⑤腹部出现移动性浊音；⑥有便血、呕血或尿血；⑦直肠指检盆腔触痛明显、波动感阳性，或指套染血。

观察期间需特别注意：①尽量减少搬动，以免加重伤情；②诊断不明者不予注射止痛剂，以免掩盖伤情；③怀疑结肠破裂者严禁灌肠。

（3）用药护理：遵医嘱应用广谱抗生素防治腹腔感染，注射破伤风抗毒素。必要时，进行肠外营养支持。

（4）术前准备：除常规准备外，还应包括交叉配血试验，有实质性器官损伤时，配血量要充足；留置胃管；补充血容量，血容量严重不足的患者，在严密监测中心静脉压的前提下，可在 15 分钟内输入液体 1 000~2 000 mL。

（5）心理护理：主动关心患者，提供人性化服务。向患者解释腹部损伤后可能出现的并发症、相关的治疗和护理知识，缓解其焦虑和恐惧，稳定情绪，积极配合各项治疗和护理。

3. 手术治疗患者的护理

根据手术种类做好术后患者的护理，包括监测生命体征、观察病情变化、禁食、胃肠减压、口腔护理。遵医嘱静脉补液，应用抗生素和进行营养支持，保持腹腔引流的通畅，积极防治并发症。

五、健康教育

1. 加强安全教育

宣传劳动保护、安全行车、遵守交通规则的知识，避免意外损伤的发生。

2. 普及急救知识

在意外事故现场，能进行简单的急救或自救。

3. 出院指导

适当休息，加强锻炼，增加营养，促进康复。若有腹痛、腹胀、肛门停止排气排便等不适，应及时到医院就医。

六、护理评价

（1）患者体液平衡能否得以维持，生命体征是否稳定，有无水、电解质紊乱征象。

（2）腹痛有无缓解或减轻。

（3）体温是否正常，有无感染发生。

（4）焦虑/恐惧程度是否得到缓解或减轻，情绪是否稳定，能否配合各项治疗和护理。

（5）有无腹腔感染或脓肿发生，有无得到及时发现和处理。

（遇　妍）

第三节　急性阑尾炎

急性阑尾炎是阑尾的急性炎症，是引起急性腹部疼痛最常见的外科疾病之一，多种因素可导致阑尾急性炎症，如阑尾管腔阻塞、细菌入侵等。多发生于青壮年，男性发病率高于女性。

一、护理评估

1. 术前评估

（1）健康史：了解患者既往病史，尤其注意有无急性阑尾炎发作史，了解有无与急性阑尾炎鉴别的其他器官病变如胃十二指肠溃疡穿孔、右侧输尿管结石、胆石症及妇产科疾病等。了解患者发病前是否有剧烈活动、不洁饮食等诱因。

（2）身体状况：了解患者发生腹痛的时间、部位、性质、程度及范围等，了解有无转移性右下腹痛、右下腹固定压痛、压痛性包块及腹膜刺激征等。了解患者的精神状态、饮食、活动及生命体征等改变，有无乏力、脉速、寒战、高热、黄疸及感染性休克等表现。查看血、尿常规检查结果，了解其他辅助检查结果如腹部 X 线、B 超等。

（3）心理—社会状况：本病发病急，腹痛明显，需急诊手术治疗，患者常感突然而焦虑、不安。应了解患者的心理状态、患者和家属对疾病及治疗的认知和心理承受能力，了解家庭的经济承受能力。

2. 术后评估

了解麻醉和手术方式、术中情况、病变情况，对放置腹腔引流管的患者，应了解引流管放置的位置及作用。了解术后切口愈合情况、引流管是否通畅及引流液的颜色、性状及量等。注意有无并发症发生。患者对于术后康复知识的了解和掌握程度。

二、主要护理诊断/问题

1. 疼痛

与阑尾炎炎症刺激、手术切口等有关。

2. 体温过高

与急性阑尾炎有关。

3. 焦虑

与突然发病、缺乏术前准备及术后康复等相关知识有关。

4. 潜在并发症

包括出血、切口感染、粘连性肠梗阻、腹腔脓肿等。

三、护理目标

（1）患者主诉疼痛程度减轻或缓解。

（2）体温逐渐降至正常范围。

（3）焦虑程度减轻或缓解，情绪平稳。

（4）护士能及时发现并发症的发生并积极配合处理。

四、护理措施

（一）术前护理

1. 病情观察

加强巡视，观察患者精神状态，定时测量体温、脉搏、血压和呼吸。观察患者的腹部症状和体征，尤其注意腹痛的变化。患者体温一般低于 38 ℃，高热则提示阑尾穿孔。若患者腹痛加剧，出现腹膜刺激征，应及时通知医师。

2. 对症处理

疾病观察期间，通知患者禁食。按医嘱静脉输液，保持水电解质平衡，应用抗生素控制感染。为减轻疼痛，患者可取右侧屈曲被动体位，屈曲可使腹肌松弛。禁服泻药及灌肠，以免肠蠕动加快，增高肠内压力，导致阑尾穿孔或炎症扩散。诊断未明确之前禁用镇静止痛剂，如吗啡等，以免掩盖病情。

3. 术前准备

做好血、尿、便常规，出凝血时间及肝、肾、心、肺功能等检查，清洁皮肤，遵医嘱行手术区备皮。做好药物过敏试验并记录。嘱患者术前禁食 12 小时、禁水 4 小时。按手术要求准备麻醉床、氧气及监护仪等用物。

4. 心理护理

在与患者和家属建立良好沟通的基础上，做好解释安慰工作，稳定患者的情绪，减轻其焦虑。向患者和家属介绍有关急性阑尾炎的知识，讲解手术的必要性和重要性，提高他们的认识，消除不必要的紧张和担忧，使之积极配合治疗和护理。

（二）术后护理

1. 一般护理

（1）休息与活动：患者回病室后，应根据不同麻醉，选择适当卧位休息，全身麻醉术后清醒、连续硬膜外麻醉患者可取平卧位，6 小时后血压、脉搏平稳者，改为半卧位，利于呼吸和引流。鼓励患者术后在床上翻身、活动肢体，术后 24 小时可起床活动，促进肠蠕动恢复，防止肠粘连，同时可促进血液循环，加速伤口愈合。老年患者术后注意保暖，协助咳嗽咳痰，预防坠积性肺炎。

（2）饮食护理：患者手术当天禁食，经静脉补液。术后第 1 天可进少量清流食，待肠蠕动恢复，第 3~4 天可进易消化的普食。少数病情重的坏疽、穿孔性阑尾炎，术后饮食恢复较缓慢。

2. 病情观察

密切监测生命体征及病情变化，遵医嘱定时测量体温、脉搏、血压及呼吸。加强巡视，倾听患者的主诉，观察患者腹部体征的变化，尤其注意观察有无粘连性肠梗阻、腹腔感染或脓肿等术后并发症的表现，及时发现异常，通知医生并积极配合治疗。

3. 切口和引流管的护理

保持切口敷料清洁、干燥，及时更换渗血、渗液污染的敷料。观察切口愈合情况，及时发现出血及切口感染的征象。对于腹腔引流的患者，应妥善固定引流管，防止扭曲、受压，保持通畅。经常从近端至远端方向挤压引流管，防止因血块或脓液而堵塞。观察并记录引流液的量、颜色、性状等。当引流液量逐渐减少、颜色逐渐变淡至浆液性，患者体温及血常规正常，可考虑拔管。

4. 用药护理

遵医嘱术后应用有效抗生素，控制感染，防止并发症发生。术后 3~5 天禁用强泻剂和刺激性强的肥皂水灌肠，以免增加肠蠕动，而使阑尾残端结扎线脱落或缝合伤口裂开，如术后便秘可口服轻泻剂。

5. 并发症的预防和护理

（1）切口感染：是阑尾炎术后最常见的并发症。多见于化脓或穿孔性急性阑尾炎，表现为术后 2~3 天体温升高，切口胀痛或跳痛，局部红肿、压痛等，可先行试穿抽出脓汁，或于波动处拆除缝线，排出脓液，放置引流，定期换药。手术中加强切口保护、彻底止血、消灭无效腔等措施可预防切口感染。

（2）粘连性肠梗阻：较常见的并发症。病情重者须手术治疗。早期手术，早期离床活动可适当预防此并发症。

五、健康教育

（1）对于非手术治疗的患者，应向其解释禁食的目的和重要性，教会患者自我观察腹部症状和体征变化的方法。

（2）对于手术治疗的患者，指导患者术后饮食的种类及量，鼓励患者循序渐进，避免暴饮暴食。向患者介绍术后早期离床活动的意义，鼓励患者尽早下床活动，促进肠蠕动恢复，防止术后肠粘连。

（3）出院指导，若出现腹痛、腹胀等不适，应及时就诊。

六、护理评价

（1）患者的疼痛程度是否减轻或消失，腹壁切口是否愈合。

（2）体温是否恢复到正常范围。

（3）焦虑程度是否缓解，情绪是否稳定。

（4）术后并发症是否被及时发现并积极处理。

（林　杨）

第四节　肠梗阻

肠梗阻是指肠内容物不能正常、顺利通过肠道，是常见的外科急腹症之一。发病后不但可引起肠管本身解剖和功能的改变，还可导致全身性的生理紊乱，出现腹痛、呕吐、腹胀、肛门停止排便排气等症状。临床表现复杂多变，病情变化比较快，在临床外科中具有特殊的重要性。

一、护理

（一）非手术治疗的护理

（1）禁食，胃肠减压。口服液状石蜡（有胃管者给予胃管内注入，注入后夹管半小时）。

（2）无休克者可取半卧位。

（3）禁食期间，严格记录出入量，静脉补充液体及营养，纠正水、电解质紊乱和酸碱失衡。

（4）密切观察生命体征及腹部症状的变化。了解有无脱水及休克症状，如发生绞窄性肠梗阻应立即手术。

（5）给予心理护理，减轻焦虑。

（二）术前护理

1. 全面评估患者

包括健康史及其相关因素、身体状况、生命体征，以及神志、精神状态、行动能力等。

2. 心理护理

护理人员应了解患者的心理状况，有计划地向患者介绍有关疾病的治疗、手术方式及结肠造口术的知识，增强患者对治疗的信心，使患者能更好地配合手术治疗及护理。同时也应取得患者家属的配合和支持。

3. 维持足够的营养

肠梗阻患者由于禁食水，手术前的营养状况欠佳。术后患者需有足够的营养进行组织修补、维持基础代谢。因此术前需纠正贫血和低蛋白血症，提高患者对手术的耐受力，利于术后康复。应给予静脉补液，输入营养液体。

4. 做好术前护理

协助患者做好术前相关检查工作，如影像学检查、心电图检查、X线胸片、血液检查、尿便检查等。备皮。肠道准备：因患者肠梗阻不能服用泻药，应进行清洁灌肠。

5. 做好术前指导

嘱患者保持情绪稳定，避免过度紧张焦虑，备皮后洗头、洗澡、更衣，准备好术后需要的各种物品，如一次性尿垫、痰杯等，禁食水，术晨取下义齿，贵重物品交由家属保管等。

（三）术后护理

1. 病情观察

密切观察生命体征的变化。监测腹部体征。

2. 体位

全身麻醉清醒后取半卧位。

3. 管道护理

做好胃肠减压及腹腔引流管护理。

4. 切口护理

观察腹部切口有无渗血、渗液及感染征象，如有渗血应及时换药。

5. 活动

鼓励患者早期活动，预防皮肤并发症及肠粘连的发生。

6. 饮食护理

禁食期间遵医嘱给予营养支持，注意补液原则。观察尿量，维持水、电解质平衡。肠蠕动恢复以后，可进食少量流食，根据患者情况逐渐过渡为半流食至普食。

7. 并发症的观察及护理

如术后出现腹部胀痛、持续发热、白细胞计数增高，腹壁切口红肿或腹腔引流管周围流出粪臭味液体时应警惕腹腔内、切口感染及肠瘘的可能。

二、健康教育

（1）注意饮食卫生，多吃易消化的食物，少食多餐，避免暴饮暴食。

（2）避免腹部受凉或饭后剧烈活动，保持大便通畅。

（3）有腹痛等不适要及时就诊。

（姜雯琦）

第五节　急性胰腺炎

急性胰腺炎是常见的急腹症之一，是胰酶激活后引起胰腺组织自身消化所致的急性炎症。病变程度轻重不等，分单纯性（水肿性）和出血坏死性（重症）胰腺炎两种。临床表现为急性上腹痛、发热、恶心、呕吐，血和尿淀粉酶增高，重症患者还可出现脉搏细速、血压下降、手足抽搐、消化道出血、精神症状乃至休克、急性呼吸衰竭、DIC等。

一、护理评估

（一）术前评估

（1）患者既往有无胆管疾病、十二指肠病变，有无酗酒及暴饮暴食的习惯。

（2）腹痛的诱因、部位、性质、程度及放射部位。

（3）生命体征及意识状态变化，有无恶心、呕吐、腹胀，排气、排便异常等消化道症状。

（4）有无重症胰腺炎的征兆。

（5）各种检查及化验结果。血、尿淀粉酶增高及增高程度，血糖、电解质等其他生化指标，腹部 B 超与 CT 检查结果。

（6）患者及家属对疾病的认知程度、心理状态及家庭支持状况。

（二）术后评估

（1）麻醉、手术方式、术中出血、用药、补液情况。

（2）生命体征及意识状态，手术切口愈合和敷料情况。

（3）各种引流管情况。

（4）腹部体征的改变。

（5）各种检查及化验结果。

（6）进食及营养状况。

二、主要护理诊断/问题

（1）疼痛。

（2）体温过高。

（3）糖代谢紊乱。

（4）水、电解质紊乱。

（5）营养失调：低于机体需要量。

（6）潜在并发症：急性呼吸衰竭、急性肾衰竭、心力衰竭与心律失常、消化道出血、胰性脑病、败血症及真菌感染、胰腺脓肿、假性囊肿、慢性胰腺炎。

（7）健康知识缺乏。

（8）焦虑。

三、护理措施

（一）一般护理

（1）急性发作期应绝对卧床休息，无休克者取半卧位。协助患者做好生活护理，保持口腔、皮肤清洁。

（2）禁饮食，腹胀严重者给予胃肠减压。禁食期间给予胃肠外营养支持，如患者口渴可含漱口液或湿润口唇。待症状好转逐渐给予清淡流质、半流质软食。恢复期仍禁止高脂饮食。

（3）密切观察生命体征变化、尿量及意识状态，及早发现脏器衰竭或休克。记录 24 小时出入量。动态观察腹痛情况，如腹痛的部位、疼痛程度、伴随症状，并做好详细记录。

（4）观察患者的呼吸形态，必要时给予氧气吸入。指导患者深呼吸和有效咳嗽，协助翻身、排痰或给予雾化吸入，如出现严重呼吸困难或缺氧情况，应给予气管插管或气管切开，应用呼吸机辅助呼吸。

（5）定时留取标本，监测血生化及电解质、酸碱平衡情况。

（6）严格执行医嘱，用药时间、剂量准确，必要时可使用微量泵输液。根据病情调节输液速度。发生低血钙抽搐时可静脉注射葡萄糖酸钙。血糖升高时可应用胰岛素降糖，注意监测血糖变化。

（7）多与患者交流，消除其不良情绪，指导患者使用放松技术，如缓慢地深呼吸，使全身肌肉放松。

（8）积极做好抗休克治疗，病情危急需行手术治疗时应积极做好手术准备。

（二）症状护理

1. 疼痛的护理

（1）剧烈疼痛时可取弯腰、屈膝侧卧位以减轻腹痛，注意安全，必要时加用床档。

（2）遵医嘱给予镇痛、解痉、胰酶抑制剂，但禁用吗啡，以防引起 Oddi 括约肌痉挛加重病情。

（3）观察用药后腹痛有无减轻，疼痛的性质及特点有无改变，及时发现腹膜炎或胰腺脓肿。

（4）腹胀严重者做好胃肠减压的护理。记录 24 小时出入量，作为补液依据。

2. 体温过高的护理

（1）监测体温及血常规变化，注意热型及体温升高的程度。

（2）采用物理降温并观察降温效果，体温下降过程中须防止大量出汗引起的脱水。

（3）合理应用抗生素及降温药物，严格执行无菌操作。

（4）并发症的观察及护理。

1）急性呼吸窘迫综合征（ARDS）：监测血氧饱和度及呼吸形态、动脉血气分析，应用糖皮质激素，必要时行机械通气。

2）急性肾衰竭（ARF）：记录 24 小时出入量，每小时观察记录尿量，合理补液，必要时行透析治疗。

3）休克：密切观察生命体征、意识状态及末梢循环，静脉补液，必要时应用血管活性药物。

4）DIC：评估皮肤、黏膜出血点，检查凝血功能，遵医嘱抗凝治疗。

5）心功能衰竭：进行心电监护和血流动力学监测，严格记录出入液量。输液时严格控制滴速。

6）胰腺假性囊肿：必要时行手术治疗。

7）出血：急性胰腺炎易引起应激性胃溃疡出血，使用 H_2 受体拮抗剂和抗酸药物可预防和治疗胃出血。如有腹腔出血者应做好急诊手术准备。

（三）术后护理

1. 多种管道的护理

患者可能同时有胃管、尿管、氧气管、输液管、肠道造瘘管、"T"形管以及腹腔引流管等，护理时要注意以下 3 点。

（1）了解每根导管的作用。

（2）妥善固定，保持有效引流，严格无菌操作，定期更换引流袋。

（3）准确记录各种引流物的性状、颜色、量。

2. 伤口的护理

观察有无渗血、渗液、伤口裂开。并发胰瘘时要注意保持负压引流通畅，并保护瘘口周围皮肤。

3. 维持营养需要

完全胃肠外营养的同时，采用经空肠造瘘管灌注要素饮食。

4. 防治休克，维持水、电解质平衡

准确记录 24 小时出入量，监测水、电解质状况。建立两条静脉输液通路，注意输液顺序及调节输液速度。

5. 控制感染，降低体温

监测体温和血白细胞计数变化，根据医嘱给予抗生素。协助并鼓励患者定时翻身、深呼吸、有效咳嗽及排痰，加强口腔和尿道口护理，预防口腔、肺部和尿路感染。

6. 并发症的观察与护理

（1）术后出血：按医嘱给予止血药物，定时监测血压、脉搏，出血严重者应行手术。

（2）胰腺或腹腔脓肿：急性胰腺炎患者术后两周如出现发热、腹部肿块，应检查并确定有无胰腺脓肿或腹腔脓肿的发生。

（3）胰瘘：保持负压引流通畅，保护创口周围皮肤，防止胰液对皮肤的浸润和腐蚀。

（4）肠瘘：腹部出现明显的腹膜刺激征，有含粪便的内容物流出即可明确诊断。应注意保持局部引流通畅，保持水、电解质平衡，加强营养支持。

7. 心理护理

患者由于发病突然，病情重，病程长，常会产生恐惧、悲观情绪。应为患者提供安静舒适的环境，耐心解答患者的问题，帮助其树立战胜疾病的信心。

四、护理评价

（1）患者是否明确腹痛的原因，腹痛能否逐渐缓解及有无腹膜炎等并发症发生。

（2）胃肠减压引流有无通畅，有无明显失水征，血生化检查结果显示水、电解质和酸碱度是否在正常范围。

（3）是否发生休克和严重的全身并发症，或发生时被及时发现和抢救。

（4）体温是否恢复到正常范围。

五、健康教育

（1）养成规律的饮食习惯，避免暴饮暴食。禁食刺激性强、产气多、高脂肪和高蛋白饮食，以防复发。

（2）戒烟禁酒。

（3）积极治疗胆管疾病。

（4）定期门诊复查，出现紧急情况及时到医院就诊。

（于洪博）

第六节　急性化脓性腹膜炎

急性腹膜炎是腹膜因细菌感染、化学性刺激或损伤所引起的急性炎症性病变。主要表现为急性腹痛、恶心、呕吐、腹膜刺激征和全身感染症状。

一、解剖概要

腹膜是一层很薄的浆膜，分相互连续的脏腹膜和壁腹膜两部分。壁腹膜贴附于腹壁内面，脏腹膜覆盖在腹腔脏器的表面，成为内脏的浆膜层。腹膜腔是壁腹膜和脏腹膜之间的潜在腔隙，是人体最大的体腔。腹膜腔分大、小腹膜腔两部分，即大腹膜腔和网膜囊，两者经网膜孔相连。男性腹膜腔是密闭的，女性腹膜腔经输卵管、子宫、阴道与外界相通。

腹膜具有润滑、吸收和渗出、防御和修复等生理功能，能吸收大量积液、血液、空气和毒素，腹膜能渗出大量液体稀释毒素和减少刺激，当大量毒素需要腹膜吸收时可导致感染性休克。

二、病因和病理

腹膜受到细菌感染或胃肠道内容物的刺激后迅速发生充血、水肿等反应，并失去原有光泽。继而产生大量浆液性渗出液，以稀释腹膜腔内的毒素。渗出液中的吞噬细胞、中性粒细胞及坏死组织、细菌和凝固的纤维蛋白原使渗出液变浑浊。以大肠埃希菌为主的脓液呈黄绿色，常与其他致病菌混合感染而变得稠厚，并有粪臭味。

腹膜炎的转归除与患者全身情况和腹膜局部防御能力有关外，还取决于污染细菌的性质、数量和污染的持续时间。腹膜的严重充血、水肿可引起机体水、电解质紊乱；腹腔内大量渗出液浸泡肠管可导致麻痹性肠梗阻，肠管扩张使膈肌上移影响心肺功能，肠腔内大量积液又使血容量明显减少，细菌入侵和毒素吸收导致感染性休克，严重者可致死亡。病变轻者，病变经大网膜包裹或填塞而被局限，形成局限性腹膜炎。

三、临床表现

（一）急性腹膜炎

根据病因不同，腹膜炎的症状可以是突然发生，也可以是逐渐出现的。空腔脏器损伤破裂或穿孔引起的腹膜炎发病较突然。

1. 症状

（1）腹痛：是最主要的临床表现，疼痛的性质与发病的原因，炎症的轻重，患者年龄、身体素质等有关。可以为剧烈腹痛，难以忍受，呈持续性，深呼吸、咳嗽、改变体位的疼痛加重。腹痛先从原发病变部位开始，随炎症扩散而波及全腹。

（2）恶心、呕吐：腹膜受到刺激，可引起反射性恶心、呕吐，呕吐物为胃内容物，发生麻痹性肠梗阻时呕吐物为黄绿色胆汁，甚至是褐色粪水样内容物。

（3）体温与脉搏变化：骤然发病的病例，体温由正常逐渐升高，脉搏逐渐加快；年老体弱者体温可不升高，多数患者脉搏加速与体温成正比，若脉搏快体温反而下降，常提示病情恶化。

（4）感染中毒表现：患者可相继出现寒战、高热、脉速、呼吸浅快及口干，随着病情进展，可出现面色苍白、口唇发绀、肢端发冷、呼吸急促、血压下降、神志恍惚等全身感染、中毒表现。严重者可出现代谢性酸中毒及感染性休克。

2. 体征

腹胀，腹式呼吸减弱或消失。腹部压痛、腹肌紧张和反跳痛是腹膜炎的标志性体征。腹胀加重是病情恶化的重要标志。胃肠或胆囊穿孔引起强烈的腹肌紧张，甚至呈"木板样"强直。婴幼儿、老年人或极度虚弱的患者腹肌紧张不明显，易被忽视。

（二）腹腔脓肿

1. 膈下脓肿

脓液积聚于膈肌以下、横结肠及其系膜以上的间隙内，统称为膈下脓肿。膈下脓肿的临床特点是出现明显的全身症状，发热初为弛张热，脓肿形成后呈持续性高热。脓肿刺激膈肌可引起呃逆。感染波及胸膜时可出现胸腔积液、气促、咳嗽和胸痛等表现。

2. 盆腔脓肿

盆腔处于腹腔最低位置，腹膜炎时，腹腔内炎性渗出物及脓液易积聚于此而形成盆腔脓肿。因盆腔腹膜面积较小，吸收能力较低，故盆腔脓肿的特点是局部症状明显而全身中毒症状较轻。

四、辅助检查

1. 实验室检查

血常规检查示白细胞计数及中性粒细胞占比增高，可出现中毒颗粒。病情危重或机体反应能力低下者，白细胞计数不升高反而降低，仅有中性粒细胞占比增高。

2. 影像学检查

（1）腹部 X 线检查：立、卧位平片见小肠普遍胀气并有多个小液平；胃肠穿孔时，立位平片多数可见膈下游离气体；膈下脓肿时，患侧膈肌升高，肋膈角模糊或胸腔积液。

（2）B 超检查：显示腹腔内积液量，但不能鉴别液体性质。

（3）CT 检查：对腹腔内实质性脏器的病变有诊断价值，也可明确脓肿的大小及部位。

3. 诊断性腹腔穿刺或腹腔灌洗

根据抽出液性状、气味、浑浊度，涂片、细菌培养以及淀粉酶测定等有助于诊断。

五、治疗

1. 非手术治疗

对病情较轻或病程较长已超过 24 小时、腹部体征已减轻或炎症已局限以及原发性腹膜炎者可行非手术治疗。

（1）禁食和胃肠减压。

（2）静脉输液，纠正水、电解质紊乱，补充热量或提供营养支持。

（3）合理应用抗菌药。

（4）对症处理，如镇静、止痛和吸氧等。

（5）物理治疗，盆腔脓肿未形成或较小时，可辅助热水坐浴、温盐水保留灌肠等治疗。

2. 手术治疗

（1）手术适应证：经非手术治疗 6~8 小时后（一般不超过 12 小时），腹膜炎症状加重和体征器官破裂等；腹腔内炎症较重，出现严重的肠麻痹或中毒症状，并发休克；腹膜炎病因不明且无局限趋势者。

（2）手术处理：剖腹探查，明确病因，处理原发病灶；清理腹腔，充分引流；引流已形成的腹腔脓肿。

六、护理评估

1. 术前评估

（1）健康史和相关因素：询问既往史，尤其注意有无胃、十二指肠溃疡病史，慢性阑尾炎发作史，其他腹腔内脏器疾病和手术史，近期有无腹部外伤史。儿童应注意近期有无呼吸道、泌尿道感染史，营养不良或其他导致抵抗力低下的原因。

（2）身体状况：了解患者腹痛的性质、程度，是否周期性发作；是否有呕血、黑便等症状；是否有腹部刺激征，程度及范围。患者的生命体征是否平稳、有无感染或休克的表现。便血前后是否有心悸、头晕、目眩甚至晕厥。患者是否有恶心、呕吐及发生的时间，呕吐物的性质。患者是否有水、电解质失衡及营养不良。

（3）心理—社会状况：了解患者对疾病的态度；情绪是否稳定；对疾病、检查、治疗及护理是否配合；对医院环境是否适应；对手术是否接受及接受程度；是否了解康复知识及掌握程度。了解家属及亲友的心理状态；家庭经济承受能力等。

2. 术后评估

（1）向手术医生、麻醉师了解患者手术经过，生命体征是否平稳，手术方式，腹腔炎症情况，发病类型及输液情况。

（2）了解患者术后留置各种引流管的位置、用途，引流情况，切口渗血情况，引流液的颜色、性质和量。

（3）了解患者术后伤口疼痛程度，腹部肠蠕动情况及食欲，康复知识掌握程度及功能锻炼完成情况，以及家属、亲友的配合情况等。

七、主要护理诊断/问题

1. 体温过高

与腹膜炎毒素吸收有关。

2. 腹痛、腹胀

与腹膜炎炎症反应和刺激、毒素吸收有关。

3. 体液不足

与腹腔大量渗出、高热或体液丢失有关。

4. 潜在并发症

包括腹腔脓肿或切口感染。

八、护理目标

（1）患者体温逐渐降至正常范围。

（2）患者腹痛、腹胀等不适症状减轻或缓解。

（3）患者水、电解质平衡得以维持，未发生酸碱失衡。

（4）并发症得到预防或及时处理。

九、护理措施

（一）术前护理

1. 心理护理

安慰患者，减轻腹胀、腹痛，促进患者舒适。

2. 体位

患者取半卧位，促进腹腔内渗出液流向盆腔，以减少毒素吸收、减轻中毒症状、利于引流和局限感染。避免腹胀所致的膈肌抬高，减轻腹胀对呼吸循环的影响。休克患者应取中凹卧位。

3. 禁食、胃肠减压

吸出消化道内容物和气体，改善胃、肠壁的血液循环和减少消化道内容物继续流入腹腔，减轻腹胀和腹痛。

4. 止痛

明确诊断的患者，可用哌替啶类止痛剂镇痛。诊断不明或需要继续观察的患者，慎用止痛药物，以免掩盖真实病情。做好急诊手术的准备工作。

（二）控制感染，加强支持治疗

1. 合理应用抗生素

继发性腹膜炎多为混合性感染，应根据细菌培养及药敏试验结果选择广谱抗生素。但抗生素的使用不能完全替代手术治疗。

2. 降温

高热患者应给予药物降温协同物理降温。

3. 支持治疗

急性腹膜炎的患者由于炎症、机体应激反应和长时间禁食的原因导致营养不良及贫血，应给予肠内外营养支持，提高机体防御能力和愈合能力。

（三）维持体液平衡和生命体征平稳

1. 输液

迅速建立静脉通路，补充液体和电解质等，纠正电解质及酸碱失衡。尽量选择上肢粗大的血管穿刺，必要时留置中心静脉。根据病情输入全血或血浆提高胶体渗透压，维持有效循环血量。

2. 准确记录出入量

维持每小时尿量 30~50 mL。

3. 抗休克治疗

患者发生休克时，加快补液速度的同时应定时监测中心静脉压、血气分析、肾功能、离子血糖等指标。

（四）术后护理

1. 一般护理

全身麻醉清醒或硬膜外麻醉患者去枕平卧，术后 6 小时生命体征平稳改半卧位。若患者病情允许，鼓励患者早期活动，活动量因人而异。

2. 术后并发症的预防和护理

（1）严密观察病情：术前或术后密切观察心率、血压、血氧饱和度、中心静脉压等。

（2）术后 6 小时鼓励患者尽早下床活动，预防肠管粘连。

（3）妥善固定胃管、尿管、引流管等，保持引流通畅，避免管路扭曲、受压、打折、脱出。每 24 小时更换负压引流器、尿袋、引流袋一次，严格无菌操作，防止管路逆行性感染。准确记录引流液的颜色、性状、引流量。

（4）遵医嘱为患者做雾化吸入，稀释痰液，及时为患者叩背，预防肺部感染。

（5）遵医嘱应用血液循环治疗仪，预防下肢静脉血栓的形成。

（6）做好口腔护理、尿管护理、皮肤护理，预防感染。

（7）密切观察切口敷料情况，如有渗出及时通知医生更换敷料。保持切口敷料清洁干燥。

十、护理评价

（1）恐惧（焦虑）是否减轻或缓解，情绪是否稳定。

（2）疼痛是否减轻或缓解，睡眠状况是否改善。

（3）营养状况是否改善，体重是否稳定或增加，低蛋白血症及贫血是否得到纠正。

（4）水、电解质是否维持平衡，生命体征是否平稳，皮肤弹性是否良好。

（5）术后并发症是否得到预防，是否及时发现和得到处理。

十一、健康教育

（1）有消化系统疾病者及时就诊。

（2）告知患者注意休息，避免过劳，保持乐观的情绪，同时劝告患者放弃喝酒、吸烟等对身体有害的不良习惯。

（3）告知患者及家属有关手术后期可能出现的并发症的相关知识。

（蔡欣宇）

第七节　胃及十二指肠溃疡

胃、十二指肠局限性圆形或椭圆形的全层黏膜缺损，称为胃十二指肠溃疡。因溃疡的形成与胃酸—蛋白酶的消化作用有关，也称为消化性溃疡。纤维内镜技术的不断完善、新型制酸剂和抗幽门螺杆菌（HP）药物的应用使得溃疡病诊断和治疗发生了很大改变。外科治疗主要用于急性穿孔、出血、幽门梗阻或药物治疗无效的溃疡患者以及胃溃疡恶性变等情况。

一、胃及十二指肠解剖与生理

（一）胃的解剖

1. 胃的位置和分区

胃位于食管和十二指肠之间，上端与食管相连的入口部位称贲门，距离门齿约 40 cm，下端与十二指肠相连接的出口为幽门。腹段食管与胃大弯的交角称贲门切迹，该切迹的黏膜面形成贲门皱襞，有防止胃内容物向食管逆流的作用。幽门部环状肌增厚，浆膜面可见一环形浅沟，幽门前静脉沿此沟的腹侧面下行，是术中区分胃幽门与十二指肠的解剖标志。将胃小弯和胃大弯各做三等份，再连接各对应点可将胃分为三个区域，上 1/3 为贲门胃底部 U（upper）区；中 1/3 是胃体部 M（middle）区，下 1/3 即幽门部 L（lower）区。

2. 胃的韧带

胃与周围器官有韧带相连接，包括胃膈韧带、肝胃韧带、脾胃韧带、胃结肠韧带和胃胰韧带，胃凭借韧带固定于上腹部。

3. 胃的血管

胃的动脉血供丰富，来源于腹腔动脉。胃小弯动脉弓供血胃小弯。胃大弯的动脉弓供血胃大弯。胃短动脉供应胃底。胃后动脉分布于胃体上部与胃底的后壁。胃有丰富的黏膜下血管丛，静脉回流汇集到门静脉系统。胃的静脉与同名动脉伴行，胃短静脉、胃网膜左静脉均回流入脾静脉；胃网膜右静脉则回流入肠系膜上静脉；胃左静脉（即冠状静脉）的血液可直接注入门静脉或汇入脾静脉；胃右静脉直接注入门静脉。

4. 胃的淋巴

胃黏膜下淋巴管网丰富，并经贲门与食管、经幽门与十二指肠交通。胃周淋巴结，沿胃的主要动脉及其分支分布，淋巴管回流逆动脉血流方向走行，经多个淋巴结逐步向动脉根部聚集。胃周共有 16 组淋巴结。按淋巴的主要引流方向可分为以下 4 群：①腹腔淋巴结群：引流胃小弯上部淋巴液；②幽门上淋巴结群：引流胃小弯下部淋巴液；③幽门下淋巴结群：引流胃大弯右侧淋巴液；④胰脾淋巴结群：引流胃大弯上部淋巴液。

5. 胃的神经

胃受自主神经支配，支配胃的运动神经包括交感神经与副交感神经。胃的交感神经主要抑制胃的分泌和运动并传出痛觉，胃的副交感神经主要促进胃的分泌和运动。交感神经与副交感神经纤维共同在肌层间和黏膜下层组成神经网，以协调胃的分泌和运动功能。

6. 胃壁的结构

胃壁从外向内分为浆膜层、肌层、黏膜下层和黏膜层。胃壁肌层外层是沿长轴分布的纵行肌层，内层由环状走向的肌层构成。胃壁肌层由平滑肌构成，环行肌纤维在贲门和幽门处增厚形成贲门和幽门括约肌。黏膜下层为疏松结缔组织，血管、淋巴管及神经丛丰富。由于黏膜下层的存在，使黏膜层与肌层之间有一定的活动度，因而在手术时黏膜层可以自肌层剥离开。

（二）胃的生理

胃具有运动和分泌两大功能，通过其接纳、储藏食物，将食物与胃液研磨、搅拌、混匀，初步消化，形成食糜并逐步分次排入十二指肠为其主要的生理功能。此外，胃黏膜还有吸收某些物质的功能。

（三）十二指肠的解剖和生理

十二指肠是幽门和十二指肠悬韧带（Treitz 韧带）之间的小肠，长约 25 cm，呈 C 形，是小肠最粗和最固定的部分。十二指肠分为 4 部分。①球部：长 4~5 cm，属腹膜间位，活动度大，黏膜平整光滑，球部是十二指肠溃疡好发部位。胆总管、胃十二指肠动脉和门静脉在球部后方通过。②降部：与球部呈锐角下行，固定于后腹壁，属腹膜外位，仅前外侧有腹膜遮盖，内侧与胰头紧密相连，胆总管和胰管开口于此部中下 1/3 交界处内侧肠壁的十二指肠乳头，距幽门 8~10 cm，距门齿约 75 cm。从降部起十二指肠黏膜呈环形皱襞。③水平部：自降部向左走行，长约 10 cm，完全固定于腹后壁，属腹膜外位，横部末端的前方有肠系膜上动、静脉跨越下行。④升部：先向上行，然后急转向下、向前，与空肠相接，形成十二指肠空肠曲，由十二指肠悬韧带（Treitz 韧带）固定于后腹壁，此韧带是十二指肠与空肠分界的解剖标志。整个十二指肠环抱在胰头周围。十二指肠的血供来自胰十二指肠上动脉和胰十二指肠下动脉，两者分别起源于胃十二指肠动脉与肠系膜上动脉。胰十二指肠上、下动脉的分支在胰腺前后吻合成动脉弓。

十二指肠接受胃内食糜以及胆汁、胰液。十二指肠黏膜内有 Brunner 腺，分泌的十二指肠液含有多种消化酶如蛋白酶、脂肪酶、蔗糖酶、麦芽糖酶等。十二指肠黏膜内的内分泌细胞能够分泌胃泌素、抑胃肽、胆囊收缩素、促胰液素等肠道激素。

二、胃及十二指肠溃疡急性穿孔

急性穿孔是胃十二指肠溃疡的严重并发症，为常见的外科急腹症。起病急、病情重、变化快，需要紧急处理，若诊治不当可危及生命。近来溃疡穿孔的发生率呈上升趋势，发病年龄渐趋高龄化。十二指肠溃疡穿孔男性患者较多，胃溃疡穿孔则多见于老年妇女。

（一）病因和病理

90% 的十二指肠溃疡穿孔发生在球部前壁，而胃溃疡穿孔 60% 发生在胃小弯，40% 发生于胃窦及其他各部。急性穿孔后，有强烈刺激性的胃酸、胆汁、胰液等消化液和食物溢入腹腔，引起化学性腹膜炎，导致剧烈的腹痛和大量腹腔渗出液，6~8 小时后细菌开始繁殖并逐渐转变为化脓性腹膜炎。病原菌以大肠埃希菌、链球菌为多见。由于强烈的化学刺激、细胞外液的丢失以及细菌毒素吸收等因素，患者可出现休克。胃十二指肠后壁溃疡，可穿透全层并与周围组织包裹，形成慢性穿透性溃疡。

（二）临床表现

多数患者既往有溃疡病史，穿孔前数日症状加剧。情绪波动、过度疲劳、刺激性饮食或服用皮质激素药物等常为诱发因素。

1. 症状

穿孔多在夜间空腹或饱食后突然发生，表现为骤起上腹部刀割样剧痛，迅速波及全腹，患者疼痛难忍，可有面色苍白、出冷汗、脉搏细速、血压下降等表现。常伴恶心、呕吐。当胃内容物沿右结肠旁沟向下流注时，可出现右下腹痛，疼痛也可放射至肩部。当腹腔有大量渗出液稀释漏出的消化液时，腹痛可略有减轻。由于继发细菌感染，出现化脓性腹膜炎，腹痛可再次加重。偶尔可见溃疡穿孔和溃疡出血同时发生。溃疡穿孔后病情的严重程度与患者的年龄、全身情况、穿孔部位、穿孔大小和时间以及是否空腹穿孔密切相关。

2. 体征

查体时患者表情痛苦，仰卧微屈膝，不愿移动，腹式呼吸减弱或消失；全腹压痛、反跳痛，腹肌紧张呈"板样"强直，尤以右上腹最明显。叩诊肝浊音界缩小或消失，可有移动性浊音；听诊肠鸣音消失或明显减弱。患者有发热，实验室检查示白细胞计数增加，血清淀粉酶轻度升高。在站立位 X 线检查时，80% 的患者可见膈下新月状游离气体影。

（三）治疗

1. 非手术治疗

适用于一般情况好，症状及体征较轻的空腹穿孔；穿孔超过 24 小时，腹膜炎已局限者；或是经水溶性造影剂行胃十二指肠造影检查证实穿孔已封闭的患者。非手术治疗不适用于伴有出血、幽门梗阻、疑有癌变等情况的穿孔患者。治疗措施主要包括：①持续胃肠减压，减少胃肠内容物继续外漏；②输液以维持水、电解质平衡并给予营养支持；③全身应用抗生素控制感染；④经静脉给予 H_2 受体阻滞剂或质子泵拮抗剂等制酸药物。非手术治疗 6~8 小时后病情仍继续加重，应立即转手术治疗。非手术治疗少数患者可出现膈下或腹腔脓肿。痊愈的患者应行胃镜检查排除胃癌，根治幽门螺杆菌感染并采用制酸剂治疗。

2. 手术治疗

（1）单纯穿孔修补缝合术：单纯穿孔修补缝合术的优点是操作简便，手术时间短，安全性高。一般认为：穿孔时间超出 8 小时，腹腔内感染及炎症水肿严重，有大量脓性渗出液；以往无溃疡病史或有溃疡病史未经正规内科治疗，无出血、梗阻并发症，特别是十二指肠溃疡患者；有其他系统器质性疾病不能耐受急诊彻底性溃疡手术，为单纯穿孔修补缝合术的适应证。穿孔修补通常采用经腹手术，穿孔以丝线间断横向缝合，再用大网膜覆盖，或以网膜补片修补；也可经腹腔镜行穿孔缝合大网膜覆盖修补。对于所有的胃溃疡穿孔患者，需做活检或术中快速病理检查除外胃癌，若为恶性病变，应行根治性手术。单纯穿孔修补缝合术术后溃疡病仍需内科治疗，HP 感染阳性者需要抗 HP 治疗，部分患者因溃疡未愈仍需行彻底性溃疡手术。

（2）彻底性溃疡手术：优点是一次手术同时解决了穿孔和溃疡两个问题，如果患者一般情况良好，穿孔在 8 小时内或超过 8 小时，腹腔污染不严重；慢性溃疡病特别是胃溃疡患者，曾行内科治疗，或治疗期间穿孔；十二指肠溃疡穿孔修补术后再穿孔，有幽门梗阻或出血史者可行彻底性溃疡手术。手术方法包括胃大部切除术外，对十二指肠溃疡穿孔可选用穿孔修补缝合术加高选择性迷走神经切断术或选择性迷走神经切断术加胃窦切除术。

胃溃疡常用的手术方式是远端胃大部切除术（图 8-1），胃肠道重建以胃十二指肠吻合的 Billroth I 式（图 8-2）为宜。I 型胃溃疡通常采用远端胃大部切除术，胃的切除范围在 50% 左右，行胃十二指肠吻合；II、III 型胃溃疡宜采用远端胃大部切除加迷走神经干切断术，Billroth I 式吻合，如十二指肠炎症明显或是有严重瘢痕形成，则可行 Billroth II 式胃空肠吻合；IV 型，即高位小弯溃疡处理困难，根据溃疡所在部位的不同可采用切除溃疡的远端胃大部切除术，可行 Billroth II 式（图 8-3）胃空肠吻合，为防止反流性食管炎也可行 Roux-en-Y 胃空肠吻合。溃疡位置过高可以采用旷置溃疡的远端胃大部切除术或近端胃大部切除术治疗。术前或术中应对溃疡做多处活检以排除恶性溃疡的可能。对溃疡恶变病例，应行胃癌根治术。

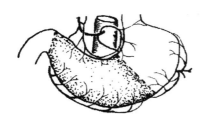

图8-1 胃大部切除范围

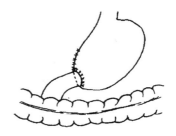

图8-2 Billroth Ⅰ式胃切除示意图

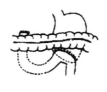
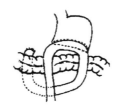

A.结肠后胃肠吻合　　　　B.结肠前胃空肠吻合

图8-3 Billroth Ⅱ式胃切除示意图

三、胃及十二指肠溃疡大出血

胃十二指肠溃疡患者有大量呕血、柏油样黑便，引起红细胞、血红蛋白和血细胞比容明显下降，脉率加快，血压下降，出现休克前期症状或休克状态，称为溃疡大出血。胃十二指肠溃疡大出血，是上消化道大出血中最常见的原因，约占50%以上。

（一）病因和病理

溃疡基底部的血管壁被侵蚀并导致破裂出血。胃溃疡大出血好发于胃小弯，出血源自胃左、右动脉及其分支。十二指肠溃疡大出血好发于球部后壁，出血源自胰十二指肠上动脉或胃十二指肠动脉及其分支。大出血后血容量减少、血压降低、血流缓慢，可在血管破裂处形成凝血块而暂时止血。由于胃肠道蠕动和胃十二指肠内容物与溃疡病灶的接触，暂时停止的出血可能再次出血。

（二）临床表现

胃十二指肠溃疡大出血的临床表现取决于出血量和出血速度。患者的主要症状是呕血和解柏油样黑便，多数患者只有黑便而无呕血，迅猛的出血则为大量呕血与紫黑血便。呕血前常有恶心，便血前后可有心悸、眼前发黑、乏力、全身疲软，甚至出现晕厥。患者过去多有典型溃疡病史，近期可有服用阿司匹林等情况。如出血速度缓慢则血压、脉搏改变不明显。短期内失血量超过800 mL，可出现休克症状。患者焦虑不安、四肢湿冷、脉搏细速、呼吸急促、血压下降。如血细胞比容在30%以下，出血量已超过1 000 mL。大出血通常指的是每分钟出血量超过1 mL且速度较快的出血。患者可呈贫血貌，面色苍白，脉搏增快；腹部体征不明显，腹部稍胀，上腹部可有轻度压痛，肠鸣音亢进。腹痛严重的患者应注意有无伴发溃疡穿孔。大量出血早期，由于血液浓缩，血常规变化不大，以后红细胞计数、血红蛋白、血细胞比容均呈进行性下降。

（三）治疗

治疗原则是补充血容量，防治失血性休克，尽快明确出血部位并采取有效止血措施。

1. 补充血容量

建立可靠畅通的静脉通道，快速滴注平衡盐液，作输血配型试验。同时严密观察血压、脉搏、尿量和周围循环状况，并判断失血量指导补液。失血量达全身总血量的 20% 时，应输注羟乙基淀粉、右旋糖酐或其他血浆代用品，用量在 1 000 mL 左右。出血量较大时可输注浓缩红细胞，也可输全血，并维持血细胞比容不低于 30%。输入液体中晶体与胶体之比以 3∶1 为宜。监测生命体征，测定中心静脉压、尿量，维持循环功能稳定和良好呼吸、肾功能十分重要。

2. 留置鼻胃管

用生理盐水冲洗胃腔，清除血凝块，直至胃液变清，持续低负压吸引，动态观察出血情况。可经胃管注入 200 mL 含 8 mg 去甲肾上腺素的生理盐水溶液，每 4~6 小时一次。

3. 急诊纤维胃镜检查

可明确出血病灶，还可同时施行内镜下电凝、激光灼凝、注射或喷洒药物等局部止血措施。检查前必须纠正患者的低血容量状态。

4. 止血、制酸、生长抑素等药物的应用

经静脉或肌内注射巴曲酶；静脉给予 H_2 受体拮抗剂（西咪替丁等）或质子泵抑制剂（奥美拉唑等）；静脉应用生长抑素（善宁、施他宁等）。

5. 急诊手术止血

多数胃十二指肠溃疡大出血，可经非手术治疗止血，约 10% 的患者需急诊手术止血。手术指征：①出血速度快，短期内发生休克，或较短时间内（6~8 小时）需要输入较大量血液（>800 mL）方能维持血压和血细胞比容者；②年龄在 60 岁以上伴动脉硬化症者自行止血机会较小，对再出血耐受性差，应及早手术；③近期发生过类似的大出血或并发穿孔或幽门梗阻；④正在进行药物治疗的胃十二指肠溃疡患者发生大出血，表明溃疡侵蚀性大，非手术治疗难以止血；⑤纤维胃镜检查发现动脉搏动性出血，或溃疡底部血管显露再出血危险很大。急诊手术应争取在出血 48 小时内进行，反复止血无效，拖延时间越长危险越大。胃溃疡较十二指肠溃疡再出血机会高 3 倍，应争取及早手术。

四、胃及十二指肠溃疡瘢痕性幽门梗阻

胃、十二指肠溃疡患者因幽门管、幽门溃疡或十二指肠球部溃疡反复发作形成瘢痕狭窄，并发幽门痉挛水肿可以造成幽门梗阻。

（一）病因和病理

溃疡引起幽门梗阻的机制有痉挛、炎症水肿和瘢痕三种，前两种情况是暂时和可逆的，在炎症消退、痉挛缓解后幽门恢复通畅。瘢痕造成的梗阻是永久性的，需要手术方能解除。瘢痕性幽门梗阻是由于溃疡愈合过程中瘢痕收缩所致，最初是部分性梗阻，由于同时存在痉挛或是水肿使部分性梗阻渐趋完全性。初期，为克服幽门狭窄，胃蠕动增强，胃壁肌层肥厚，胃轻度扩大。后期，胃代偿功能减退，失去张力，胃高度扩大，蠕动消失。胃内容物滞

留，使胃泌素分泌增加，胃酸分泌亢进，胃黏膜呈糜烂、充血、水肿和溃疡。由于胃内容物不能进入十二指肠，吸收不良，患者有贫血、营养障碍；呕吐引起的水、电解质丢失，导致脱水、低钾低氯性碱中毒。

（二）临床表现

腹痛与反复呕吐是幽门梗阻的主要表现。早期，患者有上腹部膨胀不适、阵发性胃收缩痛，伴有嗳气、恶心与呕吐。呕吐多在下午或夜间发生，量大一次可达 1 000～2 000 mL，呕吐物含大量宿食，有腐败酸臭味，但不含胆汁。呕吐后自觉胃部饱胀改善，故患者常自行诱发呕吐以减轻症状。患者常有少尿、便秘、贫血等慢性消耗表现。查体时，患者营养不良性消瘦，皮肤干燥、弹性消失，上腹部隆起，可见胃型和蠕动波，上腹部可闻及振水声。

（三）治疗

怀疑幽门梗阻患者可先行盐水负荷试验，空腹情况下置胃管，注入生理盐水 700 mL，30 分钟后经胃管回吸，回收液体超过 350 mL 提示幽门梗阻。经过一周包括胃肠减压、全肠外营养以及静脉给予制酸药物的治疗后，重复盐水负荷试验。如幽门痉挛及水肿明显改善，可以继续保守治疗，如无改善则应考虑手术。瘢痕性梗阻是外科手术治疗的绝对适应证。术前需要充分准备，包括禁食，留置鼻胃管以温生理盐水洗胃，直至洗出液澄清。纠正贫血与低蛋白血症，改善营养状况；维持水、电解质平衡，纠正脱水、低钾低氯性碱中毒。手术目的在于解除梗阻，消除病因。术式以胃大部切除术为主，也可行迷走神经干切断术加胃窦部切除术，如老年患者、全身情况极差或并发其他严重内科疾病者可行胃空肠吻合加迷走神经切断术治疗。

五、护理

（一）护理评估

1. 术前评估

（1）健康史：了解患者的年龄、性别、职业及饮食习惯等；了解患者发病过程、治疗及用药情况，特别是非甾类抗炎药如阿司匹林、吲哚美辛，以及肾上腺皮质激素、胆汁酸盐等。了解患者既往是否有溃疡病史及胃病手术史等。

（2）身体状况：了解患者是否有上消化道症状；评估患者腹痛的性质、程度，是否周期性发作；是否有呕血、黑便等症状；是否有腹部刺激征，程度及范围。患者的生命体征是否平稳，有无感染或休克的表现。便血前后是否有心悸、头晕、目眩甚至晕厥。患者是否有恶心、呕吐及发生的时间，了解呕吐物的性质。患者是否有水、电解质失衡及营养不良。

（3）心理—社会状况：了解患者对疾病的态度；情绪是否稳定；对疾病、检查、治疗及护理是否配合；对医院环境是否适应；对手术是否接受及接受程度；是否了解康复知识及掌握程度。了解家属及亲友的心理状态，家庭经济承受能力等。

2. 术后评估

（1）了解患者麻醉方式，手术方法，术中出血量、补液量及性质，放置引流管位置、数量、目的，麻醉及手术经过是否顺利。

（2）了解生命体征、手术切口、胃肠减压及引流情况；肠蠕动恢复及进食情况；是否发生并发症。

（3）了解患者术后各种不适的心理反应。患者和家属是否配合术后治疗、护理、饮食、活动及相关康复知识的掌握情况。

（二）主要护理诊断/问题

1. 恐惧、焦虑

与疾病知识缺乏、环境改变及担心手术有关。

2. 疼痛

与胃十二指肠黏膜受侵蚀或胃肠内容物对腹膜的刺激及手术创伤有关。

3. 营养失调：低于机体需要量

与摄入不足及消耗增加有关。

4. 有体液不足的危险

与禁食、穿孔后大量腹腔渗出液，幽门梗阻患者呕吐而致水、电解质丢失等有关。

5. 潜在并发症

包括出血、感染、吻合口破裂或瘘、术后梗阻、倾倒综合征等。

（三）护理目标

（1）患者恐惧（焦虑）减轻或缓解。

（2）疼痛减轻或缓解。

（3）营养状况得到改善。

（4）体液维持平衡。

（5）并发症得到预防、及时发现与处理。

（四）护理措施

1. 术前护理

（1）一般护理：急症患者立即禁食、禁饮；择期手术患者给予高蛋白、高热量、富含维生素、易消化、无刺激的食物；穿孔患者取半卧位；休克患者取休克体位。

（2）病情观察：密切监测生命体征、腹痛、腹膜刺激征及肠鸣音等变化。若患者有休克症状，根据医嘱及时补充液体和应用抗生素，维持水、电解质平衡和抗感染治疗；做好急症手术前的准备工作。

（3）用药护理：严格遵医嘱使用解痉及抗酸的药物，减少胃酸分泌，并观察药物疗效，防止并发症的发生。

（4）溃疡大出血护理：严密观察呕血、便血情况，并判断记录出血量；监测生命体征变化，观察有无口渴、四肢发冷、尿少等循环血量不足的表现；患者应取平卧位；禁食、禁饮；若患者过度紧张，应给予镇静剂；遵医嘱，及时输血、补液，应用止血药物，以纠正贫血和休克，同时做好急症手术前的准备工作。

（5）幽门梗阻护理：完全性梗阻患者禁食、禁饮，不完全性梗阻者，给予无渣半流食，以减少胃内容物潴留。遵医嘱输血、补液，改善营养状况，纠正低氯、低钾性碱中毒。做好术前准备，术前3天每晚用300~500 mL温生理盐水洗胃，以减轻胃壁水肿和炎症，以利于术后吻合口愈合。

（6）对拟行迷走神经切除术患者的护理：术前测定患者的胃酸，包括夜间12小时分泌量、最大分泌量及胰岛素试验分泌量，以供选择手术方法参考。

（7）术前准备：包括皮肤准备，药物敏感试验，术前插胃管、尿管等。

（8）心理护理：及时安慰患者，缓解紧张、恐惧情绪，解释相关的疾病和手术知识。

2. 术后护理

（1）患者术后取平卧位，严密监测生命体征，血压平稳后取低半卧位。卧床期间，协助患者翻身。若患者病情允许，鼓励患者早期活动，活动量因人而异。对年老体弱或病情较重者，活动量适当减少。

（2）术后禁食。待肠功能恢复、拔除胃管当日进食。注意维持水、电解质平衡；及时应用抗生素；准确记录24小时出入量，以便保证合理补液；若患者营养状况差或贫血，应补充血浆或全血，以利于吻合口和切口的愈合。

（3）饮食、饮水方法。患者拔除胃管当日可饮少量水或米汤，第2日进半量流质饮食，若患者无腹痛、腹胀等不适，第3日进全量流质，第4日可进半流质饮食，以稀饭为好，第10~14日可进软食。少进食牛奶、豆类等产气食物，忌生、冷、硬及刺激性食物。进食应少量多餐，循序渐进，每日5~6餐，逐渐减少进餐次数并增加每次进餐量，逐渐过渡为正常饮食。拔除胃管当日可少量饮水，每次4~5汤勺，每1~2小时一次。

（4）妥善固定胃肠减压管和引流管，保持通畅，尤其是胃管应保持负压状态。观察并记录胃管和引流管引流液体的颜色、性质和量。

（5）安全管理。加强风险评估，根据需要给予保护措施及警示标识。

（6）并发症的观察和护理。

1）吻合口出血：常在术后24小时内发生，可从胃管不断吸出新鲜血液，患者有脉搏增快、血压下降等低血容量的表现。应立即报告医生，加快输液。遵医嘱应用止血药物和输新鲜血。通过非手术治疗止血效果不佳或出血量大于500 mL/h，应行手术止血。

2）十二指肠残端破裂：多发生于术后3~6天，是 Billroth Ⅱ 式胃切除术后早期最严重的并发症。原因一是患者术前营养不良未得到有效纠正；二是术中处理不当；三是术后胃管引流不畅。患者表现为突发上腹部剧痛，发热，腹膜刺激征及白细胞计数增加，腹腔穿刺可有胆汁样液体。一旦诊断，应立即手术治疗，并加强营养支持，局部引流。

3）吻合口破裂或瘘：多发生于术后5~7天，贫血、水肿、低蛋白血症的患者更易发生。如患者出现高热、脉速、腹痛及弥漫性腹膜炎的表现，应及时通知医生。

4）胃排空障碍：胃切除术后，患者出现上腹持续性饱胀、钝痛，伴呕吐含有食物和胆汁的胃液。X线上消化道造影检查显示：残胃扩张，无张力，蠕动波少而弱，胃肠吻合口通过欠佳。

多数患者经保守治疗而好转，包括禁食、胃肠减压，肠外营养，纠正低蛋白血症，维持水、电解质和酸碱平衡，应用促胃动力药物等。若患者经保守治疗，症状不改善，应考虑可能并发机械性梗阻。

5）术后梗阻：主要原因有吻合口缝合组织内翻过多、肠系膜间隙处理不当、局部粘连和水肿。根据梗阻部位分吻合口梗阻、输入袢梗阻和输出袢梗阻，后两者见于 Billroth Ⅱ 式胃切除术后。

输入袢梗阻：完全梗阻，表现上腹部剧烈疼痛、频繁呕吐伴上腹部压痛，呕吐物量少，多不含胆汁，上腹部有时可扪及包块。急性完全性输入袢梗阻属于闭袢性肠梗阻，易发生肠绞窄，病情不缓解者应行手术解除梗阻。慢性不完全性输入袢梗阻，又称"输入袢综合征",表现为餐后半小时左右上腹胀痛或绞痛,伴大量呕吐,呕吐物为胆汁,几乎不含食物,呕吐后症状缓解或消失。不完全性输入袢梗阻应采取保守治疗,包括禁食、胃肠减压、营养支持等方法。若无缓解,可行手术治疗。

输出袢梗阻:进食后患者上腹部饱胀,呕吐含胆汁的胃内容物。若保守治疗无效,应行手术治疗。

吻合口梗阻:吻合口过小或吻合口的胃壁或肠壁内翻太多,或因术后吻合口炎症水肿出现暂时性梗阻。若非手术治疗无效,应行手术解除梗阻。

6)倾倒综合征:根据症状出现的早晚分为两种类型。

早期倾倒综合征:多于进食后 30 分钟内,患者出现心悸、心动过速、出汗、无力、面色苍白等表现,伴有恶心、呕吐、腹部绞痛、腹泻等消化道症状。多数患者经调整饮食后,症状能减轻或消失。处理方法:少量多餐,避免过甜、过咸、过浓流质食物,宜进食低糖类、高蛋白饮食。进餐时限制饮水。进餐后平卧 10~20 分钟。饮食调整后症状不缓解,应用生长抑素治疗。手术治疗应慎重。

晚期倾倒综合征:又称低血糖综合征。患者表现为餐后 2~4 小时出现头晕、心慌、无力、出冷汗、脉细弱甚至晕厥,也可导致虚脱。处理方法:饮食调整,食物中加入果胶延缓糖类吸收等措施,症状即可缓解。症状严重者,可应用生长抑素奥曲肽 0.1 mg 皮下注射,每日 3 次,能改善症状。

7)碱性反流性胃炎:患者表现为上腹部或胸骨后烧灼痛,呕吐胆汁样液体及体重减轻。抑酸剂治疗无效,较顽固。一般应用胃黏膜保护剂、胃动力药及胆汁酸结合药物。症状严重者,应考虑手术治疗。

8)溃疡复发:患者再次出现溃疡病症状以及腹痛、出血等。可采取保守治疗,无效者可再次手术。

9)营养性并发症:患者表现为体重减轻、营养不良、贫血等症状。应调节饮食,给予高蛋白、低脂饮食,补充铁剂和丰富的维生素。饮食调整结合药物治疗,营养状况可改善。

10)残胃癌:胃十二指肠溃疡患者行胃大部切除术后 5 年以上,残留胃发生的原发癌,好发于术后 20~25 年。患者表现为上腹部疼痛不适、进食后饱胀、消瘦、贫血等症状,纤维胃镜可明确诊断。

(五)护理评价

(1)恐惧(焦虑)是否减轻或缓解,情绪是否稳定。

(2)疼痛是否减轻或缓解,睡眠状况是否改善。

(3)营养状况是否改善,体重是否稳定或增加,低蛋白血症及贫血是否得到纠正。

(4)水、电解质是否维持平衡,生命体征是否平稳,皮肤弹性是否良好。

(5)术后并发症是否得到预防,是否及时发现和得到处理。

(六)健康教育

(1)告诉患者术后一年内胃容量受限,饮食应定时,定量,少量多餐,营养丰富,逐步过渡为正常饮食。少食腌熏制食品,避免进食过冷、过硬、过烫、过辣及油炸食物。

(2)告知患者注意休息,避免过劳,保持乐观的情绪,同时劝告患者放弃喝酒、吸烟等对身体有害的不良习惯。

（3）指导患者服用药物时间、方法、剂量及药物不良反应。避免服用对胃黏膜有损害性的药物，如阿司匹林、吲哚美辛、皮质类固醇等。

（4）告知患者及家属有关手术后期可能出现的并发症，如有不适及时就诊。

（赵 兵）

第八节 大肠癌

大肠癌包括结肠癌及直肠癌，是常见的消化道恶性肿瘤，仅次于胃癌、食管癌，好发年龄为 41~50 岁。在我国直肠癌比结肠癌发生率高，二者比例约为 1.5 ∶ 1。随着饮食结构、生活习惯的改变，我国尤其是大都市，结肠癌发病率明显上升，且有超过直肠癌的趋势。

一、病因

根据流行病学调查和临床观察分析，大肠癌可能与以下因素有关。

1. 饮食习惯

大肠癌的发生与高脂肪、高蛋白和低纤维素饮食有一定相关性；过多摄入腌制食品可增加肠道中致癌物质，诱发大肠癌；而维生素、微量元素及矿物质的缺乏均可能增加大肠癌的发病率。

2. 遗传因素

有 20%~30% 的大肠癌患者存在家族史，常见的有家族性多发性息肉病及家族性无息肉结肠癌综合征，此类人发生大肠癌的机会远高于正常人。

3. 癌前病变

多数大肠癌来自腺瘤癌变，其中以绒毛状腺瘤及家族性肠息肉病癌变率最高。而近年来大肠的某些慢性炎症病变，如溃疡性结肠炎、克罗恩病及血吸虫性肉芽肿也已被列入癌前病变。

二、病理和分期

1. 根据肿瘤的大体形态分型

（1）肿块型：肿瘤向肠腔生长，易发生溃疡。恶性程度较低，转移较晚。好发于右侧结肠，尤其是回盲部。

（2）浸润型：肿瘤沿肠壁呈环状浸润，易致肠腔狭窄或梗阻，转移较早。好发于左侧结肠，特别是乙状结肠。

（3）溃疡型：肿瘤向肠壁深层生长并向四周浸润。早期可有溃疡，边缘隆起，中央凹陷。表面糜烂、易出血、感染或穿孔。转移较早，恶性程度高，是结肠癌最常见的类型。

显微镜下组织学分类较常见的是：①腺癌，占结肠癌的大多数；②黏液癌，预后较腺癌差；③未分化癌，预后最差。

2. 临床病理分期

结肠癌的分期普遍采用 Dukes 法。

A 期癌肿局限于肠壁，可分为 3 个分期：A_1，癌肿侵及黏膜或黏膜下层；A_2，癌肿侵及肠壁浅肌层；A_3，癌肿侵及肠壁深肌层。

B 期癌肿穿透肠壁或侵及肠壁外组织、器官，尚可整块切除，无淋巴结转移。

C 期癌肿侵及肠壁任何一层，有淋巴结转移。

D 期有远处转移或腹腔转移，或广泛侵及邻近器官而无法切除。

3. 扩散和转移方式

结肠癌主要转移途径是淋巴转移。首先转移到结肠壁和结肠旁淋巴结，再到肠系膜血管周围和肠系膜血管根部淋巴结。血行转移多见于肝，其次为肺、骨等。结肠癌也可直接浸润邻近器官和发生腹腔种植。

三、临床表现

1. 结肠癌

早期多无明显症状，随着病程的发展可出现一系列症状。

（1）排便习惯和粪便性状改变：常为最早出现的症状，多表现为大便次数增多、粪便不成形或稀便；当出现部分肠梗阻时，可出现腹泻与便秘交替现象。由于癌性溃疡可致出血及感染，故常表现为血性、脓性或黏液性便。

（2）腹痛：也是早期症状。疼痛部位常不确切，程度多较轻，为持续性隐痛或仅为腹部不适、腹胀感；当癌肿并发感染或肠梗阻时腹痛加重，甚至出现阵发性绞痛。

（3）腹部肿块：肿块较硬似粪块，位于横结肠或乙状结肠的癌肿可有一定的活动度。若癌肿穿透肠壁并发感染，可表现为固定压痛的肿块。

（4）肠梗阻：多为晚期症状。一般呈慢性、低位、不完全性肠梗阻，表现为便秘、腹胀，有时伴腹部胀痛或阵发性绞痛，进食后症状加重。当发生完全性梗阻时，症状加剧，部分患者可出现呕吐，呕吐物为粪汁样。

（5）全身症状：由于长期慢性失血、癌肿溃破、感染以及毒素吸收等，患者可出现贫血、消瘦、乏力、低热等全身性表现。部分结肠癌穿透肠壁后，引起肠内瘘和营养物质的流失，致使患者出现水、电解质、酸碱失衡和营养不良，乃至恶液质。

由于癌肿病理类型和部位不同，临床表现也各异。一般右侧结肠癌以全身症状、贫血、腹部肿块为主要表现；左侧结肠癌则以肠梗阻、腹泻、便秘、便血等症状为显著。

2. 直肠癌

早期仅有少量便血或排便习惯改变，易被忽视。当病情严重时才出现显著症状。

（1）直肠刺激症状：癌肿刺激直肠产生频繁便意，便前常有肛门下坠、里急后重和排便不尽感，晚期可出现下腹痛。

（2）黏液血便：为直肠癌患者最常见的临床症状，多数患者在早期即出现便血。癌肿溃破后，可出现血性和（或）黏液性大便，多附于粪便表面；严重感染时可出现脓血便。

（3）粪便形状改变和排便困难：癌肿增大引起肠腔缩窄，表现为肠蠕动亢进，腹痛、腹胀、粪便变细和排便困难等慢性肠梗阻症状。

（4）转移症状：当癌肿侵犯前列腺、膀胱时可发生尿道刺激征、血尿、排尿困难等；侵及骶前神经则发生骶尾部、会阴部持续性剧痛、坠胀感；女性直肠癌可侵及阴道后壁，引起白带增多，若穿透阴道后壁，则可导致直肠阴道瘘，可见粪质及血性分泌物从阴道排出。

四、辅助检查

1. 直肠指检

是诊断直肠癌最直接和主要的方法。女性直肠癌患者应行阴道检查及双合诊检查。

2. 实验室检查

（1）大便隐血试验：可作为高危人群的初筛级普查方法。持续阳性者应进一步检查。

（2）血液检查：癌胚抗原（CEA）测定对大肠癌的诊断有一定的价值，但特异度不高，有助于判断患者疗效及预后。

3. 影像学检查

（1）X线钡剂灌肠或气钡双重对比造影检查：是诊断结肠癌的重要检查方法，可观察到结肠壁僵硬、皱襞消失、存在充盈缺损及小龛影。但对直肠癌诊断价值不大。

（2）B超和CT检查：有助于了解直肠癌的浸润深度及淋巴转移情况，以及提示有无腹腔种植转移，是否侵犯邻近组织器官，有无肝、肺转移灶等。

4. 内窥镜检查

可通过直肠镜、乙状结肠镜或结肠镜，观察病灶的部位、大小、形态、肠腔狭窄程度等。并可在直视下获取活组织行病理学检查，是诊断结直肠癌最有效、可靠的方法。

五、治疗

手术切除是治疗大肠癌的主要方法，同时辅以放疗、化疗等综合治疗。

（一）手术治疗

手术方式的选择应根据癌肿的部位、大小、病理类型等因素来考虑。

1. 结肠癌

（1）结肠癌根治手术：切除范围包括癌肿所在的肠袢及其系膜和区域淋巴结。术式包括右半结肠切除术、横结肠切除术、左半结肠切除术及乙状结肠切除术（图8-4）。

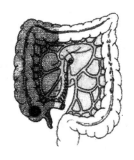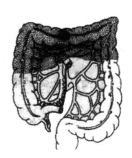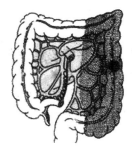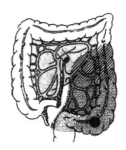

图8-4 结肠癌根治术切除范围示意图

（2）结肠癌并发急性肠梗阻的手术：左半结肠癌发生梗阻是右半结肠的9倍。右半结肠癌梗阻较适合做一期切除肠吻合术。若患者全身情况差，可先行切除肿瘤、肠道造瘘或短路手术，待病情稳定后，再行二期手术。分期手术常适用于左半结肠癌致完全性肠梗阻的患者。

2. 直肠癌

凡能切除的直肠癌，又无其他手术禁忌证，都应尽早施行直肠癌根治术。手术方式的选择根据癌肿所在部位、大小、活动度等因素综合判断。

（1）局部切除术：适用于早期瘤体小、局限于黏膜或黏膜下层、分化程度高的直肠癌。

（2）腹会阴联合直肠癌根治术（Miles 手术）：主要适用于腹膜返折以下的直肠癌（图 8-5）。

（3）经腹腔直肠癌切除术（直肠前切除术，Dixon 手术）：适用于直肠癌下缘距肛缘 5 cm 以上的直肠癌（图 8-6）。

（4）经腹直肠癌切除，近端造口、远端封闭手术（Hartmann 手术）：适用于身体状况差，不能耐受 Miles 手术或因急性肠梗阻不宜行 Dixon 手术的患者（图 8-7）。

（5）姑息性手术：晚期直肠癌患者若排便困难或发生肠梗阻，可行乙状结肠双腔造口术。

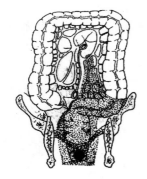 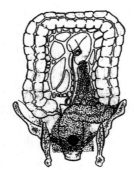 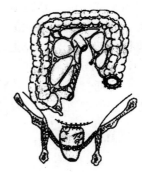

图 8-5　Miles 手术　　　　图 8-6　Dixon 手术　　　　图 8-7　Hartmann 手术

（二）非手术治疗

1. 放疗

术前放疗可缩小癌肿，降低癌肿细胞活力及淋巴结转移，提高手术切除率及生存率。术后放疗多用于晚期癌肿、手术无法根治或局部复发者，以降低局部复发率。

2. 化疗

用于处理残存癌细胞或隐性病变，以提高术后生存率。目前，常采用以氟尿嘧啶为基础的联合化疗方案。给药途径包括区域动脉灌注、门静脉给药、静脉给药、术后腹腔留置管灌注给药等方法。

3. 局部介入等治疗

对于不能手术切除且发生肠管缩窄的大肠癌患者，可局部放置金属支架扩张肠腔。对直肠癌患者也可用电灼、液氮冷冻和激光烧灼等治疗。

4. 其他治疗

包括中医治疗、基因治疗、导向治疗、免疫治疗等方法。

六、护理评估

（一）术前评估

1. 健康史

了解患者年龄、性别、饮食习惯；既往是否患过结、直肠慢性炎性疾病，结、直肠腺瘤，有无手术治疗史；有无家族性结肠息肉病，家族中有无患大肠癌或其他恶性肿瘤者。

2. 身体状况

了解疾病的性质、发展程度、重要器官状态及营养状况等。患者是否有大便习惯和粪便形状的改变；是否有大便表面带血及黏液或脓血便；是否有腹痛、腹胀、肠鸣音亢进等症状；腹部是否有肿块等；有无贫血、消瘦、乏力、低热、恶液质等症状；有无腹腔积液、肝肿大、黄疸等肝转移的症状。大便隐血试验、直肠指诊、内镜检查、影像学检查及 CEA 测定等结果是否为阳性。

3. 心理—社会状况

患者和家属是否了解疾病和手术治疗的相关知识；患者及家属对有关结、直肠癌的健康教育内容了解和掌握程度等。患者和家属是否接受手术及手术可能导致的并发症；了解患者和家属的焦虑和恐惧程度。家庭对患者手术及进一步治疗的经济承受能力。

（二）术后评估

评估患者实施手术方式、麻醉方式、术中情况、术后恢复情况、并发症及预后情况。

七、主要护理诊断/问题

1. 焦虑

与恐惧癌症、手术及担心造口影响生活、工作等有关。

2. 知识缺乏

与缺乏疾病和手术的相关知识有关。

3. 自理能力缺陷综合征

与手术创伤、术后引流及结肠造口有关。

4. 自我形象紊乱

与结肠造口的建立和排便方式改变有关。

5. 潜在并发症

包括出血、感染、吻合口瘘、造口缺血坏死或狭窄及造口周围皮炎等并发症。

八、护理目标

（1）患者焦虑缓解或减轻。

（2）了解疾病、手术及康复的相关知识。

（3）能自理或自理能力提高。

（4）能适应自我形象的变化。

（5）术后并发症能得到预防或及时发现和处理。

九、护理措施

（一）术前护理

1. 心理护理

（1）通过交流，针对患者的特殊心理进行状态评估，并进行有效性的心理疏导。

（2）讲解治疗过程，术后护理技巧，消除手术顾虑。必要时请患者现身说法。

（3）需做永久性人工肛门时，会给患者带来工作和生活上的不便，患者会因自我形象的改变而自卑。应耐心倾听并关心患者，使能以最佳心理状态接受手术。

2. 饮食护理

加强营养，纠正贫血，增强机体抵抗力。补充高蛋白、高热量、丰富维生素、易消化的少渣饮食。对于贫血、低蛋白血症的患者，应给予少量多次输血。对于脱水明显的患者，应注意纠正水、电解质及酸、碱平衡紊乱，以提高患者对手术的耐受力。

3. 肠道准备

术前大量不保留清洁灌肠，是大肠手术必不可少的重要准备，目的是避免术中污染、术后腹胀和切口感染等。

（1）传统肠道准备法。

1）控制饮食：术前3日进少渣半流质饮食，术前2日起进流质饮食。

2）清洁肠道：术前3日番泻叶6 g泡茶饮用或术前2日口服泻剂硫酸镁15~20 g或蓖麻油30 mL，每日上午服用。术前2日每晚用1%~2%肥皂水灌肠1次，术前一日晚清洁灌肠。

3）使用肠道抗生素：可抑制肠道细菌，减少术后感染。如卡那霉素1 g，每日2次，甲硝唑0.4 g，每日4次。

4）补充肠道维生素：因控制饮食及服用肠道杀菌剂，使维生素K的合成及吸收减少，故患者术前应补充维生素K。

5）需行肛管直肠全切的患者，术前3天用1∶5 000的高锰酸钾温水坐浴，每天2次。

（2）全肠道灌洗法：患者手术前12~14小时开始服用37 ℃左右等渗平衡电解质液（由氯化钠、氯化钾、碳酸氢钠配制），造成容量性腹泻，以达到清洁肠道目的。一般3~4小时完成灌洗全过程，灌洗液量不少于6 000 mL。可根据情况，在灌洗液中加入抗生素。对于年老体弱，心肾等器官功能障碍和肠梗阻者，不宜使用。

（3）口服甘露醇肠道准备法：患者术前一日午餐后0.5~2小时内口服5%~10%的甘露醇1 500 mL左右。高渗性甘露醇口服后可吸收肠壁水分，促进肠蠕动，起到有效腹泻而达到清洁肠道的效果。此方法可不改变患者饮食或术前2日进少渣半流质饮食。另外，甘露醇在肠道内被细菌酵解，因此术中使用电刀，能产生易引起爆炸的气体。对于年老体弱，心、肾功能不全者禁用。

4. 其他

术日晨放置胃管和留置导尿管，若患者有梗阻症状，应早期放置胃管，减轻腹胀。如癌肿已侵及女性患者的阴道后壁，患者术前3日每晚应行阴道冲洗。

（二）术后护理

1. 体位

病情平稳者取半卧位，以利于呼吸和腹腔引流。

2. 饮食护理

患者术后禁食水，行胃肠减压，由静脉补充水和电解质。2~3日后肛门排气或造口开放后即可停止胃肠减压，进流质饮食。若无不良反应，进半流质饮食，1周后改进少渣饮食，2周左右可进普食。食物应以高热量、高蛋白、丰富维生素、低渣饮食为主。

3. 病情观察

每半小时监测血压、脉搏、呼吸一次，病情平稳后延长监测的间隔时间；观察腹部及会阴部切口敷料，若渗血较多，应估计量并做好记录，并通知医生给予处理。

4. 引流管的护理

保持腹腔及骶前引流管通畅，妥善固定，避免扭曲、受压、堵塞及脱落；观察记录引流液的颜色、质、量；及时更换引流管周围渗湿和污染的敷料。骶前引流管一般保持5~7天，引流液量减少、色变淡，方考虑拔除。

5. 结肠造口的护理

结肠造口又称人工肛门，是近端结肠固定于腹壁外而形成的粪便排出通道。

（1）造口开放前护理。

1）保护外露肠管：用生理盐水纱布或凡士林纱布敷在外露肠管表面，及时更换外层渗湿的敷料，防止感染。

2）保持造口通畅：置造口引流者，术后及时将引流管接引流装置，保持通畅。

3）注意观察：观察外露肠管有无肠段回缩、出血、苍白、瘀血、坏死等现象。

（2）造口开放后护理：造口一般于术后2~3天，肠蠕动恢复后开放。

1）患者应取造口侧卧位，防止造口流出物污染腹部切口敷料。用塑料薄膜隔开造口与腹壁切口，保护腹壁切口。

2）保持造口周围皮肤清洁、干燥，及时用中性皂液或0.5%氯己定（洗必泰）溶液清洁造口周围皮肤，再涂上氧化锌软膏。

3）观察造口周围皮肤有无红、肿、破溃等现象。每次造口排便，以凡士林纱布覆盖外翻的肠黏膜，外盖厚敷料，起到保护作用。

（3）正确使用人工肛门袋（图8-8）。

1）选择袋口合适的造口袋。

2）及时更换造口袋，造口袋内充满1/3排泄物，应更换造口袋。

3）除使用一次性造口袋外，患者可备3~4个造口袋用于更换。

4）每次换袋，注意观察有无肠黏膜颜色变黯、发紫、发黑等异常，防止造口肠管坏死、感染。

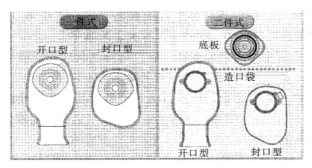

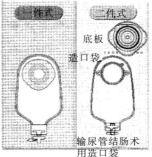

图 8-8　人工肛门袋

（4）造口并发症的观察与预防。

1）造口狭窄：术后由于瘢痕挛缩，可致造口狭窄。因此，造口处拆线愈合后，每日扩肛1次。方法：戴上指套，外涂液状石蜡，沿肠腔方向逐渐深入，动作轻柔，避免暴力，以免损伤造口或肠管。

2）肠梗阻：观察患者有无恶心、呕吐、腹痛、腹胀、停止排气排便等症状。

3）便秘：患者术后1周应下床活动，锻炼定时排便习惯。若进食后3~4天未排便或因粪块堵塞发生便秘，可将粗导尿管插入造口，一般深度不超过10 cm。灌肠，常用液状石蜡或肥皂水，但注意压力不能过大，以防肠道穿孔。

6. 帮助患者接受造口现实，提高自护能力

（1）帮助患者及家属逐渐接受造口，并参与造口护理。

（2）鼓励患者逐渐适应造口，恢复正常生活，参加适量的运动和社交活动。

（3）护理过程中保护患者的隐私和自尊。

（4）指导患者自我护理的步骤，使能尽快回归家庭和社会。

7. Miles手术护理

不宜过早半卧位，以免脏器下垂。胃管、尿管待功能恢复后拔出。做好会阴部和患者的基础护理。

8. 并发症的预防和护理

（1）切口感染：①监测体温变化及局部切口情况；②及时应用抗生素；③保持切口周围清洁、干燥，尤其是会阴部切口；④会阴部切口可于术后4~7天用1：5 000高锰酸钾温水坐浴，每日2次。

（2）吻合口瘘：①观察有无吻合口瘘；②术后7~10天不能灌肠，以免影响吻合口的愈合；③一旦发生吻合口瘘，应行盆腔持续滴注、吸引，同时患者禁食，胃肠减压，给予肠外营养支持。

十、护理评价

（1）患者焦虑是否缓解或减轻，如情绪是否稳定，食欲、睡眠状况是否改善。

（2）是否掌握与疾病有关的知识，能否主动配合治疗和护理工作。

（3）能否自理，或自理能力是否提高，能否正确护理造口。

（4）对造口的态度，能否接受造口，及有无不良情绪反应。

（5）术后并发症是否得到预防，是否及时发现和得到处理。

十一、健康教育

（1）帮助患者及家属了解结、直肠癌的癌前期病变，如结直肠息肉、腺瘤、溃疡性结肠炎等；改变高脂肪、高蛋白、低纤维的饮食习惯。维持均衡的饮食，定时进餐，避免生、冷、硬及辛辣等刺激性食物；避免进食易引起便秘的食物，如芹菜、玉米、核桃及煎炸食物；避免进食易引起腹泻的食物，如洋葱、豆类、啤酒等。

（2）对疑有结、直肠癌或有家族史及癌前病变者，应行筛选性及诊断性检查。鼓励参加适量活动和一定社交活动，保持心情舒畅。

（3）做好造口护理的健康宣教。①介绍造口护理方法和护理用品。②指导患者出院后扩张造口，每1~2周一次，持续2~3个月。③若出现造口狭窄，排便困难，及时就诊。

④指导患者养成习惯性的排便行为。

（4）出院后，3~6个月复查一次。指导患者坚持术后化疗。注意观察造口排便通畅情况。避免过度增加腹压，以免引起人工肛门的黏膜脱出。Miles手术后排便次数会增多，排便控制功能较差者，指导做缩肛运动。

（赵　兵）

参考文献

[1] 杨琳，王琳琳，熊燕．实用临床护理操作技术［M］．南昌：江西科学技术出版社，2020.

[2] 谢小华．急诊急救护理技术［M］．长沙：湖南科学技术出版社，2020.

[3] 钟印芹，叶美霞．基础护理技术操作指南［M］．北京：中国科学技术出版社，2020.

[4] 郭锦丽，王香莉．专科护理操作流程及考核标准［M］．北京：科学技术文献出版社，2017.

[5] 曾夏杏，岳利群，谢小华．护理技术操作流程图解［M］．北京：科学出版社，2016.

[6] 赵佛容，温贤秀，邓立梅．临床护理技术操作难点及对策［M］．北京：人民卫生出版社，2016.

[7] 李亚敏．急危救治护士临床工作手册［M］．北京：人民卫生出版社，2018.

[8] 吴惠平，付方雪．现代临床护理常规［M］．北京：人民卫生出版社，2018.

[9] 叶文琴，王筱慧，李建萍．临床内科护理学［M］．北京：科学出版社，2018.

[10] 孙宏玉，范秀珍．护理教育理论与实践［M］．北京：人民卫生出版社，2018.

[11] 李庆印，陈永强．重症专科护理［M］．北京：人民卫生出版社，2018.

[12] 谢萍．外科护理学［M］．北京：科学出版社，2018.

[13] 王建英，王福安．急危重症护理学［M］．郑州：郑州大学出版社，2018.

[14] 赵艳伟．呼吸内科护理工作指南［M］．北京：人民卫生出版社，2016.

[15] 沈翠珍．内科护理［M］．北京：中国中医药出版社，2016.

[16] 孟共林，李兵，金立军．内科护理学［M］．北京：北京大学医学出版社，2016.

[17] 陆一春，刘海燕．内科护理学［M］．北京：科学出版社，2016.

[18] 王骏，万晓燕，许燕玲．内科护理学［M］．大连：大连理工大学出版社，2016.

[19] 刘玲，何其英，马莉．泌尿外科护理手册［M］．北京：科学出版社，2015.

[20] 李卡，许瑞华，龚姝．普外科护理手册［M］．北京：科学出版社，2015.

[21] 丁淑贞，张素．ICU护理学［M］．北京：中国协和医科大学出版社，2015.